AGEPROOF

THE NEW SCIENCE OF LIVING A LONGER AND HEALTHIER LIFE

年龄不是数字

[爱尔兰] 罗斯·安妮·肯尼 (Rose Anne Kenny) / 著

牛云平　向俊璋　高红龙　宋丽鋆 / 译

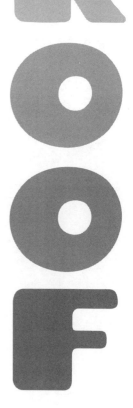

中国出版集团

中译出版社

序言

　　2018 年 1 月，在那个漆黑的雨夜，我开车驶过没有灯光、坑坑洼洼的小道，一路颠簸，前往爱尔兰中部的某镇，给当地居民做一场主题为老龄化与健康的讲座。旅程很是悲惨，一想到可能没人会在这么糟糕的夜晚去听讲座，我的心情越发沮丧了。讲座场地是一个冷飕飕的酒店，平时为葬礼和婚礼提供餐饮服务。宣传海报上写道："三一学院学者宣讲最新研究成果，全爱尔兰巡回演讲，本讲座为首站首场。"

　　酒店的宴会厅又大又冷，空无一人。小小的讲桌摆放在那里，俯对着一大片金色的婚礼餐椅，显得格格不入、孤单伶仃。大厅屋顶上悬挂的投影仪太老了，与我们的 PPT 演示文稿系统不兼容，我的助理于是回身冲进黑夜，去寻找其他技术替代方案。我不禁喃喃自语："我准是疯了！"这悲观的思虑立刻便应验了——酒店经理赶过来，满面羞涩地向我道歉说，街对面正在进行"布道会"。我很久都没听到过这个词了。布道会是爱尔兰一年一度、历史悠久的传统活动，由爱尔兰天主教会主办，招待来自各种修会和宗教社团的传道士，请他们讲经布道。我的心沉了下去——在爱尔兰农村，任何活动在布道会面前都将黯然失色。

但是，渐渐地，宴会厅里的人多了起来。各个年龄段的听众闹哄哄地走进门：有带着孩子的 30 多岁的年轻妈妈，有 50 多岁、60 多岁、70 多岁的中年男女。两辆巴士停在了门口，来自城镇周边的村民一边下车，一边聊天。随后，托护中心的住客也蹒跚着走了进来，开车送他们的是一位身穿制服、亲切和善的当地志愿警员。人们越来越嘈杂的闲聊声、说笑声、拿放杯盘的叮当声，让大厅里暖和了不少。当地盖尔式运动协会足球俱乐部的成员忙着给听众送上茶、咖啡和糕点，还展出了爱尔兰最宝贵的两项体育大奖：山姆·马奎尔杯和利亚姆·麦卡锡杯。听众人群因此不断壮大，他们有说有笑地对着奖杯拍照。一支由当地儿童组成的乐队摆好乐器，听众便各自落座。在欢快的吉格舞曲和里尔舞曲中，我进入了状态，开始了巡回演讲的第一场。

讲座结束后，我跟听众进行了面对面交流。他们提出了许多问题，发表了很多评论。令我吃惊的是，有听众说，"除了礼拜天早上的牧师布道外"，他们此前从来没听过一场讲座——这颇具讽刺意味，他们在听我讲座时，刚好错过了马路对面的布道会。这可真是遗憾！很多听众问我，讲座的内容我是不是已经写下来了，或者有没有哪本书里记录了我讲到的信息。他们的需求成为我出版本书的契机。这既是我系列讲座内容的精华，也是一种纪念，承载着我在这次终生难忘的讲座之旅中，与听众分享知识和经验时的欢欣之情。

———————◆———————

一次又一次，病人、同事、朋友告诉我，他们多么不愿想到自己会慢慢变老。四五十岁的人说，他们尽量不去想这件事，因为"变老"带有十分消极的言外之意。然而，老龄化作为一个科学研究领域，涵盖了广泛的内容，正以迅猛的速度发展。当我还是一名年轻医生时，几乎不存在老龄化问题，但近20年来，这个问题爆发了。本学科领域是在不断进化的，相关研究提供了充分证据，证明这"最后一程"——这是我一位患者的说法——完全可以是我们生命中最放松、最有价值、最愉快的一段时间，尤其是在准备充分的情况下。

这套准备工作的其中一项是要理解造成衰老的原因，从而懂得我们可以适时地采取什么对策。你有没有专门想过，为什么我们现在活得更久？平均而言，一名今天出生的女婴将比她去年出生的姐姐多活三个月。在1800年，人们的预期寿命是40岁；200年后，这个岁数翻了一倍多：我们有望活到85岁，甚至更长。我刚刚进入医学界时，在医院里极少见到年龄达到或超过100岁的病人。一旦有那么一位，我们医护人员都会全体出动去看稀罕。而如今这类病人早已屡见不鲜。

我在还是一名年轻的实习医生时，首次被临床意义上的老龄化问题吸引。我非常想知道：人为什么会变老？这个问题始终吊着我的好奇心，驱使我展开探究。从那时至今，我总是通过接触患者，了解他们的生活经历来寻求答案与解决方案，也总是在探索这类显而易见的问题：为什么有些人似乎很"耐老"，而其他人则容易"早衰"？

"蓝色地带"有许多秘密，有助于解答这些问题。蓝色地带是指世界上的五个地区：意大利的撒丁岛、日本的冲绳、美国的加州、哥斯达黎加的尼科亚、希腊的伊卡利亚。五地都临海，拥有世界范围内最高的百岁老人人口占比。蓝色地带的居民不仅更加长寿，而且更健康、更强壮，晚年更不容易生病——他们更有可能无病无恙、精力旺盛地活到 100 岁以上。

本书以我对蓝色地带的研究成果为基础，展示了圆满度过老年阶段的最新技巧。蓝色地带的人们拥有几个有趣的长寿秘诀：生活有目标、充满好奇心、兴趣丰富、经常欢笑、建立友谊、享有归属感、与亲朋保持稳固紧密的联系——如一起进餐、饮酒等。自蓝色地带及促成当地居民健康长寿的因素为人所知以来，很多学者都在研究这些因素为什么会影响衰老，以及是哪些生物学原因令蓝色地带居民如此健康长寿。类似每天都有目标这样的因素是如何从生物学上影响我们从而延缓身体细胞老化的？我们为什么会进化至此，需要有目标才能生存？既已知道这一点，又如何才能确保每天都拥有生活的目标呢？这些问题将在本书中探讨。

中国的麻将等文娱活动中也不乏这些概念。打麻将、下象棋或打牌、与朋友互动，都与成年人拥有更好的记忆力密切相关。研究证实，在社区活动中心定期参加活动也能提高记忆力。一些简单易行之事，比如提供麻将室或其他娱乐设施等以改善社区设施，也都是帮助人们保持大脑功能良好（增强记忆力和降低抑郁率）的有效方法。

作为一名临床医生和衰老领域的研究员，我将从自身累积的经验出发，扼要介绍该领域的最新知识。本书的独特之处在于：它从（我所主导的）全球最全面的多维研究之一中提取了前沿研究的精华，承载了超过 35 年的老年医学临床经验，以多年累积的丰富病例进行说明。

我有幸创建并指导了一个极具开创性的老龄化研究项目，对近 9 000 名 50 岁及以上的成年人进行追踪调查。自 2009 年以来，爱尔兰老龄化追踪研究（简称 TILDA）项目已发表了 400 多篇研究论文，涵盖了生活的方方面面，从性活动到饮食、身体健康、大脑健康、遗传特征、童年经历、期望、友谊、经济状况，等等，揭示我们为何以及如何变老等复杂问题。单一方面的因素不会导致人变老，衰老是多种因素耦合的结果，而其中许多因素都是人类可控的。

我非常慎重，书中数据均以TILDA项目和许多其他同类研究为基础，确保言之有据，不掺杂"假新闻"。我尽最大努力掌握每个信息背后真实可靠的证据，避免作出任何臆测。我之所以强调这一点，是因为近日有位在美国的好友出于好意，推荐给我一本关于健康和幸福的"佳作"（是本畅销书）。她认为我可以从中获得"灵感"，可我看了开头之后，就再也没读下去，因为书中的许多判断语句都是基于假设，而非证据。我非常惊讶，我那位博学多才的朋友竟这么容易上当受骗！

TILDA项目的一项同类研究是在中国进行的。我很荣幸能与中国学界——特别是北京大学——的同仁合作，并协助他们开展中国健康与养老追踪调查（简称CHARLS）项目。CHARLS项目始于2011年，覆盖150个县级单位，450个村级单位，调查内容是收集45岁及以上中国居民的数据。该项目和TILDA项目一样，每两年追踪调查对象一次。

中国是世界上人口老龄化最多的国家，也是世界上老龄化最快的国家之一。2019年，全国60岁及以上人口达2.54亿人，占总人口的18.1%。中国人口结构出现巨大变化，意味着患有身心健康疾病的人数也随之迅速增加。2016年10月31日，时任中华人民共和国国家卫生健康委员会副主任的王培安报告称：中国60岁及以上人群中，有1.5亿人患有至少一种慢性病；700万人被诊断为阿尔茨海默病；5 000万人残疾；三分之一的人有精神疾病。

有正式工作的中国城市居民在退休与健康决策方面的条件类似

于发达国家居民，而中国农村居民则与发展中国家的居民有更多共同之处。简而言之，在中国，健康状况与婚姻状态、是否受过良好的教育、是否经常参加社交活动等因素相关。

虽然中国的人口老龄化问题、老龄化后果及其解决方案呈现出发展中国家和发达国家之间的差异，但体育活动是个例外。在中国，尽管人口迅速老龄化，但体育活动水平逐步攀升。CHARLS 项目的数据显示，从 2011 年至 2015 年，身体活动不足的人群比例从 23% 下降到了 19%。中国人口数量庞大，对比一下高度发达国家的情况——35% 的欧洲人和 43% 的美国人身体活动不足，这一点意义重大。中国农村人口身体活跃程度较高，部分原因可能是 80 岁以上的农村人口中有 20% 仍在进行劳作。此外，打太极拳或许也有助于提升中国人身体的活跃程度。太极拳是一种源于中医学的中国武术，有上千年的历史。练习太极拳可以提高平衡性、肌肉力量和灵活性，甚至可以在大脑负责记忆和注意力的重要区域激发新的脑细胞连接。如今，这项一举多效的身心锻炼在世界各地广受欢迎，被公认为是一种适合所有年龄段的体育活动，尤其适合老年人。

CHARLS 项目收集的数据相当完备。从中可以看出，自 2011 年项目开始以来，中国人在变老过程中的健康情况逐年改善。然而，具体改善程度却因地域、社会人口等因素存在较大差异，理想健康率最高的区域是东南和华东地区。中国在人口健康平等方面仍面临巨大挑战。本书中的信息将帮助那些敢于迎接上述挑战、促进平等的有志之士。

我写作本书还有另一个原因。我作为临床医生和研究人员的这些年里，见证了患者的积极转变：他们的期望值越来越高，好奇心越来越强。现在的人们更为见多识广，因而也更深入地参与到诊疗过程之中。医患双方正在缓慢但稳步地建立起一种共同做决定的模式，也更为深刻地认识到要用整体主义方法保持健康、逐渐变老。医生在与患者讨论诊疗方案时，越来越多地谈及"生活质量"和决定总体幸福感的因素，进而打破壁垒，逐渐走出传统临床诊疗模式，开始探寻患者更广泛的生活经历，考虑那些经历对其疾病和变老过程的诱发作用。在我刚当医生的时候，医学几乎就是说教：医生"告诉你该做什么"。如今这种文化上的改变，部分源于医患双方更加广泛的交流，共同寻找一切使患者对治疗作出成功反应的因素，例如生活方式、人际关系和生活态度等。

　　我永远忘不了刚做实习医生时的一件事。那是一个早上，我们去大病房做例行巡诊。一行人中，有一名高级临床医师、一名护士、三名初级医生、两名医学生。我们在一个有 16 张病床的无遮挡大病房里，围站一名患者病床四周——任何被这般围住的病人都会心生畏惧。高级医师站在床头处，背对着病床上的中风患者"升堂开审"，热情奔放地讲解着："这个病人"的左半身（胳膊和腿）都瘫痪了，几无可能康复，而且身体瘫痪也导致了她智力受损；这一切都是从她的脑部扫描片上看出来的。随后，他说，病人将生活无法自理，极大概率得去住养老院。他话音刚落，患者就坐了起来，告诫他不要站在那里任意评论她的病情："我就躺在你的眼皮子底下，听着你的高谈阔论，所以请你有话就对我直说。昨天，我的左手和左胳膊能动了，我还在护士的帮助下走了四步。我有个温暖的大家庭，他们已经着手改造房子欢迎我回家了。我是个成功的艺术家，我会重拾画笔的。"

　　每每回忆起她顽强又充满活力的样子，我就想给她喝彩。现在重提，我心头又涌起一阵愉悦。如今，让人们参与到医护的每一环节已是寻常做法，而这得益于互联网上信息的普及。医务人员受到了比以前更好的沟通训练。当我们给患者提供选择和完整信息时，就会更深入地了解他们的个人情况，比如他们看重什么、理由是什么、他们期望什么，是怎样的生活经历导致了他们的病情、影响着他们的决定，从而塑造了我们医患双方的合作方式。越来越多的患者想知道为什么会发生疾病或紊乱，想要理解与身体疾患相关的科学知识，并据以作出决定。因此在本书中，我将展示临床疾病是如何随着我们变老而出现的，并介绍与之相关的生理学知识。

我从不询问病人的年龄，而是依靠普通的体检和病史来评估其生理年龄。同为 83 岁的两名老者，差距可能很大：一个能跑马拉松，另一个虚弱到只能住养老院。临床治疗判断因人而异，年龄只是其中一个因素。我们童年时期的经历和环境都会影响到中年和晚年的生理机能。

事实上，我们的生理衰老开始得很早——在 30 岁的时候，身体细胞就开始老化了。阅读本书后，你会发现我们生理上有多少组织在变老，以及这种老化与我们实际年龄之间的差距又有多么大。我们的生理年龄可以用体内的"生物钟"来测量。一项研究表明，年仅 38 岁的成年人，彼此之间生物老化时钟的时差竟达 20 年！因此，年龄无关数字，而关乎我们的生理变化。好消息是，大多数改变我们生物钟的因素都是可控、可修改和改善的——我们掌控着自己 80% 的老化生理过程。我在书末附上了一些在 TILDA 项目中使用的测试题以及对你的年龄和性别的预期正常结果，以便你进行自测，看看你在我们已知影响衰老速度的各项举措上得分多少。

本书探讨和详述了人类多少世纪以来对长生不老灵丹妙药的求索。我已经等不及要向你展示可靠的科学证据，帮你认识到：你感到多年轻，就有多年轻；你能做许多事情去更充分地享受"最后一程"，并且心满意足、乐于求知、笑口常开地走过漫漫人生路。

目　录

序　言 / 1

第一章　你有多年轻，感觉说了算 / 001

第二章　我们为什么会变老？ / 023

第三章　友谊 / 041

第四章　永远活得精彩 / 059

第五章　保持良好睡眠 / 069

第六章　休憩时光与老化进程 / 091

第七章　寻找长生不老药 / 109

第八章　冷水接触与兴奋效应 / 121

第九章　按需饮食 / 129

第十章　性与亲密关系 / 159

第十一章　关爱肌肉　健康生活 / 169

自我测评 / 183

　　生活质量 -CASP-12 / 184

　　宾夕法尼亚大学忧虑调查问卷（PSWQ-A）/ 189

　　对衰老的感知 / 191

　　莱福（Ryff）心理健康量表中的生活目标子量表 / 202

　　加州大学洛杉矶分校（UCLA）孤独量表 / 204

　　流行病学研究中心抑郁简易量表 / 206

　　单腿站立 / 208

参考文献 / 211

致谢 / 257

图片来源说明 / 259

第一章 你有多年轻，感觉说了算

　　人们的生活态度是如何影响其衰老进程和健康状况的？这个谜一般的问题贯穿着我的整个职业生涯。近日，我接诊了一位85岁的病人，肺部有轻微的感染症状，而她迫切希望康复，因为她每天都要照顾一位"上了年纪的邻居"。结果发现，她这位老邻居才74岁，但身体虚弱，靠我这位患者照料生活，而她对此非常热心。我听到这位患者把一个比她小11岁的人叫作老年人，但却显然不把自己看作老人时，不禁笑了出来。她属于典型的"不觉老"的类型，认为自己比实际年龄那个"时间数字"要年轻。对他们来说，"如今的70岁相当于过去的60岁"这句话乃是自明之理，现在这种说法得到了当前科学发现的证实。

　　艾琳·阿什（Eileen Ash）是另一个很好的例子。在我撰写这部书的时候，她已经105岁，是英国年龄最大的女性之一，而且出行均是自己驾车——她在80年前就通过了驾驶考试。当我读到艾琳的故事时，对她的积极人生态度肃然起敬：她一直都过着活跃、多彩的生活。艾琳虽然已经100多岁了，但坚持每天快走、练瑜伽——这项运动是她从90多岁开始的，一般人到了这个年纪都会选择慢生活。艾琳说："有些时候我喜欢做猫式瑜伽体式，其他时候我做猫式瑜伽体式和犬式瑜伽体式。锻炼让我的身体感觉更棒了。它让我的肌肉保持健壮。"艾琳生活态度积极乐观，充满勇气和自信，这让她在人生的每个阶段都不怕年龄限制，勇于迎接新的挑战。她没有"在什么年龄就做什么事"，而是继续热情地享受充实的生活。她的实际年龄并不影响她的志气和生活方式。

艾琳的例子鲜活地反映了人对待年龄的态度如何影响其生理老化的速度。她的运动技能表明，她的积极态度确实减缓了身体和认知的衰老。我的研究小组在这一领域做了些有趣的工作，从结果可以看出，一个人对年龄的感知如何确确实实地对其衰老的速度产生影响。换句话说，作为老化标志的人体内细胞变化过程可以由人的生活态度和主观看法所控制。

从热爱瑜伽的105岁人士到连跑1.6千米都难如登天的40岁人士，我们都见识过。他们看起来比实际年龄年轻得惊人或老得惊人。我们可以将其区分为两种形式的年龄：实际年龄和生理年龄，以便解释这种现象。实际年龄测量的是人从出生到某个日期的时间长度；生理年龄也称生物学年龄，是衡量人的身体相对于其实际年龄而言各种机能运转好坏的指标。

我们生来就有固定数量的基因——DNA，其中有些基因可以被诸如饮食、锻炼、心理方式和态度等因素打开或关闭。这种基因开关行为被称为表观遗传，它发生在各个年龄段，基因功能的这种开关变化会加速或减缓细胞的老化，可以清楚说明人的生理老化现象。表观遗传解释了为什么生理老化和实际年龄会不同步，以及为什么105岁的艾琳在外貌和行为上都比那些实际年龄小的人"年轻"。她通过积极的人生态度、多年坚持锻炼，开启了能够减缓细胞衰老速度的保护基因。表观遗传还解释了为什么基因相同但生活经历和保健行为不同的同卵双胞胎衰老的速度不同。人体的细胞是较容易受到损害，还是得到了较好保护而免受伤害，取决于哪些基因被开启，哪些被关闭。

我们可以通过血液样本测量表观遗传，用测量结果来帮助我们理解为什么像艾琳这样的人更为健康长寿。例如，我们的研究表明，父母酗酒或家庭贫困等不良童年经历，以及抑郁、劣质饮食和受教育程度过低等心智健康问题，都会在我们的基因中表现出来，并与成年后的健康问题形成关联。中国的情况也一样：一个人如果在童年时代拥有良好的邻里关系和高质量的友谊，他长大后就生活得更为快乐，抑郁情绪较少。测量表观遗传意味着我们可以看到，可改变的生活要素是如何驱动我们的基因变化的。无论是个人还是社会都能影响这些可变要素，控制我们的生理老化，从而控制我们的寿命。换言之，表观遗传解释了个人对老龄的态度与细胞实际老化之间的关联。为了更深入地研究这种关联背后的学问，并揭示健康老龄化背后的秘密，我们将首先研究近年来全球最重要的一项科学成就——人类基因组。

◆

2020年6月，我们庆祝了人类基因组计划启动30周年。这项研究使我们更清楚地了解到那些令艾琳长寿的基因变化。在项目启动时，托尼·布莱尔（Tony Blair）[①]形容它是"医学领域的一场革命，其重大意义远超抗生素的发现"。前美国总统比尔·克林顿（Bill

---

① 托尼·布莱尔（1953 —），英国政治家，1994年—2007年任工党党魁，1997年至2007年任英国首相。——译者注

Clinton）更是夸张地说："今天我们正在学习上帝创造生命时使用的语言。"人类基因组计划是一项范围广、规模大的革命性科研工作。

人体有 30 万亿个细胞，每个细胞里都有 2 米长的脱氧核糖核酸（DNA）。DNA 由 23 对染色体组成，每对染色体上有 30 亿个"字母"——遗传信息。设立人类基因组计划就是为了读取所有这些"字母"。这个字母表无索引、无注释、无快捷辨认方式，错综复杂，无从读起。全世界成千上万的科学家一起工作，共享信息，历时 7 年，解读出了这个字母表上的更多"字母"。这项工作进展缓慢、耗神费力、头绪庞杂。但是，一种生物——我们人类——在长达 40 亿年进化之后，已经发现了那套生成其自己的指令代码。这不仅大大帮助了医生对遗传疾病的诊断，而且有利于我们了解哪些基因可令人健康长寿。此外，理解了基因的开关行为，我们现在已经懂得保健行为和其他外因是如何控制表观遗传的。

迄今为止的研究表明，对人类老化进程影响最显著的基因之一是 DAF-2 基因。它的活动——开启或关闭——控制着许多制约细胞如何老化的重要通路。DAF-2 基因的作用情况在动物中也非常显著。操纵动物的 DAF-2 基因——这种做法目前还未用于人类——使我们能够研究，基因功能的微小变化（即表观遗传）是如何影响细胞老化和动物寿命的。

在像蠕虫等物种中，DAF-2 基因的一个微小变化会使其寿命延长一倍。由于人类和蠕虫有很多相同的基因，DAF-2 基因的变化很可能也会令人类寿命倍增。DAF-2 基因还控制着胰岛素和生长激素的活性，二者主导着所有组织的生长和我们体内的糖代谢与能量产生。糖代谢和能量产生是所有细胞生存的基本过程。更重要的是，活到 90 岁以上的人与活不到 90 岁的人有不同的 DAF-2 基因。节食、肥胖、运动和热量限制会影响 DAF-2 基因，这或许可以解释为什么这些因素会减缓衰老速度、延长寿命。这些新信息为我们更好地控制衰老打开了一扇大门。

人类基因组计划研究提出的"表观遗传时钟"（epigenetic clock），拓展了我们已知的表观遗传现象。当我们说一个基因被关闭或打开时，就是在描述"DNA 甲基化"，即在 DNA 上增加一个甲基（1 个甲基是 1 个碳原子与 3 个氢原子的化合物）。DNA 甲基化时时刻刻发生于身体各处，有助于保持 DNA 稳定。甲基化的变化量可以用来确定组织的年龄。我们通过绘制整个生命过程中的这种变化情况，创造了"表观遗传时钟"，作为机体生理老化的衡量标准。这是一门仍在发展中的科学，研究者不断发现不同量的甲基化组合方式形成的新"时钟"，并测试其精确程度。到目前为止，还没有哪个表观遗传时钟能够精确到清楚地测量一个人的生理年龄，但我们正在接近这种精确程度。用不了多久，我们就能够测准一个人的实际生理年龄了。

因此，从本质上讲，表观遗传时钟能够计算实际年龄和生理年龄之间的差异，即衰老的速度。最近围绕这一问题的炒作甚嚣尘上，市场上已经有了一些产品声称可以准确地测定生理年龄。我在撰写本文时，感到我们应该谨慎对待这些问题。我们的研究表明，迄今为止，这些测量方法还没有灵敏或精确到能够准确评估出一个人的生理年龄，也没有考虑到所有影响衰老过程的复杂因素。不过，该研究领域在快速发展，所以更准确的生理年龄测试手段无疑将迅速出现。

近年来，我们对影响表观遗传时钟的众多因素有了更深入的了解。疾病、有损健康的事项（吸烟或肥胖）、紧张的生活经历会对表观遗传时钟产生不利影响，使其加快运转，导致加速衰老。另一个影响生理老化的因素是情绪。据说，加拿大歌手兼词曲作家贾斯汀·比伯（Justin Bieber）为了缓解焦虑，休息时睡在高压氧舱里。这一行为乍看十分古怪，但再思之下又似乎入情入理。因为抑郁、焦虑等持续紧张和情绪变化会刺激人体产生过量的应激激素，使人体进入有害生理状态，从而造成长期损害。新西兰有一项著名的达尼丁研究（Dunedin study），追踪了 1 000 名 1972 年 4 月至 1973 年 3 月出生的受试者，从他们出生起就进行定期详细测试。在受试者 26 岁、32 岁、38 岁时，研究者对他们进行了详尽的健康检查，并通过抽血化验测试他们的生理老化程度。此外，研究者还采集了受试者对自己如何变老的看法，形成了大量数据。该研究的首席调研员大卫·贝尔斯基（David Belsky）和特丽·莫菲特（Terrie Moffitt）报告说，有些 38 岁的受试者有着 28 岁的表观遗传生理年龄，也有些 38 岁的受试者生理年龄达 48 岁（见图 1-1）。

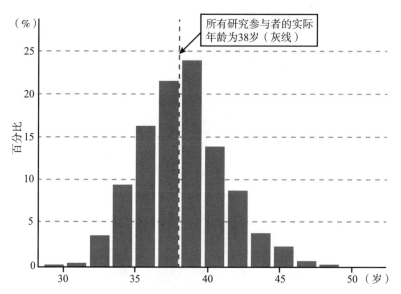

达尼丁研究中实际年龄为38岁的受试者，其生理年龄从28岁到近50岁不等

图1-1　达尼丁研究参与者生理年龄

为何这些 38 岁受试个体的生理老化差异高达 22 年？造成部分受试者生理年龄大的主要原因是情绪低落和精神紧张，尤其是其童年时期的经历，但 20 多岁、30 多岁时的经历也会产生影响。

此外，贝尔斯基和莫菲特还提出了一个假设：比起那些生理年龄小于实际年龄的 38 岁受试者，生理年龄超过其实际年龄的个体未来的衰老速度会更快。他们发现，在 12 年的时间里，生理年龄为 40 岁的 38 岁受试者比那些实际年龄和生理年龄均为 38 岁的受试者，衰老速度快了 1.2 岁。换句话说，前一次收集数据时生理年龄更大的个体，在随后的几年里会继续以更快的速度变老。此外，这些受试者的生理衰退速度显著地表现于多个器官和系统之中：肺、口腔、牙龈和牙齿、肾脏、肝脏、眼睛、骨骼、大脑、淋巴系统以及心率和血压、血脂、糖尿病指标物、体重指数、体脂等指标。衰老速度更快的受试者，其所有器官都老化得更快——这种加速衰老不仅局限于一个器官系统，而是遍及全身。这表明，人体内的某种普遍机制造成了其生理老化。如果我们能查明这种机制，就掌握了长生不老的锁钥。

早在中年之前，那些衰老速度更快的年轻人的身体机能就已经下降了。例如，他们的平衡能力较差，能够单腿站立的时间短于衰老速度慢的同龄人；他们在参加将小物体放入钉板上的洞中的测试时，精细运动技能较差，握力也较弱。

虽然一些年轻受试者在参加测试时没有患病，但测试结果暴露出他们身体系统上有问题，这些问题最终会导致与年龄相关的疾病，如眼睛问题。眼睛是大脑的窗户，眼睛里的小血管和大脑里的小血管同源，这使我们能够从成人的眼血管状况中得出其脑血管状况的结论。我们可以根据病人视网膜照片中检测到的病变，预测中风和血管性痴呆。在达尼丁研究中，那些生理年龄较大的年轻受试者眼部血管明显"较老"，这会增加他们今后患中风和阿尔茨海默病的可能性。

在另一项平行实验中，研究者要求一群本科生对一组完全陌生的受试者的面部照片进行评价。学生能够准确地识别出不同受试者面部的不同老化迹象——这些面部迹象反映了个体的生理老化情况。学生挑出了衰老速度快的受试者，因为他们看上去就"较老"。那些衰老速度快的受试者也说，他们感觉自己变老了，健康状况也变差了。

这些研究发现告诉我们一个重要事实：衰老很早就开始了，而且会同时影响人体内的绝大多数系统。为什么有些38岁的受试者的行为表现、外貌、自我感觉都更显老呢？他们的生理年龄比实际年龄大了近12岁，这主要是由于他们青少年时期有过负面经历。然而，这并不意味着他们必然前景黯淡。导致表观遗传时钟加速的因素都是可改变、可控的。我们能够采取措施，改变触发表观遗传老化功能的环境，在生命的各个阶段影响表观遗传。尽管越早改变越好，但只要改变，就为时未晚。此外，并非所有自称情绪低落或压力大的38岁受试者都会加速衰老。他们中的许多人都富有韧性，能够摆脱掉这些影响生理变化的负面心理因素。但这些有韧性的参与者基本上都有积极的认知和乐观的态度。值得注意的是，尽管处境不佳，但他们总体上抱有积极的认知、乐观的态度。

对衰老的觉知、掌控感、对变老的情感反应，对个体而言都非常重要。我们这样转了一整圈，回到了我那位85岁的病人和艾琳·阿什身上。她们都有明朗的想法，积极的态度，自尊和乐观。有人认为，感知会影响我们变老的方式，因为那些"感觉自己老了"的人患有疾病或身体不适，这会加速他们的衰老，反过来又影响他们的感知。但我们课题组和其他项目组的不少研究已经证实，我们"感觉自己多年轻，就有多年轻"，与疾病状况无关。换句话说，在防止身体衰老的诸多要素中，感知的作用最为重要。即便一个人身有疾病或不适，只要他感觉自己比实际年龄年轻，就能减缓自己衰老的速度。这是因为，面对衰老，积极的态度会以某种有益的方式改变细胞的化学物质；改变方式可能是减少细胞内的炎症，从而改变细胞的甲基化状态和表观遗传。我们的一项研究表明，那些感觉自己与实际年龄相近或处于实际年龄的受试者，在随后的几年里，比那些宣称自己比实际年龄年轻的人，更有可能出现身体虚弱和大脑健康状况欠佳的情况。即便我们调整了分析范围，把研究开始时受试者就患有任何疾病的情形都考虑在内，结果仍然如此。负面的觉知会导致自信、自尊和生活满意度全盘下降，身体和大脑的健康状况也会衰退。负面认知令人更有可能患上心脏病等疾病，晚年更容易发作心脏病，甚至早逝。

这使我想到了语言、媒体、亲友和社会对我们的态度有多重要，这些因素深刻地影响着我们如何看待自己，以及在面对外界对我们的负面刻板印象时表现得坚韧不拔。如果某人或某事不断地告诉你，你已经老了，你将很难感到自己还不老。

耶鲁大学的研究人员展示了一个人对衰老的体会能多么迅速地改变他的生理机能，揭示了这些变化是如何随着人们不断接触负面刻板印象而根深蒂固、难以消除的。他们在实验中让成年人接触了一系列描述衰老的词汇。与正面刻板印象相关的词有："优秀""建议""警觉""机敏""富有创造力""开明""指导""改善""富有洞察力""博学"和"贤明"。与负面刻板印象相关的词有："阿尔茨海默病""困惑""衰退""衰老""痴呆""依赖""疾病""濒死""忘记""无能""放错位置"和"老迈"。研究者让受试者接触这些刻板印象相关词语后，对他们进行数学和词汇测试，使他们承受精神压力。随后，又对受试者进行了一系列生理测试，以确定数学和词汇压力测试引发的生理影响。研究结果显示，接触负面刻板印象相关词汇的受试者出现了有害的过度生理反应——血压升高、心率加快、皮肤血流量减少，因此证明，对老年人的负面刻板印象使个体无法缓解压力反应。另外，积极刻板印象诱发了受试者对压力更温和的生理反应。换言之，这表明，积极的刻板印象能够帮助受试者应对压力。

在我们课题组的另一项研究中，我们要求 50 岁及以上的成年人说出他们对 17 种观点的认同程度，比如，"我无法控制变老对我社交生活的影响""我的年龄越来越大，能参加的活动越来越少了"，或"我的年龄越来越大，智慧也越来越多了""我年龄越来越大，能做很多事情来保持自立"。越是认同前两句那类负面陈述的老年人，就越不赞同后两句这样的正面陈述，对老龄化的态度就越消极，也越可能在接下来的 8 年里出现身体和认知上的加速老化。例如，对老龄化持消极态度的个体，步行速度会变慢，记忆力会下降，在很多其他大脑测试中的得分会很低。即使我们将这些受试者的整体健康情况、用药情况、情绪、生活环境和许多其他混杂因素全部考虑在内，结果仍然是消极的。换言之，受试者的认知独立地影响着其身心运行状态的老化速度。

此外，我们的研究表明，负面态度会影响身心运行状态的互动。与体健的受试者相比，体弱的、持消极态度的个体心智能力较差。然而，持积极态度的体弱受试者与体健受试者的认知能力水平相同。因此，这一发现再次表明，积极态度和正面看法具有保护作用，证明了我们感觉有多年轻，就真有多年轻。即使我们患有疾病，我们的人生态度也仍然发挥着主导作用。

我把这些数据告诉了一位已退休的著名心脏病学同事，他回答说，他确信"心智主宰心脏"的强大作用，确信精神压力和感知状态甚至可以影响心脏病发作。他给我讲了这件事："1980 年，有天下午，一个病人秘密找我问诊，我很快得知他患有严重的心绞痛。我给他做了个运动测试，发现他心肌供血受限。我告诉他，他应该做个冠状动脉造影，查看他心脏血管的真实状况。可他极不愿意，因为他不想做任何侵入性手术。于是，我花了好一段时间劝说他必须做造影。他最后同意了。我就给他在伦敦一家教学医院的私人楼层安排了一个床位，当时那里还没有心脏监护设备。第二天早上 7 点，我接到电话，得知几名护士发现他已经死在了床上。当然，这可能是他病情自然发展的结果。但他的消极态度给我留下了深刻印象，让我觉得这也是他突然死亡的原因。"

谈个稍微轻松一点的话题吧。人们低估了性活动与感知衰老之间的联系。性活动是大多数夫妻生活的重要组成部分，与生活质量密切相关——性生活活跃的人生活质量更高，老年人也一样。我们研究发现，性活动活跃的老年人有更多的积极感受，他们很少认为自己已经老了，也很少觉得变老有诸多负面后果。性生活活跃的夫妇所持的这类态度，帮助他们获得了较高的生活质量、较小的生理年龄。

正如上述我同事那名病人的情况所示，生活态度消极的老年人比态度积极的老年人少活 7.5 年。这主要是因为他们患心脏病的概率更高。我们的研究证实了对变老的感受与死亡相关。为做研究，我们收集了受试者生活和健康状况方面的许多细节，足可证明，负面认知可独立诱发过早死亡。因此，我们自己对变老的看法，以及社会对我们这些看法的影响，对我们能否健康长寿而言都非常重要。我们如何看待自己的衰老，实际上是桩生死攸关的大事。

《青春常驻》（*As Young as You Feel*）是玛丽莲·梦露（Marilyn Monroe）1951 年主演的喜剧电影。影片故事讲的是：印刷工人约翰·R. 霍奇斯［John R. Hodges，蒙蒂·伍利（Monty Woolley）饰］65 岁了。根据公司政策规定，他必须退休，可他并不顺从，所以决定做点什么。他把头发染成黑色，冒充前雇主母公司的老板哈罗德·P. 克利夫兰［Harold P. Cleveland，迈纳·沃森（Minor Watson）饰］，在几名紧张兮兮、摸不着头脑的公司高管的陪同下，去视察他以前的工作场所。在此期间，霍奇斯责备说，公司缺少经验丰富的老员工，迫使公司总裁路易斯·麦金利［Louis McKinley，阿尔伯特·德克尔（Albert Dekker）饰］改变了政策。霍奇斯发表了一篇热情的演说，赞扬老员工的美德。听众全部起立为他鼓掌，报纸也对他大加称赞，连股市都跟着社会的乐观情绪而大涨。当骗局败露时，霍奇斯已经成功地扭转了公司的颓势，克利夫兰提出让他担任公共关系顾问一职，但他拒绝了。霍奇斯改变了公司的年龄歧视态度与政策，实现了自己的目标。对此，他非常满意。

强制退休等政策允许雇主强迫雇员在一定年龄退休，退休年龄通常是 65 岁。20 世纪六七十年代，强制退休在美国很普遍，现今在许多欧洲国家仍屡见不鲜。然而，美国国会于 1978 年延长了《就业年龄歧视法案》（Age Discrimination in Employment Act）中规定的保护年龄，宣布强制员工在 70 岁之前退休为非法行为，1986 年进而完全废除了强制退休制度。退休被重新定义了。它不再指雇员在某个设定年龄自动从工作状态转为不工作状态，而指自愿在某个最符合个人能力、兴趣和职业计划的年龄退出劳动力大军。要是这种方法能普及就好了！

许多欧洲国家仍对公共部门的员工实行强制退休制度，但很大一部分员工希望在退休一事上有更大的灵活性。在日本，43%的工人希望在退休年龄后有所为；在法国，则只有15%的人有此想法。三分之二的欧盟公民更希望将兼职工作和领取部分养老金相结合，而不是完全退休。在一定程度上，各国退休政策的不同选择可能是由其不同的养老金制度设计造成的。不同年龄对应不同的养老金水平，延长工作年限会带来收益，这两方面都很重要，决定着各国劳动者对待退休选项的态度。例如，政府在削减国民养老金津贴之前设置的工资上限，减弱了人们在到达法定退休年龄之后继续工作的动机。然而，延长工作年限并不仅仅是为了获得经济收益，这么做还可以提升生活满意度。对几个欧洲国家和美国的调查显示，45岁以上的工作者比年轻工作者的精神压力小、生活满意度高。无论是全职工作者还是自愿兼职工作者或个体经营者，情况均如此。

能够自主决定何时停止工作很重要，这也会影响人们的生活满意度和对老龄的觉知。我曾目睹同事的悲伤，他们本来愉快地工作得有声有色，却突然被迫退休。这不仅给他们本人带来痛苦，也给他们所服务的机构和社会造成了重大损失。在我看来，强制依旧有工作能力的人退休是年龄歧视，让工作者自主选择工作年限才是更为公平的政策。

很不幸的是，除了强制退休，社会对老年人的负面看法还有很多。西方文学作品和媒体中经常充斥着对老年人的刻板印象，把老年人刻画成体弱、健忘、顽固、自私的形象。然而，根据世界卫生组织的说法，几乎没有哪些客观的医学或心理学证据能证明这些"普遍真理"。在身体、认知或智力上出了毛病的老年人只占很小的比例。大多数老年人都独立自主地享受着高质量的生活。他们在50岁以后的状态会更好。此外，对老龄化的消极态度也导致了社会不平等。

"他说我年纪太大了，不适合。""她觉得我理解不了，因为我老了。""因为我年龄大，求职被拒。"这只是几名老年人在日常生活中遭受歧视的例子。在受访的英国老年人中，有 77% 的人说这些情况自己都经历过。这些对待老年人的消极态度也存在于我们的社会交往之中。欧洲社会调查（European Social Survey）2018 年对 28 个国家5.5 万人的一项调查显示，英国被代际分裂所困扰，半数受访的年轻人和中年人承认，他们根本没有一个 70 岁以上的朋友。只有三分之一的葡萄牙人、瑞士人和德国人说他们有年长的朋友。

因此，在有年龄歧视风气的社会中，老年人更容易被社会排斥，比年轻人更难找到工作。在这种歧视老年人的阴沉风气中，老年人很难感到自己还年轻。令人担忧的是，在某些医疗机构中，老年人仅仅因为其年老而无法获得与其他人同等的诊疗机会。这一点在新型冠状病毒感染疫情期间得到了生动展示。一些国家预计，重症监护病床和呼吸机会供不应求，于是出台了一项政策，规定超过一定年龄——在绝大多数国家都是 70 岁——的患者将不能接受重症监护。而其他国家则正确地根据患者的生存可能性和"身体状态"而决定是否对其进行重症监护。后一种做法很合理。

英国则采取了一种模棱两可的办法。根据其《平等法》（Equality Act），以年龄为由拒绝老年人获得医疗保健服务是违法的。但是，英国国家医疗服务体系（NHS）用一套"虚弱"筛查测试，来决定哪些人应优先接受积极治疗。这套测试中，年龄占虚弱程度分值的 50%，从而使评价对老年患者十分不利。贝尔法斯特女王大学的名誉教授戴夫·阿卡德（Dave Archard）认为："不堪重负的医疗体系不能成为区别对待病人的借口，那会导致对老年人的淘汰。"他继续说："在提供护理时以年龄为依据区别对待病人，就是传递了一种谁有价值谁没有价值的信息。这种人为区别公开表达的观点是，老年人的价值不如年轻人大。这是将老年人污名化为二等公民。"幸福老龄中心（Centre for Ageing Better）的证据主管凯瑟琳·富特（Catherine Foot）对此表示赞同。她说："年龄绝对不能成为决定一个人是否有权获得医疗服务的首要因素。从医学上讲，年龄并不能充分代表人对重症监护的反馈能力和康复能力。"

我们思考、谈论和书写老龄化的方式对我们的健康有直接影响。问问你自己：你歧视老人吗？你是否对我们讨论过的刻板印象产生了共鸣？所有人都会变老，如果我们始终对老年人持有负面看法，那么这种态度会对我们自己以及周围人变老的方式产生不利的影响。如果我们希望现在和未来的社会更加公平，那么所有人都必须保证，不歧视任何老人，无论是老了的自己还是老了的他人。

社会各界都要意识到，自己有可能会认同对老龄的负面看法。媒体工作者在提到年龄时应避免使用带有偏见的言辞，医务工作者也要自查治疗策略是否歧视老人。研究人员和政策制定者应共同努力，鼓励采用新的方式方法强化对老龄的积极态度。好消息是，变化正在发生，因为越来越多的人正在"成年"，他们会要求社会平等；"婴儿潮"一代出场了，他们对老龄的态度与前辈迥然不同。

"婴儿潮"一代是指在 1946 年至 1964 年出生的人。这代人的数量在世界人口特别是发达国家的人口中，占比颇大。第二次世界大战结束后，世界各地的出生率急剧上升，新生婴儿的爆炸式激增被称为"婴儿潮"。在经济繁荣时期，仅在美国就有近 7 700 万名婴儿出生。"婴儿潮"前期出生人口的平均寿命是 63 岁，而后期出生人口的预期寿命是 79 岁。因此，这代人的高出生率加上寿命自然延长，意味着他们是一个极具影响力的正处于老龄化进程的群体。他们中的很大一部分人将比其父辈多活 25 年。那些在 60 多岁退休的人，预计至少还能再活 25 年。他们是属于伍德斯托克摇滚音乐节、花之力、嬉皮士的一代，受到了较好的教育，参加过自由运动，创造了新的音乐流派。他们的声音将会传播开来。这代人的生活期望很高。他们财富较多，健康状况较好，精力较充沛，儿女也已长大成人，因而很有可能在退休后实现旅行梦想和其他人生愿望单上的条目。当"婴儿潮"一代达到退休年龄时，他们极有可能还非常健康，可以跑马拉松、建房子，甚至创业。

———————————◆———————————

在研究不同国家和文化如何应对老龄化问题时，我们只需看看丹麦就够了。我们这个社会必须意识到，年龄歧视会渗透到我们的身体机能之中，我们为儿童塑造的各种环境又会潜移默化地塑造他们长大后的健康和福祉，产生十分持久的影响。因此，为了形成更平等的社会，我们应把童年和老年问题放在首位。在这方面，丹麦就作出了表率。

社会进步指数（Social Progress Index）评价的是一个社会满足其公民基本需求的能力。该指数的基础是决定着国民生活质量的社会和环境指标数。简而言之，该指数计算的是人类社会的总体幸福水平，其中包含了来自 128 个国家的 50 项指标的数据。值得注意的是，在过去 40 年里，丹麦一直高居欧洲幸福排行榜的榜首。在丹麦，老年人受到全社会的尊重，很容易过上有趣、充实的生活，丹麦人在儿童和老年人身上的人均支出超过几乎其他任何国家。在丹麦，年轻人能够享受良好的教育和医疗保健。受过良好人文教育的丹麦人都是富有成效的员工。成年人很少担心退休问题，而是全神贯注于从事他们喜爱的工作。他们知道自己的生活完全有保障，可以安享晚年，这是一个良性循环。

丹麦实行"在地养老"政策。30多年前，丹麦开始关闭疗养院，重新部署资金和人力资源，使老人能够住在自己的家中，并在必要时为老人护理提供支持。与人口440万的爱尔兰相比，在人口530万的丹麦，养老院居民的数量不到爱尔兰的十分之一。丹麦的养老院里有四到五间公寓式房间和一个中央护理舱，为数不多的老人在这里受到照料。老年夫妻可以住在一套公寓里面，如果一方去世，另一方可以继续住下去——那就是他/她的"家"。

丹麦人这种目标导向的生活代表了一种典型的幸福。就像所有形式的幸福一样，它假设基本需求得到满足，这样人们无论年龄大小，就都可以在工作和休闲中从事自己热爱的事情。学者称之为实现型幸福感（eudaimonic happiness），这个词源于古希腊语中的"幸福"一词。全球民调公司盖洛普公司通过询问受访者"昨天是否懂得了或做了什么有趣的事情"来衡量这一点。"实现型幸福感"这一概念是因亚里士多德而流行起来的。他相信真正的幸福来自过上有意义的生活，做值得做的事情。

丹麦的冬季漫长而黑暗。在11月份，下午4点45分夜幕就降临了。丹麦人为了补充光明，就用点燃的蜡烛、温暖的壁炉和各种年龄的朋友聚会来营造舒适的环境。歧视老人的现象在丹麦罕见，也没有对其他年龄的任何歧视。丹麦人民证明，一个更加平等的社会是能够建成的；在这样的社会里，人生的每个阶段都能获得实现型幸福感。因此，丹麦是世界上人均预期寿命最高的国家之一，并以每年0.18%的速度持续增长，目前为81.55岁。

丹麦式的平等主义做法在蓝色地带也颇为显著。在那里，各代人之间相互尊重，人们能跨越年龄、社会地位和兴趣爱好差异建立友谊；友谊和幸福对所有人都很重要，无论老少。

―――――――――◆―――――――――

我们的言辞具有非常重要的作用。对老年人的歧视往往表现在我们的言语和用词之中。例如"老迈""痴呆了""老了"这些词汇带着不祥之感，所幸的是它们正在消失。不过，还有一个常见词"老人家"仍在为我们所用。某些词可能很方便，但却因为过于概括和缺乏特异性而助长了刻板印象。"老人家"既可以用来形容一个健壮、独立的人，也可以用来形容一个脆弱、依赖他人的人，对描述对象的特征揭示非常有限，既不准确也有误导作用。

想想看，在最近的新冠病毒感染疫情中，你听到"老人家"或"老年人"的频率有多高？老龄歧视像种族主义和性别歧视一样，是一种影响认知的偏见或先入为主的判断。表达老龄歧视的词语是贬低了老年人，但歧视现象无处不在，甚至充斥于医疗保健领域，将老年人刻板地视为是生病、虚弱和无法自理的代名词。老龄歧视造成的后果是，对老人缺乏呵护，缺乏系统高效的护理，对治疗效果造成负面影响。

在西方老年人不喜欢被称作"老人家"，但他们会用这个词来指称别人，就像我那位85岁的患者谈论她74岁的邻居是"老人家"那样！欧洲的一项调查表明，老年人较为喜欢"年纪更大的"（older）或"年长的"（senior）这些词汇，而强烈反感"上了年纪的"（aged）、"老的"（old），最厌恶"老人家"（elderly）。1995年，联合国老年人经济、社会和文化权利委员会拒绝使用"老人家"一词，而是使用"年纪更大的人"（older persons）一词。此外，国际长寿中心（International Longevity Centre）发布的一份媒体指南推荐使用"年纪更大的成年人"一词，而不是"年长者"和"老人"。报告称，"说到底，我们并不会把 50 岁以下的人称为'年轻公民'。""我们的语言使用该走向成熟了：使用那些精确、准确、价值中立等年纪更大的成年人喜欢的词汇非常有意义。"

◆

本章即将结束，我要回到开篇关于积极生活态度和健康老龄化的研究的话题上去。一项对修女的研究揭示了态度如何发挥着长远作用，影响到人的晚年。

你能否想象，在受邀参加一项研究后，研究人员询问你："是否愿意定期接受详细检查，并在死后无偿捐献出大脑供解剖之用？"美国圣母学校的 678 位修女就亲历了这一切。1991 年，她们同意参加大卫·斯诺登（David Snowdon）的一个追踪研究项目。每位修女都多次接受健康测试和心理测试直至去世，并且同意研究者在自己去世后对其大脑进行病理研究。这项研究揭示了人类一生的健康状况和生活经历对大脑的影响。

这项修女研究几乎可说是一个长期人体实验项目。在进行实验时，必须控制多种要素，越多越好，以便更好地调查你关注的要素——在这个研究项目中，就是指大脑健康和阿尔茨海默病。从这个意义上说，修女是最理想的研究对象：她们婚姻状况完全一致，都没有子女，几乎终生从事教育工作。她们的收入和社会经济地位十分相似，饮食都很规律，共同生活在同一环境中，不抽烟不喝酒，能够获得的预防、护理和其他医疗也是一样的。她们的作息时间完全一致。也就是说，通常给资料解读造成困扰的所有物质背景与约束条件都是可控的。

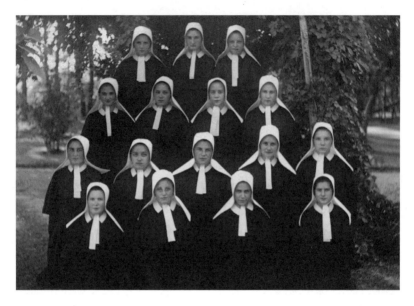

图1-2　修道院档案馆存1927年圣母学校修女会的接待班照片

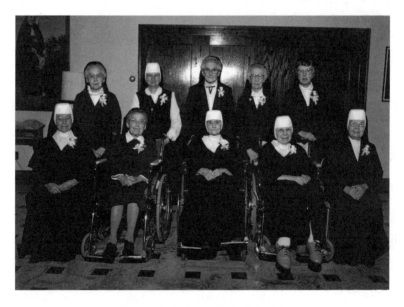

图1-3　60年后该班级在世者照片

出乎研究者意料的是，有两样因素影响到了修女是否患上阿尔茨海默病：她们青少年时期的生活态度和性情。令研究者振奋的一个特别发现是，全体修女在 20 岁时——在候选年结束、发永愿之前——都会写一封信，存入档案。这些信件让研究者了解到了修女的人生态度，以及这种态度如何影响了她们 60 年后的变老过程。

性格决定着人们应对压力和生活挑战的能力。达尼丁的研究表明，积极的态度和良好的性格等应对机制有助于更好地处理精神紧张。积极的人生态度相当于给大脑打了一剂预防针。以下这两封信清楚地表现了写信人不同的生活态度：

修女 1（积极情绪低）：我出生于 1909 年 9 月 26 日，是七个兄弟姐妹中的老大，我父母生了五个女儿和两个儿子。我的候选年是在圣母之屋度过的。这一年，我在圣母学院教化学和二年级拉丁文。在上帝的恩典下，我打算尽力为我们的教会、为传播宗教、为我个人的圣化完成圣职。

修女 2（积极情绪高）：感谢上帝给了我一个良好的开端，赐予我神圣无价的恩典。我作为一名候选人，在圣母学院学习的这一年，是非常幸福的。现在，我热切地期望能接受圣母的圣衣，度过与神圣之爱结合的一生。

简而言之，那些表现出更多积极情绪的修女比那些表现出很少积极情绪的修女平均多活 10 年，极少患阿尔茨海默病。到 80 岁时，60% 的消极的修女都已去世，长寿的概率会垂青那些更为积极乐观的修女。

我们看待自己的方式会影响我们身体老化的速度，而认知又会受到社会态度、年龄歧视和生活经历的影响。我们感觉越乐观、积极，就越有可能活得更长寿、更健康、更幸福。这是由于我们的生理老化是可变的，人类全身细胞的 DNA 甲基化就是证据。我希望，意识到这一点，能让每个人以最健康的方式变老，甚至在最后几十年过上一生中最高质量的生活。

第二章
我们为什么会变老？

25 年内，欧洲和北美洲将有四分之一人口年龄达到 65 岁或以上。其中增幅最大的会是 80 岁以上群体，其人口数量预计将增长两倍，从 2019 年的 1.43 亿增加至 2050 年的 4.26 亿。2018 年，全球 65 岁以上人口数量有史以来首次超过了 5 岁以下人口数量。

在世界上的某些地方，男性和女性的寿命都非常长，而且百岁及以上的人口比例远高于其他地区，我们称之为"蓝色地带"。

"蓝色地带"这一概念源自社会生物学家詹尼·佩斯（Gianni Pes）和米歇尔·普兰（Michel Poulain）2004 年发表的研究报告。他们发现，意大利撒丁岛的一个省是世界上百岁老人最集中的地区。两位研究者聚焦于一些长寿率最高的村落，以之为原点，在地图上用蓝色的粗线条画出了一组同心圆，将圆圈内的区域称为"蓝色地带"，此后这一说法便成为科研术语和公共用语。记者丹·布特纳（Dan Buettner）虽没有科学或老年学方面的专业知识，却对蓝色地带的研究颇感兴趣。他与派斯、普兰一起，将"蓝色地带"这个术语的范畴拓宽，涵盖了另外四个已知的长寿地区：太平洋上的日本岛屿冲绳岛；位于美国加州圣贝纳迪诺县洛马琳达市（该市名字源于西班牙语，意为"美丽的山"）的基督复临安息日会社区；哥斯达黎加太平洋沿岸的尼科亚半岛；爱琴海中的希腊岛屿群伊卡利亚。2005年，他们把这个广义的蓝色地带概念发表在《国家地理》（*National Geographic*）杂志上，此文成为该杂志有史以来被引用次数最多的文章之一。基于蓝色地带居民生活的既有数据和实地观察，科学家们开始探讨为何这些居民更加健康长寿。此类研究进而塑造了如今人们对于长寿的理解。

值得注意的是，尽管这几个蓝色地带相隔数千米甚至是几个大陆，但其居民的生活方式极为相似。最重要的一点是，他们的日常生活包含了充足的身体活动，如步行、园艺、家务等等。对于蓝色地带的百岁老人来说，锻炼不像健身课，需要一板一眼、目的明确，而是随时随地都能进行。在我近期参加的一场讲座中，普兰播放了一段令人难忘的视频，视频中一位90多岁的妇女在劈柴，这是她成年后每天早上都要做的事。

蓝色地带百岁老人生活的另一大特点就是有目标。冲绳人对"目标"的特别说法是"ikigai"，而尼科亚人称之为"plan de vida"，意即你早上醒来时，就想好了一天的计划和会完成的事情。随后的研究证实，有目标的生活能让我们更健康、更快乐——还能使我们多活7年！蓝色地带的居民有归属感，与配偶、父母、祖父母和孙子孙女保持着紧密的家庭联系，并因此产生更明确的目标。这也是蓝色地带百岁老人的生活常态。对基督复临安息日会会众来说，他们的"目标"就是在一个以信仰为基础的社区中彼此照应。这使他们的预期寿命增加了4至14岁。

精神压力是我们所有人日常生活中的一部分，而有些人在应对压力时需付出更多努力。蓝色地带的百岁老人各有在日常生活中长期坚持的减压习惯：伊卡利亚人是午睡；撒丁岛人是过"欢乐时光"，和亲朋好友一起饮酒谈天；基督复临安息日会会众是集体祈祷。这些都是"休息"式的减压活动。他们终生都践行着放松、社交、欢笑、友谊、冥想的习惯。在后文中，我将解释休息是如何有益于神经和心血管系统、延缓身体机能老化的。

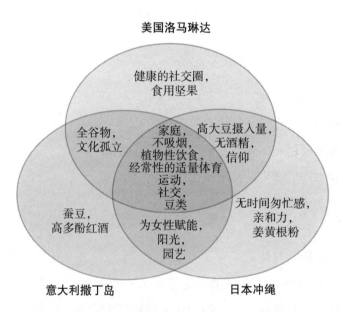

图2-1 三个蓝色地带的居民健康生活行为重叠情况

饮食是影响寿命的一个重要因素。然而当一名专业人士谈论食物和饮食时，听众都会昏昏欲睡，这是我的亲身体验。我曾在一次电台采访中打算聊聊饮食的话题，主持人当即反驳道，"哦，别再讲那个无聊的老一套了！"许多科学家坚持认为，食物很关键，能使人在变老时保持健康。而彼此相距甚远、文化各不相同的五个蓝色地带，却不可思议地在饮食结构方面保持一致：居民以植物性饮食为主，吃得最多的是豆类，加上蔬菜、水果和全谷物作为补充，只有少量肉类。用餐时，蓝色地带的百岁老人会遵循"八分饱规则"，也就是说，他们吃到八分饱就不吃了，而且晚饭是三餐中吃得最少的。这跟我和你们中的一些人从小听到的劝导截然不同："把你盘子里的食物吃完，世界上还有多少人在挨饿呀！"我从孩提时代起，就觉得这种话毫无意义。

百岁老人健康长寿的"秘诀"包含在下列生活行为中：

1. 有生活目标

2. 减压

3. 控制热量摄取

4. 植物性饮食——半素食

5. 控制酒精——尤其是葡萄酒的摄入量

6. 参加陶冶情操的活动或宗教活动

7. 参与家庭生活

8. 参与社群生活

9. 每天活动身体

值得强调的是，蓝色地带的老年人不仅长寿，健康状况也非常好，比我们在其他地方遇到的老年人患病更少。他们有着理想的生活状态——身体好，寿命长。这要归功于一种精妙的平衡，即当地仍遵循传统生活方式，同时现代化进程让物质条件与医疗条件得到提升。幸福感则是另一个关键因素。总的来说，蓝色地带的百岁老人都是性格积极向上的快乐一族。

◆

如你所能想象的那样，研究长寿地区面临的挑战之一便是验证所谓"长寿者"的年龄。毕竟，人人都可能谎报过自己的年龄。即使有出生"记录"，我们又怎么能确定上面写的年龄是准确无误的呢？事实上，篡改记录时有发生，以下就是例证之一。

在 1973 年 1 月的《国家地理》杂志上，内科医生亚历山大·利夫（Alexander Leaf）详细描述了他的"长寿地区"之旅。他探访了三个传说中的长寿人群：巴基斯坦罕萨地区的居民、苏联阿布哈兹地区的居民、厄瓜多尔比尔卡班巴村的居民。据利夫说，这些地区百岁老人的数量是大多数西方国家的十倍——尽管他们国家的卫生条件很差，传染病肆虐，婴儿死亡率高，文盲率高，且缺乏现代医疗护理。他指出，如此境况下，当地居民的长寿现象显得尤为奇特非凡。我相信利夫的报道是真心诚意的，但不幸的是，数年后证实，那些地区"长寿者"的年龄都被夸大了，特别是在比尔卡班巴。当地许多居民会为了提高自己的社会地位或促进当地旅游业而虚报年龄。后来，利夫承认，没有实质性的客观证据表明比尔卡班巴村的人长寿。经进一步的研究确认，上述地区无一经得起详细审查。有了利夫的前车之鉴，普兰及其同事对蓝色地带进行了严格的监测和验证研究，最终证实，与世界上其他地区相比，蓝色地带健康长寿者的比例要高得多，关节炎、心脏病、阿尔茨海默病和抑郁症的发病率要低得多。他们对蓝色地带的观察结果和详细描述经受住了审查。

在我撰写本文时，人类长寿纪录的保持者是一位法国妇女珍妮·路易斯·卡尔芒（Jeanne Louise Calment），她的寿数是 122 岁零164 天。我非常喜欢她的人生故事，对我来说，那体现了圆满度过老年阶段所需的各种要素。卡尔芒于 1875 年 2 月 21 日出生在普罗旺斯罗讷河口省的阿尔勒。她父亲是一名造船师，享年 93 岁；母亲在 86 岁时去世；她有一个哥哥弗朗索瓦，他活了 97 岁。这是一个长寿之家。卡尔芒 21 岁时，嫁给了一家布料企业的继承人，夫妻两住在阿尔勒自家商店楼上的一间宽敞公寓里。卡尔芒从不需要工作，她雇用了几个仆人，过着上流社会的悠闲生活，做自己爱好的事情：击剑、骑自行车、打网球、游泳、滑旱冰、弹钢琴、与朋友们创作音乐等等。在夏天，他们夫妇会去登山。卡尔芒享受着田园诗般的生活：没有压力、充满乐趣，无须为钱财担忧，经常参加丰富多样的愉快活动和锻炼。她有一个女儿，在 36 岁时因胸膜炎不幸去世；她的丈夫享年 73 岁，据说是死于樱桃中毒。

1965 年，90 岁的卡尔芒在没有继承人的情况下，与安德烈·弗朗索瓦·拉夫雷（André-François Raffray）签订了一份终生地产合同，出售房产以换取居住权和每月 2 500 法郎（合 380 欧元）的收入，直至她去世。1995 年拉夫雷去世，卡尔芒已经收到了超过公寓价值两倍的钱，但她还健在，拉夫雷的家人必须继续付款。卡尔芒对这种情况的评价是："一生中，人有时就是会作出糟糕的交易。"1985 年，她 110 岁，搬进了一家养老院，不再独自生活。

在养老院里，卡尔芒起初遵循严格的生活轨迹。早上 6 点 45 分，她被叫醒，在窗前做一个长祈祷，感谢上帝让她活着，感谢这美好的一天开始了，态度很积极。她坐在扶手椅上，戴着立体声耳机做体操，弯曲和伸展手臂、手，然后是腿。护士们注意到，她的动作比其他年轻 30 岁的居民还要快。这充分证实，行走速度是预测一个人是否健康长寿的重要依据。她早餐喝咖啡加牛奶，吃干面包。

卡尔芒没有洗淋浴，而是用一块法兰绒布擦洗身体。她先用肥皂洗脸，然后以橄榄油护肤并搽些香粉。吃午饭前，她自己洗杯子和餐具。她每天用香蕉和橙子做水果沙拉。她喜欢吃巧克力，饭后抽根登喜路香烟，喝一小杯波尔图葡萄酒。写到这里，我得提一提我丈夫。

他既爱喝酒又爱抽烟，常常以卡尔芒为例解释这种习惯为何有益而无害。每次我刚一开口责备他抽烟，他都这么回答！卡尔芒每天下午会小睡两小时，然后到养老院的其他老人那儿串门，告诉他们她从收音机里听到的最新消息。夜幕降临时，她会很快吃完饭，回到自己的房间，听一会儿音乐（她患有白内障，但坚决不做手术，所以视力很差，无法玩她喜欢的填字游戏），抽最后一支烟，到了 10 点就上床睡觉。她周日去做弥撒，周五去做晚祷。

除了治疗偏头痛的阿司匹林，卡尔芒从未服用过任何药物，甚至连草药茶也没喝过。她没有高血压或糖尿病，去世那年的血样分析结果也在正常范围内。不幸的是，她在 114 岁时摔了一跤，髋部骨折，此后一直坐在轮椅上，就这样又活了将近 9 年。卡尔芒直到生命的尽头都"头脑敏捷"。1995 年，一部关于她人生的纪录片《与珍妮·卡尔芒共度 120 多年》（*Beyond 120 Years with Jeanne Calment*）上映。

不过，即使是卡尔芒的故事也未能逃脱科学界的审查和质疑。2018 年 12 月，俄罗斯老年医学者、莫斯科大学助理教授——这是个初级学术职务——瓦莱里·诺沃肖洛夫（Valery Novoselov）和实验员尼古拉·扎克（Nikolay Zak）对卡尔芒的长寿纪录提出了质疑。两人的质疑论文发表于一个网站，而不是经过同行评议的期刊。此外，他们在 Research Gate.net 网站上传的一份手稿也包含对卡尔芒故事的质疑。二人认为，这都是她家人策划的一个阴谋骗局，实际是母女调换了身份而已。此外，他们还表示，从数学上讲，人根本活不到卡尔芒那样的高龄。尽管他们的说法完全没有得到证实，也没有经过同行评议，但仍然在媒体和老年医学界引起了轩然大波。我还记得，在诺沃肖洛夫和扎克文章传开的前一晚，我曾与一位著名的英国老年病学家共进晚餐。他颇为兴奋地告诉我："这个惊人的消息明天就会传开，珍妮·路易斯·卡尔芒和她的家人即将声名狼藉。"就连他也对这个消息深信不疑！

　　然而二人的说法并不正确。一年后，一篇经过严格同行评议的论文有理有据地反驳了他们，并提供了完整的细节，证实了卡尔芒的年龄。扎克和诺沃肖洛夫因此声誉扫地。

　　卡尔芒的一生既体现了蓝色地带生活方式的许多特点，也涵盖了圆满度过老年生活的所有秘诀。她有经济保障，可谓无忧无虑；生活多样而充实，户外活动频繁；好奇心始终很旺盛；朋友多、社交广；饮食健康，自始至终保持良好的日常习惯。如果安德烈·弗朗索瓦·拉夫雷知道卡尔芒的家族史和生活方式将使她健康长寿，他很可能会拒绝 1965 年那场房产交易——他最终为之付出了高昂的代价！大多数人在读了卡尔芒的故事后都会认为，她的长寿得益于"了不起的基因"。但除此之外，还有许多理论值得我们探讨。

　　早期研究人员曾总结说，动物的老化过程与生育力有关。换言之，他们认为，动物死亡率会随着生育力的下降而增加，并且这一关联是全部生物学的基础。虽然人类等许多物种的死亡率波动轨迹确实与这一理论相符，但也有很多例外。沙漠龟等物种的死亡率随年龄增长而下降，而被称为水螅的小型淡水生物等物种的死亡率保持不变。由此看来，生育力并不能解释为什么所有的动物都会变老。而且，令人惊讶的是，死亡率的波动轨迹与物种的寿命长短并无紧密联系。换言之，无论是短寿物种还是长寿物种，其死亡率都有增加、减少或保持不变的情形。例如，人类和其他哺乳动物随着年龄的增长而更有可能死亡，但植物的情况则与之不同、千变万化。

　　长寿是可以通过人为操控实现的。迄今为止，生命领域最大的突破之一很可能就是通过操控基因实现长寿、控制寿命变化——延缓衰老或加速老化。例如，对老鼠的 DNA 修复系统的操控有时会使之加速衰老。反之，我们可以关闭老鼠的单个基因，比如生长激素受体基因，从而显著延长它的寿命。已有大量研究试图通过"开关"基因来减少疾病、减缓衰老过程。不过，这些研究目前仅在动物身上进行，人体试验尚不安全。除了基因，还有其他理论能够解释我们为什么会变老。了解各种各样的理论，将有助于我们理解作为个人可以采取什么措施来减缓衰老，像蓝色地带居民那般健康长寿。

◆

关于细胞为何衰老，除了遗传学之外有多种说法，但没有一种解释能占据主流。有一种学说认为，毒素、自由基和有害蛋白质在细胞中不断积累，造成细胞受损，最终杀死细胞。另一种观点认为，变老是一种程控行为，即生物体内有个时钟，预定了生物可以活到的年龄。最近流行的一种理论认为，随着我们年龄增长，身体的免疫系统会发生变化，"攻击"并最终杀死我们。

我们将简要地探讨每一种可能性，以便在后续章节中为圆满度过老年期提出建议。我一直力求简化对这些知识的讲解，尽可能做到简单明了。

让我们首先从基因开始。根据我的经验，基因说在大众观念中最为根深蒂固。基因对我们 80 岁以前的寿命只有 30% 的影响，而对 80 岁之后的寿命影响更大。就在最近，我逐渐纠正了一位病人的错误想法。他坚信"基因决定一切"，既然父亲活了 94 岁，母亲活了 87 岁，他自己的寿数就根本不必担心了。因此，68 岁的他向我保证，就算体重超标，每天抽 20 支烟，喝至少半瓶酒，也丝毫无损于他的健康。他笑着说，毕竟"我的基因很强大"。他的说法并不完全正确。遗传基因只能部分决定我们的老化过程。

我们的每个基因都有两个副本，分别继承于父母双方。人类有2万到2.5万个基因，其中绝大多数在个体体内都是相同的，但有一小部分（不到1%）略有不同。等位基因是同一基因在DNA上有微小差异的存在形式，这些微小的差异构成了我们每个人的独特身体特征。

"双胞胎研究"让我们对基因和衰老有了很多了解。同卵双胞胎构成了一种"天然实验"，因为他们在出生时就有相同的基因，所以"基因预定"了他们的变老方式也会一模一样。然而，事实并非如此！这是因为生活经历、生活方式（如我那位病人的吸烟、饮酒、饮食行为）等环境因素都对我们的衰老速度有很大影响，乃是我们寿命长短的主要决定因素。

一项早期研究以2 872对丹麦同卵双胞胎为观察对象，比较了基因和其他"环境"因素的相对作用。这些双胞胎均出生于1870年至1900年。该研究发现，在同卵双胞胎晚年之前，基因的影响最小，但随后则会增强。换句话说，在人生的前几十年里，影响人老化过程的主要因素是童年经历、社会和经济环境、婚姻状况、饮食、睡眠、吸烟习惯、酒精摄入量、抑郁、压力和体育活动等等，基因只是在此后的年龄段才能产生更大影响。后续的其他双胞胎研究证实，在80岁以前，基因对人寿命长度的影响力仅占20%—30%，其余70%—80%的影响力来自外部或环境因素。人到了80岁以后，遗传因素才会更大地影响到其寿命长短。因此，我那位病人如果能活到80岁，才能够正确地假设自己受到了强大基因的保护。但他那种生活方式所招致的问题，很可能早早就要了他的命。

因此，基因只在格外长寿现象（也就是活到100岁或100岁以上）中起着主导作用。格外长寿是一种罕见的遗传特征：在5 000个美国人样本中，只有 1 人会成为百岁老人；而超级百岁老人（110 岁以上）的出现率则是七百万分之一。令人印象深刻的是，百岁老人的兄弟姐妹比其他同年出生的人更有可能活到 100 岁。由此可见，基因在高龄老化过程中发挥着重要作用。我们也已经找到了相关的一些基因，如 DAF-2。许多与格外长寿有关的基因都会影响血糖和食物代谢的调节，以及细胞的能量生产和代谢率。这样你就会明白我们何以如此热衷于了解人类是否可以操控这些基因，以降低我们晚年出现健康问题的频率。

不过，让我们先回到"环境"因素与变老上来。你一定听过"你的心情都写在脸上"的说法吧？那么，当你变老时，也可以说你的年龄都写在脸上！面部变老是细胞老化的一个很好例证。面部皮肤细胞和组织会展现变老的所有特征，这种变化有目共睹。我的母亲认为，你可以从一个人的皮肤看出他 / 她是否为烟民，因为吸烟会加快人的变老速度。她的想法得到了近年一项双胞胎实验的证实：俄亥俄州的研究人员在一年一度的双胞胎节上招募了近 200 对同卵双胞胎，拍下他们的照片，然后要求一个独立小组对每一对双胞胎的外貌差异进行评分，判断其中一个是否看起来比另一个年长，并猜测两人的年龄。该研究发现，有几个因素会影响人的外貌和面部老化，其中就有吸烟和过度日晒——在一对同卵双胞胎中，有 10 年烟龄的一方比不抽烟的一方面容年长 2.5 岁。

精神压力这一因素也会影响独立小组对双胞胎年龄的判断：同卵双胞胎中，离婚的一方看起来比已婚或丧偶的一方平均大两岁。服用抗抑郁药物的一方也比不用药的另一方显得年长——这既可能是因为抑郁本身会加速面部变老，也可能是因为服用抗抑郁药物会放松面部肌肉，从而使人显老。面部老化同样与体重有关系。在 40 岁以下的同卵双胞胎中，体重更重的一方外表较老。而在 40 岁以上的女性同卵双胞胎中，却是体重更重的一方显得年轻。我记得十多年前，女演员凯瑟琳·特纳（Kathleen Turner）在接受采访时说："到了一定年龄，我们应为了保持面部而牺牲一点臀部。"她的观点似乎得到了这项同卵双胞胎研究的支持。所以说，除了基因之外，还有很多外部因素致使同卵双胞胎中的一方比另一方显老。

◆

我们的每个细胞都有一个细胞核，也就是细胞的"程序库"，它为细胞的所有活动提供指令，其中包括与控制老化过程有关的一切。细胞核含有染色体，染色体承载着我们的基因和 DNA，决定着我们的方方面面。在人的一生中，DNA 负责让细胞进行分裂。每个细胞都有 46 条染色体，由蛋白质和一个 DNA 分子组成。肝细胞只使用"肝 DNA"，其余的 DNA 都被关闭了；眼睛细胞只使用"眼睛 DNA"，诸如此类。

染色体两端各有一个端粒，常被比作鞋带末端的塑料头。端粒在老年医学中是一个热门话题，因为端粒能够保护染色体，使其免于解体、粘连或改变形状。受损的染色体不能有效地将信息从细胞核传递到其他细胞结构。每次细胞分裂（复制），DNA 就会分离，以实现遗传信息的复制。当这种情况发生时，DNA 编码倍增，但端粒没有增加。当复制完成后，复制体在端粒上与原体分离。因此，随着细胞的每次分裂，端粒会变得越来越短，直到无法完整地保护染色体，于是细胞死亡。我们利用端粒的长度来确定细胞的年龄，判断该细胞还会分裂多少次。这就是老年医学对端粒深感兴趣的原因。

老化过程始于细胞核中染色体的部分分裂，这破坏了重要信息从细胞核或"程序库"到细胞其余部分的传递。因此，来自细胞核的指令就会出错。这些指令中含有细胞复制、能量生产和废物处理的信息。而错误信息会导致细胞运作缓慢、效率低下，最终导致细胞死亡。

我们所有的细胞最终都会"走向死亡"，只有一个例外——癌细胞。癌细胞与正常细胞不同，它不会经历细胞死亡程序，而是无限增殖。癌细胞最终会接管所有其他细胞和身体器官，这就是我们所知的肿瘤转移。癌细胞的端粒没有缩短迹象，这可能就是它们不会死亡的原因。我们可以通过更好地了解癌细胞中的端粒延续机制，懂得如何能够操控正常细胞中的端粒缩短，从而延缓老化过程。目前，我们还不能操控人类基因或人类端粒长度，但在控制老鼠基因方面已经有所突破。

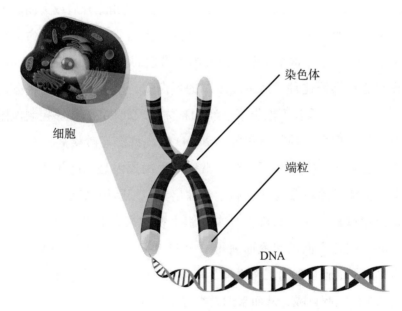

图2-2 老鼠细胞中的染色体

科学家有可能控制老鼠染色体的分解，使细胞更年轻。山中伸弥（Shinya Yamanaka）因这一发现获得了 2012 年的诺贝尔生理学或医学奖。山中伸弥成功将成熟细胞转变成年轻细胞，而后者又能够转变成多种类型细胞，因此被称为多能干细胞。初期阶段的人类胚胎主要由这些多能干细胞组成。它们能够分化成神经细胞、皮肤细胞、心脏细胞或肝细胞，并在胚胎中开始生长为这些器官系统。山中伸弥发现，在老鼠身上有少量诱导成熟细胞向多能干细胞过渡的基因。当这些基因被"打开"时，皮肤细胞可以被重新编程为未成熟的多能干细胞，这意味着它们可以成长为科学家们设定的细胞类型。这一重大发现潜力巨大，未来可用于操控人类变老过程、开发器官移植新方法。

有的蛋白质如同垃圾清运车一般，将废物和毒素从细胞内运送到细胞内、外的回收中心。它们也会根据细胞核的指令开启或关闭。经过特定基因改造的动物能够产生更多这类蛋白质，它们的寿命由此延长了 30%，这非常了不起。西方国家男性的平均寿命是 80 岁。如果我们能够操控这种"清运垃圾"的蛋白质，这一平均寿命将会达到 105 岁。英国最长寿的男子已经 111 岁了，如果我们能够控制他体内的这类蛋白质，他就有可能活到 141 岁。许多老龄疾病——如关节炎、心脏病、癌症和阿尔茨海默病发生的原因是，这些"垃圾清运车"不能迅速将废物从细胞中清除出去。细胞用来破坏和清运细胞废物的过程被称为自噬。日本细胞生物学家大隅良典（Yoshinori Ohsumi）因这方面的研究而获得了 2016 年诺贝尔生理学或医学奖。大隅发现了细胞自噬的工作原理及其与人体变老的关系。现在的研究重点是如何控制自噬，从而帮助人类健康长寿。

————————◆————————

另一种理论认为，我们会程序性地变老，每个人在出生时都被编程为在特定年龄死亡,而这一程序由我们继承的基因来执行。该理论的证据是,物种内部个体的寿命是固定的:大象在 70 岁左右死亡,蜘蛛猴在 25 岁左右死亡,人类在 80 岁左右死亡。

从技术上讲,只要人体能够自我修复和更新,就不应老化。果真如此的话,人这个物种中的个体就会一直活下去,直到交通事故或其他外部事件夺去其性命。然而,我们随着年龄增长,几乎所有的生理功能都会发生变化——激素分泌、免疫系统、肌肉功能、心脏功能、肺功能、血液系统和大脑功能。因此,一定是时间以外的其他因素导致了衰老。程序化衰老理论宣称,衰老是一个被谋划的过程,也就是说,我们的衰老和死亡都是程序预设好的。

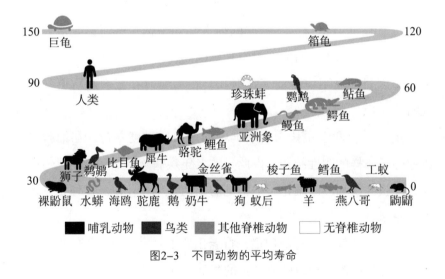

图2-3 不同动物的平均寿命

上图说明了不同动物平均寿命的差异［Silvin Knight 2020 授权使用。数据来自《伦敦动物学会论文集》(*Proceedings of the London Zoological Society*)中 S.S. Flower《动物的寿命》(*The Duration of Life in Animals*)一文］。

生命速率学说认为，不管是人类还是其他生物，呼吸、心跳或其他生命指标的次数都是有限度的，一旦达到这些限度，就会死亡。该理论有一定证据支持，颇具吸引力。大多数动物的心率和寿命都有着明显的联系。体型小的动物心率较快，寿命较短；体型较大的动物心率较慢，寿命较长。然而目前还没有明确的证据表明人类的心跳次数是有限的，但静息心率更快的人确实死亡较早。

自由基理论是一种广为人知的老化理论，很受热炒，从中大获其利的补充剂产销企业尤其喜欢大力追捧它。细胞产生能量时，会制造出一种叫作自由基的不稳定氧分子。自由基属于我们前文提到过的"废物"。自由基理论认为，过量的自由基会加速老化过程。而存在于植物中的抗氧化剂，它能像海绵吸水一样吸收自由基。实验发现，大量的抗氧化剂能将自由基造成的损害降到最低。然而，大多数关于抗氧化补充剂的人体研究还没有显示出同样的显著效果。出现这种情况的原因目前尚不完全清楚，但我会在后文对补充剂进行更详细的说明。

蛋白质交联学说认为，细胞中的蛋白质过度结合，在细胞内形成像梯子一样的刚性结构，由此导致老年疾病（例如动脉硬化、白内障、皮肤皱纹和肺纤维化）中常见的结构变化和硬化。这便是衰老发生的原因。

还有一个较为流行的理论，将老化的主要原因归于我们年龄增长过程中免疫系统出现故障所产生的炎症。我们的免疫系统起着对抗感染及其他"异物"入侵身体的作用，其效力在青春期达到顶峰，之后逐渐下降。免疫反应的削弱会导致细胞发炎并最终死亡。

新冠病毒疫情仿佛让全世界经历了一场过山车，我们都非常清楚地看到，人体免疫系统发挥着多么关键的作用，同时又是多么脆弱，老年人的情况尤其如此。面对新冠病毒感染,老年人产生严重反应的可能性是其他人的两倍,因为老化的免疫系统抵御感染的能力更差。20多岁的人死于新冠病毒感染的可能性不到1%,而对80岁以上的人来说,可能性为20%。总体而言,80%的新冠死亡病例都是65岁以上的人。意大利是世界上人口最长寿的国家之一,新冠病毒感染导致的死亡病例平均年龄为81岁,这使得感染者与死者的平均年龄之差达到20岁。因此,若有可能延缓或逆转老化对免疫系统的影响,将大大有利于治疗当前和未来的传染病。近年来,人们更深入地懂得了多种细胞变化会导致免疫功能下降,也开展了临床试验来评估各种增强免疫力的方法。在新冠疫情的大背景下,这一切备受瞩目。

━━━━━━━━━◆━━━━━━━━━

综上所述,在揭示细胞为何会老化和死亡这个问题上,上述理论或许都以某种方式做出了贡献。老化不太可能是单一的原因造成的,而是多重因素共同导致的结果。然而,可喜的是,我们下文将讨论的各种干预措施——如饮食、激素分泌、运动、性生活、欢笑、友谊和睡眠——都会通过上述老化理论中的一条或多条途径在细胞水平上发挥作用。

西方国家的大部分卫生预算都用于解决老龄问题。有些人认为,延缓老化只能产生一次性的好处,延缓过后,老年人医护费用问题仍会当头压来。但有证据显示,情况恰恰相反。我们从动物实验中得知,延缓老化事实上会降低患病率和死亡率。换句话说,如果细胞老化速度减慢,就会缩短动物在生命末期罹患老年病的时长。例如,限制热量摄入的动物不仅死亡风险降低了,而且更不容易患上白内障、肾脏疾病、关节炎、阿尔茨海默病等各种老年病。如果能在人身上实现这一点,将立即增进人的健康和活力,例如生命末期体弱多病、残疾失能等耗费巨大资源的情况将会在个体弥留之际才出现。这种对疾病和残疾时段的压缩将产生财政收益，因为老年人缴纳费用的年限将会增长，而享用老年津贴和保健方案的年限随之缩短。

世界各地人口老龄化的速度各不相同。法国 60 岁以上人口占比从 10% 升至 20% 花了将近 150 年，而巴西、中国和印度的人口发生这一变化只用了 20 年，这些国家的卫生和社会保健系统将承受巨大压力。因此，在确保卫生和社会系统做好准备应对人口老龄化问题上，世界面临着重大挑战。

在欧洲，65 岁以上公民健康率最高的国家是瑞典和瑞士。这是为什么？瑞典和瑞士的情况有何特别之处？原因包括更好的饮食、完善的医疗保健、提高体育运动率以及提倡平等主义的社会环境。也就是说，健康长寿的秘诀都在我们个人和社会的控制范围之内。了解老化进程，不仅能使每个人懂得怎样过上更长寿、更健康的生活，而且也告诉全社会，在公民变老时，如何更好地帮助他们实现公平。

只要将衰老过程延缓 7 年，就能使每个年龄段的疾病减少一半。这将对人类的寿命和医疗成本产生巨大影响。成功制造和驾驶世界上第一架飞机的莱特兄弟，曾看着鸟儿想道："鸟儿们比空气重，却能飞。既然鸟儿能飞，我们就能制造飞机。"他们做到了。没有自然法则说老化是不可改变的。所以，此时此刻，根据眼前这些新发现，让我们保持乐观的态度，看看我们能为自己做些什么吧！

　　毫不夸张地说，朋友和人际关系使我们活着。就连阿尔伯特·爱因斯坦都承认友谊的影响力巨大："真爱诚可贵，真友更难寻。"我在TILDA项目中开始研究家庭关系、友谊和健康之间的关联时，十分震惊地发现，友谊对身体的影响非常明显。有强大、良好的友谊有多么重要——友情不仅能为人生增添快乐、提高生活质量，而且能抵御心脏病等痛苦境况，甚至能推迟我们的死亡。良好的友谊使我们延年益寿。

　　最近我读到了一个很迷人的故事，讲的是个几乎不可能出现的"组合"，突显了为什么友谊至关重要，无论是对我们人类来说，还是对其他哺乳动物而言。那是一只获救的长尾猕猴和一只流浪的黑白小猫的故事。小猫游荡进了在泰国碧武里府（Phetchaburi）的一个野生动物之友基金会公园，很快就被那里的一名"居民"猕猴乔乔收养了。猕猴乔乔是几年前被野生动物之友解救出来的。他们在一家餐馆里偶遇它时，它被残忍地单独关在一个笼子里，当作供顾客拍照取乐的道具。乔乔的孤独经历给它带来的痛苦难以名状，因为猕猴和我们一样都是群居物种，喜欢有同伴，喜欢在有组织的群体中生活。然而，六年后，乔乔的状态变化巨大，在这个野生动物救援中心，它成了一群获救猕猴的首领，又收留了一个新的好朋友——流浪小猫。这对毛茸茸的小家伙无视它俩的物种差异，分享食物，共同摆拍，甚至互相检查有没有虱子。这个故事说明，友谊竟然能够跨越物种，建立出人意料的纽带并带来惊喜。

◆

关于友谊的本质和力量，有很多引人入胜的描述。罗马演说家西塞罗（Cicero，公元前106—前43年）在其经典论说文《论友谊》（*On Friendship*）中就曾写道："如果将朋友间的天然之爱从世上抹去，所有的家庭、所有的城邦都将消失不见，连农业都将不复存在。如果对此不太理解，我们便可观察一下友谊与挚爱的对手——敌意与恶意的情形，就能很容易地看出友谊与挚爱的力量有多伟大。有哪个家庭、哪个组织如此根深蒂固，不会被仇恨和内部分裂彻底摧毁呢？由此你就可以判断出友谊的好处有多大。"

离西塞罗的出生地阿皮纳姆（Arpinum）不远，有座历史悠久的山区小镇罗塞托·瓦尔福托雷（Roseto Valfortore）。这里的居民强有力地证实了友谊对人类生理老化的巨大影响力，以此为背景而展开的是友谊与健康关系课题中最具开创性的研究之一。罗塞托镇位于意大利西南部福贾省（Foggia）的亚平宁山麓，各式建筑将大中央广场和一座教堂环绕其中。狭窄的台阶沿山坡而上，两侧密布着双层石头房子，屋顶上覆盖着红瓦。多少个世纪以来，罗塞托人不是在周围山上的大理石采石场工作，就是在村镇下方山谷的梯田里耕种田地，早上走七八千米下山，晚上再长途攀爬回到山上。这样的生活可谓艰苦。

罗塞托镇上的居民几乎都是文盲，生活极度贫困，经济状况改善无望。直到 19 世纪末，传来消息说，大洋彼岸是个机遇之地。

1882 年 1 月，一群罗塞托人启航前往纽约。他们最终在宾夕法尼亚州班戈镇附近的一个采石场找到了工作。此后，又有些罗塞托家庭也跟着到了那里，和他们的同胞一起在采石场谋生。新移民接着把消息传回家乡，到 1894 年，大约有 1 200 名罗塞托人申请了前往美国的护照，镇上几乎是空空荡荡了。然而，在新大陆，他们建起的村庄还是熟悉的老样子：山坡上造好了两层或三层的房子，土地也开垦完毕，可进行耕种，洋葱、豆子、土豆、瓜和果树都种在屋后长长的院子里。罗塞托镇在这里复活了。村民们开始养猪，种植葡萄，酿造葡萄酒。学校、公园、修道院、公墓陆续建成，小商店、面包店、餐馆、酒吧相继开张。

在罗塞托镇附近的班戈镇，聚居的主要是威尔士人和英格兰人，而班戈镇再往外的城镇里则绝大部分都是德国居民。当时英国人、德国人、意大利人之间关系不睦，这意味着新罗塞托必须只能属于意大利来的罗塞托人。他们说的是纯正的福贾省南部方言。宾夕法尼亚州的罗塞托镇成了一个自给自足的小世界，周边的人们对它几乎一无所知。若不是出现了一个斯图尔特·沃尔夫（Stewart Wolf），罗塞托很可能仍然寂寂无闻。

斯图尔特·沃尔夫是心身医学的先驱。他 1914 年出生于巴尔的摩，2005 年因阿尔茨海默病在俄克拉荷马城去世，享年 91 岁。20 世纪 60 年代初，他开始研究宾夕法尼亚州罗塞托的居民。此前，一位来自那里的医生告诉他：罗塞托镇根本就没有 50 岁以下的心脏病患者。这与附近城镇和美国其他地方的情形形成了鲜明对比——在别处，40 岁以上的男性死于心脏病发作的比例极高。罗塞托村民的心脏病死亡率是美国其他地方居民的一半。统计数据证实，罗塞托是一个非常有益于健康的居住地，但没人猜得出原因。沃尔夫认为，镇上居民大多是意大利移民，可能是他们的生活方式有特别之处，对健康产生了积极影响。

在沃尔夫笔下，宾夕法尼亚州的罗塞托镇是一个美丽而质朴的村庄，有近 2 000 名居民。1962 年，沃尔夫和研究团队带着全套科研设备来到罗塞托，想一举查明当地心脏病发作率为何如此之低。他们在那里工作了好几年，广泛地采集病史，全面地为居民做体检，详细地分析他们的血液，但仍找不到确切的原因。居民们的心脏病死亡率无法用遗传学来解释——因为住在附近城镇的罗塞托人不乏早早死于心脏病的，也看不出他们的饮食、吸烟、锻炼或体重情况有何独特之处。罗塞托是个谜。

可是，在一个星期日，当沃尔夫坐在广场上，看到罗塞托人涌出教堂，闲逛着，谈笑着，然后回家与亲朋好友一起悠闲地享用午餐时，他恍然大悟：那谜底正是罗塞托人本身。他们的与众不同之处，就是保持自己的人生态度、友谊、亲情、日常往来，以及让整个镇子都充满乐趣。1964 年，沃尔夫及其同事就这一课题在《美国医学会杂志》（*Journal of the American Medical Association*）上发表了一篇论文，结论是：罗塞托居民与家人朋友的交流互动是其心脏病发病率低的真正原因。他与他的长期科研伙伴、社会学家约翰·布鲁恩（John Bruhn）一起创造了"罗塞托效应（Roseto effect）"一词。

沃尔夫注意到，罗塞托有许多三代同堂的大家庭，所有人都经常与家人、邻居、村民互动。这个近 2 000 人的小镇有 22 个居民社团。罗塞托人家庭关系稳固，朋友忠厚可靠，保持着传统而团结的亲友和团体联系。罗塞托的犯罪率为零，申请社会援助的人也屈指可数。村民们非常平等，无论贫穷富贵、学识高低，都能在以家庭为核心的社会生活中表达自己的思想。富人不事张扬，这意味着那些较有钱的人毫不炫富。尽管附近其他城镇有更大的商店和卖场，但他们都只光顾本村的店铺。宾夕法尼亚州罗塞托的意大利人会与意大利当地城镇的居民通婚。他们的家庭内部非常团结，自强自立，但在困难时期也会靠其他村民提供的援助和帮助渡过难关。

"孤独""压抑""沮丧"这些字眼，跟罗塞托人根本沾不上边。附近较富裕城镇的居民心脏病发病率几乎是罗塞托人的两倍，即使其医疗设施、饮食和职业状况好于或至少不低于罗塞托人。

我强烈推荐沃尔夫和布鲁恩的书《宗族的力量》（*The Power of Clan*）。作者在书中讲述了罗塞托 1935 年到 1984 年发生的故事，重点突出了居民如何通过分享资源、分担忧愁、共鸣情绪来避免压力的内化。但随着（意大利人之间的）民族内部通婚日趋减少，罗塞托人的传统家庭关系、村民群体联系被瓦解，富人开始进行炫耀性消费，还效仿了其他时髦行为。自此，镇上居民的心脏病发病率显著上升，最终与美国其他地方齐平。尽管如此，罗塞托的故事为我们揭示了个人融入群体与其身心健康高度相关的学问，也展示了其反面——离群索居、孤独与早逝的相关情况。

◆

乔乔那样的猕猴和恒河猴为研究友谊、人际关系提供了独特的视角。猴子的基因组与人类基因组有 93% 的序列相同；两者在解剖学、生理学、神经学、内分泌学、免疫学等许多方面高度相似。猕猴的寿命长达数十年，它们的发育、成熟和老化方式也类似于我们。猕猴的衰老过程与人类几乎一样，也会出现头发变白、变稀、体脂分布变化、皮肤失去光泽、活力丧失、肌肉张力丧失等情况。随着年龄增长，它们会和我们一样患病，如糖尿病、癌症、肌肉无力（肌肉减少症）、骨质流失（骨质疏松症）等。猴子的进食模式和睡眠行为也与人类相似。两者这些共有的基因和行为意味着，对猴子的研究常常可以转化为对人类的观察和研究，将猴子研究成果外推到人类研究，将使我们获益良多。

对猴子进行研究的另一个关键优势是，我们可以把握在人类研究中难以控制的因素或变量。例如，我们可以在同一个环境中饲养猴子，为它们提供相同的饮食和栖息地。而研究人类时，几乎无法做到控制其生活中可能诱发心脏病的所有因素。当测试因素是猴子的食物时，研究人员有可能将这种食物只喂给一半的猴子，但同时保持猴子的栖息地和所有其他饮食要素不变，这就是所谓的随机对照试验。

圣地亚哥岛（Cayo Santiago）是一个占地 38 英亩、被棕榈树环绕的小岛。该岛邻近波多黎各海岸，岛上有一个人气很旺的猕猴研究基地，生活着多达 1 000 只自由放养的猕猴。1938 年，409 只猴子被人带到了岛上，现在这群猴子就是它们的直系后代。基地的管理和维护者是加勒比灵长类动物研究中心和波多黎各大学。

这个猕猴研究基地类似于学校的操场。在善于交际的猕猴中，小团伙、铁搭档和攀高枝现象十分常见。这让科学家们得以从灵长类动物行为中近距离了解我们为何寻求进入群体组织、建立伙伴关系。经过 70 年的实地研究，这些猕猴已经习惯了人类实验者的存在。此地食物充足、没有掠食者，是一个完美的系统，能让我们研究人类进化过程中的近亲，并观察它们内部的社会关系和友谊情况。正如对人类的研究表明的那样，猕猴的长寿与拥有牢固的社会关系有关，包括经常在一起活动、互相梳理皮毛。猕猴乔乔和小猫的实例可以说明这一点。

圣地亚哥岛的猕猴是理想的研究对象。它们可以展现友谊和人际关系对老化过程的作用，帮助我们了解这种影响从何时开始、需要多长时间起效。在成年雌性猕猴中，雌性近亲之间的关系代表着友谊。雌性近亲或朋友的数量随个体猕猴的年龄而变化，这种变化与猕猴的受保护需求有关。处于生育活动高峰期（成熟期）的雌性猕猴朋友最多。处于成熟期的雌性猕猴，朋友最多的要比朋友相对少的存活率更高。这是因为朋友能够提供保护。然而，年长的雌性猕猴有丰富的群体生活经验，不太容易成为其他猕猴的攻击目标，所以就不需要很多朋友。由此，我们可以看出，社群支持有助于动物生存；随着年龄的增长，动物从社群中获得的保护越来越少，因此，在长期生活中习得的生存策略对其老年生活非常重要。社群关系不仅在猕猴群体中发挥重要作用，而且还与狒狒、海豚和老鼠等许多其他合群物种的寿命呈正相关。这意味着各个物种普遍朝着建立社群友谊的方向进化。

那么，贯穿人类整个人生历程的社会关系是怎样的呢？迄今为止，绝大多数研究主要关注老年人的合群程度与长寿的关联，不过，也已经有一些研究者开始尝试确定这种关联的出现节点和持续时间。与猕猴不同，人类的社交关系网络规模对年轻人和老年人的身体健康都很重要。无论我们处于青少年阶段还是中老年阶段，都会需要友谊的"保护"。

我的朋友丽莎·伯克曼（Lisa Berkman）是耶鲁大学的著名社会流行病学家。最早期的研究成果详细阐述了为什么社交关系如此重要，以及哪些类型的社交关系会危及我们的健康，甚至生命。在这些成果中，不少出自丽莎之手。耶鲁大学的研究小组收集了 2 229 名男性和 2 496 名女性的家庭信息。这些受访者的年龄在 30 岁到 69 岁，他们先被要求完成一份详细的调查问卷，说明自己的生活方式和人际关系。随后，研究者对他们进行了 9 年的跟踪调查，获得了大量研究数据，包括他们的死亡时间和死因。总体而言，填写调查问卷的受访者中，10% 的男性和 6% 的女性已经去世。30—39 岁年龄段和 60—69 岁年龄段的男性受访者分别有 2.2% 和 28% 已经去世。对此，研究人员考察了四种交往网络或人际"纽带"的来源：婚姻关系、亲朋好友关系、教会成员关系和其他社团关系。他们发现，人只要拥有这四种社交关系中的一种，其死亡率都要显著低于没有这些社交关系的人，结果几乎没有例外。自这些研究以来，许多纵向研究强化了社交关系影响死亡率这一观点。

那么，为什么人际交往和合群的强度会影响死亡率呢？有人认为，如果我们缺乏强有力的人际纽带，就容易遭受更多压力，出现更高的压力激素分泌水平、更高的心脏病发病率、更多炎症的危害。哈佛大学研究人员最近的一项关于人类社交网络的大型研究支持了这种看法。他们发现，如果受访者拥有更深厚的友谊和更紧密的家庭关系的话，其纤维蛋白原浓度会较低。纤维蛋白原是血液中的一种凝血因子，会导致血栓和心脏病发作，它的大量存在意味着身体有炎症。纤维蛋白原与社交孤立的高度关联非常值得注意，它对健康造成的影响可与吸烟相比。众所周知，吸烟危害极大，是血栓和心脏病的主要诱因。

与社交孤立高度关联的另一种因素是应激激素。生物学家劳伦·布伦特（Lauren Brent）报告说，在圣地亚哥岛猕猴中，交际网络最薄弱的猕猴体内的应激激素水平最高。高水平的应激激素会引发一系列的生理反应，如果这些反应反复发生，就会导致心脏和大脑疾病以及过早死亡。这一原理进一步解释了为什么友谊可以对抗疾病。

加州大学的心理学家约翰·卡皮塔尼奥（John Capitanio）用脱离

猴群独自生活的几只猴子做了一项实验。他对这些猴子的淋巴结组织进行了活检——淋巴结是炎症反应和免疫应答的器官。与其他更为合群的猴子相比，独自生活的猴子的活检结果显示：炎症基因活性高，抗病毒基因活性低。这就是说，孤单会开启导致炎症增加的基因，而炎症会引发许多老年疾病。因此，患有炎症和感染易感性高也可作为依据，凸显友谊、疾病和死亡之间的关联。对这些灵长类动物的观测结果同对罗塞托及其他人际关系网络研究中的人类观察结果一致。

科学记者莉迪亚·登沃斯（Lydia Denworth）描述了她在肯尼亚南部的一群狒狒中观察到的交流行为。狒狒是群居哺乳动物，与人类类似，每天花很多时间彼此拥抱、梳理毛发、跟其他狒狒的幼崽玩耍。她讲述了一只名为西尔维娅的博茨瓦纳狒狒的故事。科学家们给西尔维娅起的绰号是"凶暴女王"，因为它"耀武扬威，吓得狒狒们纷纷让路、东躲西藏。来不及躲开的狒狒不是被它撕咬就是遭它殴打"。西尔维娅最好的朋友——它女儿——已不幸葬身狮口。女儿死后，西尔维娅的气焰有所降低。失去了最亲密伙伴的它，开始主动帮助那些它曾经鄙视的狒狒，就像一个改过自新的校园恶霸试图与它欺负过的同学交好。这个故事说明，友谊是与生俱来的东西；它不是一种精选品或奢侈品，而是一种必需品，对我们的成功和发展来说至关重要。友谊对我们的身心健康有直接的保护作用，会随我们的情况变化而变化。西尔维娅天生就需要友谊，一旦它的女儿不在了，它就需要结交新朋友。

人们的刻板印象是，"女性的友谊离不开永无止境的闲聊，而男性通过一起做事来交朋友，无须多言"，实际研究已经打破了这种刻板印象。研究人员让多对男性友人就各自的梦想、价值观和人际关系向对方提出深层次的问题，问答完毕后，受试者均表示自己在这段友谊中感到更舒服了。研究结论是，与人们的普遍猜测相反，男性友谊也需要深刻交流，而这一点并不总是一目了然的。

———————◆———————

友谊有着深厚的基因渊源。我们最亲密的朋友，或是感到与自己"志趣相投"的人，其实在生物层面上与我们相似。比起陌生人，我们与朋友之间有着更多相同的 DNA。加州的一项研究表明，朋友间共有的 DNA 比一般陌生人多 0.1%。这个数字听起来可能微不足道，但实际非同小可——这相当于第四代表亲之间的基因相似水平。大多数人甚至不知道他们的第四代亲属是谁，然而，我们在无数的可能性中选择了与亲属相似的人成为朋友。所以，我们的交往对象是与自身相像的人。

在另一个系列研究中，研究人员比较了 5 000 对青少年朋友的基因，由此探索朋友之间、同学之间的更多情况。总的来说，朋友之间的基因相似性比随机配对的人高，约为普通夫妇基因相似度的三分之二。除了朋友，我们与配偶的基因更为相似。这很有道理——人类天然会受到与自己有共同点的人的吸引，配偶之间更是如此！

基因决定着我们选谁做朋友，也决定着我们是否感到孤独。对临床医生而言，患者的孤独感是最具挑战性和最令人难过的情况之一。不幸的是，孤独如传染病般肆虐各个年龄段，在老年群体中尤为严重。美国第 19 任卫生局局长维维克·H. 穆尔西（Vivek H. Murthy）生动地描述了孤独这种毒性很大且不断增强的症候。他向个人和社会推荐了一些治疗孤独的方法，明确地将其看作一个公共卫生问题，认为孤独是酗酒、吸毒成瘾、肥胖、暴力、抑郁和焦虑等当今席卷世界的许多流行病的根源和诱因。人类和猕猴一样，其健康都会受到孤独的损害，因为我们天生就渴望与他人交流。我们已经进化到与群体一起行动、与他人建立持久联系、互帮互助、分享生活经验。一言以蔽之，融入群体会让我们更健康。同样的观察结果也适用于中国。在中国，农村老年人比城市老年人更加孤独、贫困，前者的抑郁症发病率是后者的三倍。研究证实，老年人通过玩麻将、下棋、打牌等方式，与朋友互动，参加本社区的群体活动，能够显著改善情绪，促进大脑整体健康。

摆脱孤独感的关键策略有不少，大多数都是不言自明的，但我在此仍要叙述一番：每天抽出时间和你爱的人待在一起，关注彼此。切勿一心多用，要把全部注意力放在他们身上，保持眼神交流、真诚倾听。要接受独处——乍听起来可能违反常理——因为要加强与他人的关系，得先加强与自己的关系。独处时，冥想、祈祷、画画、听音乐、户外活动都会带来舒适和快乐。帮助别人，也接受别人的帮助。多和邻居打交道，寻求他人的建议，甚至只是给不远处的陌生人一个微笑，都能让我们更快乐，从而改善孤独的状况。

然而，为预防新冠病毒感染而采取的"自我隔离""社交距离"等干预措施加重了许多人的孤独感。这些全球公共卫生措施的长期后果和不利影响难以衡量，我们应制定公共卫生战略来缓解那些可能无法避免的后果。

2018年4月，英国政府任命特蕾西·克劳奇（Tracey Crouch）为全球首位"孤独大臣"，这一职位是首相特蕾莎·梅（Theresa May）在当年早些时候设立的。梅在宣布这个新职位时说："有太多人已经感受到，孤独是现代生活中一个悲哀的现实。"设立该职位的依据是一份委托报告。该报告发现，英国有900多万人——约占其总人口的14%——经常或总是感到孤独。孤独感每年给英国雇主造成的损失可达35亿英镑。根据我的研究，在爱尔兰成年人中，25%的人有时感到孤独，5%的人经常感到孤独。然而，独居生活会使经历孤独感的可能性增大一倍。独居男性比独居女性更容易感到孤独。随着年龄的增加，孤独感会越发强烈，而且孤独的人也更有可能患上抑郁症。出乎我们意料的是，爱尔兰的农村居民和城市居民感到孤独的可能性相差无几。

世上最惊人的孤独文化体验地之一，很可能是日本。在这里，老人在孤独中死去的现象有一个专有名称，叫作孤独死（kodokushi）。这指的是某人孤零零地死去，且死后很长一段时间都没有被发现。孤独死的概念首次为人所知是在2000年，并成为轰动全日本的大新闻。那年发现了一名男子的尸体，而他早在三年前69岁时就死了。每月的房租和水电费都是从他的银行账户中自动支取的。直到存款耗尽，才有人进到他的家里，找到他被蛆虫和甲虫吃到只剩骨骸的遗体。2008年，东京报告的孤独死人数超过2 200例，2011年的数据与2008年大体相当。大阪的一家私人搬运公司报告说，他们20%的工作是搬运孤独死者的物品。而在2006年，大约有4.5%的葬礼都是为孤独死者办的。

孤独死主要涉及50岁及以上的男性。这种现象发生得越来越频繁，人们推测其背后有以下几方面的原因。随着越来越多的日本老年人正经历独居生活，不与子孙共同居住，社交隔离现象愈发严重。老人们与家人和邻居缺少联系，因此容易在无人知晓的情况下孤单死去。日本是世界上长寿人口比例最高的国家。只愿孤独这种可怕的流行病，特别是孤独死，不会在其他人口老龄化日益严重的国家重演。与世隔绝常常伴随经济困难。许多孤独死的人都是领取社会福利或缺少经济来源的人。日本人"我慢"（gaman）文化使得他们在面对困难时表现出忍耐和克制，不愿向他人求助。在孤独中死去的人被描述为"遗落在政府关照和家庭支持之间的缝隙中的人"。未来的政策应重点关注这些高风险指标。

孤独绝非老年人的专属，而是涉及所有年龄层。美国最近一项以2万多名18岁以上的人为对象的调查显示，孤独感存在于所有年龄段。人际支持和有意义的日常互动可以大幅减少孤独感；亲密的家庭关系、良好的身心健康状态、友谊和良好的夫妻关系也能发挥积极作用。与孤独感关联度最高的是社交焦虑，其次是过度使用社交媒体和日常使用基于文本的社交媒体。

正如你所预料的那样，现代家庭结构的变化与孤独密切相关。家庭规模正在缩小，目前，欧洲单身家庭的比例已经超过了所有其他家庭类型，与此相应的是，人们都更加清楚地意识到，孤独问题威胁着所有年龄段的人。我们在与他人关系中投入精力的多少，决定着我们从对方那里获得支持的高低和我们可以从中获得长期收益的多少。无论对方来自哪个年龄段，我们将终生受益于与他们的友好关系。跟我们最亲密的可以是朋友，也可以是家人。但是，这两种亲密关系带给我们健康和幸福的益处是否有所不同？我们应该把更多的精力投入到朋友身上还是家人身上？

我们所说的家庭成员主要包括兄弟姐妹、子女、父母和配偶。无论是与配偶还是与其他直系亲属的关系，和谐的家庭关系历来都对人们产生着积极的影响。友谊能够增进人们的健康和幸福。密歇根州立大学的心理学家威廉·乔比克（William Chopik）进行了两项大型分析研究，以了解朋友和家人分别对人一生（包括晚年）中健康和幸福状态的贡献。

第一项研究调查了27.1万多人，他们出生于1900—1999年之间，年龄为15—99岁，来自97个不同的国家。受访者被问及家庭和朋友在他们生活中的重要性，以及如何评价自己的健康和幸福程度。在幸福感方面，受访者需回答的问题是：综合考虑各方面因素，你对最近一段时间的整体生活状态感到满意吗？随后，研究者对一群美国人开展了同样的调查，受访群体的年龄为 50 岁及以上，平均年龄为 67 岁。研究者已经掌握这些受访者患有关慢性病的长期跟踪数据，例如高血压、糖尿病、癌症、肺病、心脏病、心绞痛、心力衰竭、情感问题、神经系统或精神问题、关节炎或风湿病、中风等疾病，以此确定亲友关系的质量是否对老年人的长期健康状态有持久影响。

关于人际关系质量的问题包括："他们（亲密的朋友/家人）在多大程度上真正理解你对事物的感觉？""当你指望他们的时候，他们在多大程度上让你感到失望？"这两项研究发现，配偶支持、子女支持和朋友支持都与受访者对安康和幸福的主观感受相关。这种关联出现于各个年龄，而且一直持续到晚年。事实上，亲情和友情关系紧张预示着经历者很有可能随着时间流逝患上慢性疾病。乔比克的研究呼应了其他多项研究，揭示了亲密关系的全面长远益处，指出了起重要作用的是亲密关系的质量而非数量。

所以，当朋友和家人成为焦虑的来源时，人们会患上更多慢性疾病；反之，当朋友和家人是支持的来源时，人们会更健康。随着我们逐渐年长，人际关系网的规模趋于缩小，但我们会将更多的注意力和资源转移到维持现有的关系上来，以最大限度地提高自己的幸福感。因此，随着时间的推移，我们在人际关系中的投入越来越多，人际关系所带来的益处也会逐渐累积，从而使我们在老年过得更健康、更幸福。

友谊在我们晚年的健康和幸福中起着重要作用。这是因为我们与朋友的交往源于自主选择，所以最有可能保持我们喜欢的友谊。在与朋友积极互动的日子里，我们会感到更快乐、更积极。友谊与安康的联系更为紧密，因为朋友们经常自发地一起参加休闲活动，尽管活动强度有限。与此对比鲜明的是，有选择地消除令人压抑或不快的家庭关系要比解决紧张的友情困难得多。这就解释了为什么友谊比某些家庭关系对人们的幸福感影响更大。

紧张的家庭关系会对健康产生负面影响。虽说亲情给许多人带来的是愉快感受，但亲人间的互动也可能是很严肃的，有时是消极的、单调的。因此，为了获得长期的愉悦，过得更健康、幸福和安乐，亲密的友谊值得我们认真经营，这有时还能帮助你冲淡紧张的家庭关系带来的负面影响！我们应该有意识地投入时间和注意力建立高质量的人际关系。若不这样做，便会造成难以弥补的损失。在应对未来的流行病时，我们也应牢记这一点。

那婚姻与健康、幸福的关系呢？是否就像结婚誓词中说的"直到死亡将我们分开"？从历史上看，大量研究表明，平均而言，已婚人士在晚年比未婚人士更幸福，分居和离婚的人幸福程度最低，而不婚和丧偶的人则居中。男性和女性都认为婚姻对幸福有积极影响。结了婚的人之所以更幸福，是因为他们一开始就更幸福吗？虽然研究确实表明，幸福的人更有可能结婚并维持婚姻，但这并不能完全解释前述的人际关系。在对自己的生活感到快乐的前提下，结婚者的快乐程度最终会超过单身者。婚姻和幸福之间的关系，就像心理学中的大多数事物一样，是双向的。换句话说，最要紧的是你作为个人和配偶为促进家庭幸福做了什么，而不是婚姻本身能做什么。结婚不一定使我们幸福，而是幸福的婚姻使我们幸福。很抱歉，我讲出的是个显而易见的事实，而研究结果就是这样的。

研究发现，夫妻双方的满意度比单纯的已婚状态更适合用作衡量幸福感的指标。毫无疑问，不愉快的婚姻关系绝对会损害双方的幸福感。那些自发不结婚的单身人士，若能通过其他方式获得强有力的人际关系支持，他们便是幸福的；同样，当人不再受困于低质量的婚姻关系时，幸福感也会增加。无论男性、女性，感受都是如此。有些人的夫妻关系实际已破裂，但为了保持自己的公众形象、为了孩子或因生计所迫，仍竭力维持完美婚姻的表象。这会对他们的幸福感和身体健康造成损害。总之，几十年来，人类发展、心理学、神经科学和医学等领域研究的结论无可辩驳地集中在这一点上：个体与配偶长期、忠诚的夫妻关系能够使双方互相支持、为彼此提供保障，并建立起一个长久相伴而共享丰富体验的人际关系环境，这些都绝对有助于双方的健康安乐。

结交朋友意味着冒风险和尽义务，但友谊这种紧密联系会带来终生回报，使经营友谊所冒的风险和时间投入物有所值。哈佛大学一项长达数十年的研究发现，那些到 80 多岁时仍拥有强大人际联系的人，晚年不大可能出现认知能力下降和阿尔茨海默病。密歇根州立大学的研究人员调查了 1 万多名年龄在 50 岁到 90 岁的人，测试人际关系的哪些方面与人的记忆或记忆力相关度最高。受访者每两年接受一次测试，为期六年。这项研究表明，已婚或有伴侣的状态、与孩子和朋友的频繁接触、和善的人际关系等因素，都分别与受访者的认知功能相关，例如，他们的记忆力更强、记忆衰退得更慢。这明确告诉我们，互动频繁、高质量的人际关系对大脑有益。

我想在此强调的是，每天我都会遇到这种情况：人们担心自己患上了阿尔茨海默病，并且在记忆出现问题时尤其紧张。我很理解他们需要我给予他们宽慰。实际上，并非所有的记忆力问题都跟阿尔茨海默病相关，大多数的记忆衰退都是年长造成的，十分常见。认知功能是指我们一天中经常使用的多种心智能力，如学习、思考、推理、解决问题、决策、专注力等。孤独和孤立会导致这些心智能力的下降，而参与社群交流、与亲友往来互动、参加各种活动和团体，都可以预防认知功能低下和阿尔茨海默病。

———————————◆———————————

生物学怎样解释朋友和大脑之间的关系呢？2019 年，伦敦大学学院的研究者对已发表的大范围文献进行了回顾，探讨了人际关系网络、体育休闲和非体育活动这三种生活方式因素对认知功能和阿尔茨海默病的影响。他们总结了所有的证据，指出了各项研究的局限性及其在生物学上的合理性。三种生活方式因素对大脑功能和心智能力的有益影响、对阿尔茨海默病的预防作用都是显而易见的。它们并非以各自独属的路径发挥作用，而是相辅相成，其原理都汇集于认知储备假说、血管假说、压力假说这三大解释阿尔茨海默病病因的理论之中。我们将在下文扼要讨论这三种假说，从而更深刻地理解友谊为何能改善大脑的健康状况，以及为何在成年早期就有必要对此加以关注。

首先，让我们用一个老鼠实验来更好地解释认知储备理论。认知储备意味着我们有"储存的大脑容量"，这部分容量并不经常用到，但可以在需要时调用，就像银行里的终生储蓄账户。对老鼠来说，舒适的环境让它们能像在野外一样进行大量的运动、学习和社群交流——仿佛一个老鼠乌托邦。这个乌托邦能通过建立老鼠大脑的"储蓄账户"，即通过储存认知储备，防止成年鼠出现认知问题。与此相反的是，单调、孤独、缺乏活动机会的环境会导致老鼠大脑功能受损。好消息是，将单调的环境变得丰富，可以在一定程度上逆转老鼠的大脑功能受损情况。

人类和老鼠的大脑终生都能形成新的脑细胞、新的血管以及脑细胞之间新的沟通桥梁，这些都是大脑储备的构成部分。人际交往、体育锻炼和创造力所带来的精神刺激会促进这些构造的形成，从而增加大脑储备。新的脑细胞形成和认知储备的过程主要发生在大脑中三个关键区域：位于大脑两侧的海马体——它将短期记忆转化为长期记忆；位于大脑的前部、鼻子上方的嗅球——它控制着我们的嗅觉；大脑皮层——它对集中注意力、理解、意识、思维、记忆、语言和知觉都很重要。所以，新的脑细胞形成和认知储备几乎涵盖了我们大脑的大部分重要功能。核磁共振脑部扫描证实，由于人际交流带来了精神刺激，所以具有较高认知储备的人对脑部病变的承受度较高。这意味着，尽管他们有阿尔茨海默病病理——其脑细胞中有异常的蛋白质——却不会有阿尔茨海默病的迹象，在生活中能明显地表现出正常的大脑功能，这是因为他们能调用更多的"储备容量"。

其次，通过友谊和人际关系产生的社会、精神和身体刺激也通过血管系统发挥作用。高血压、高胆固醇、心跳异常，尤其是中年时期的房颤，都与阿尔茨海默病有关。参与社群活动和发展人际关系可以减少这些血管疾病，从而降低由此引发阿尔茨海默病的可能性。这进一步解释了为什么人际互动可以保护大脑。

最后，放松和减压说是解释人际友谊和阿尔茨海默病关联的第三种理论。与他人接触、互动频繁的活跃人士，很可能有着积极的情绪，如自尊心强、乐于社交和心情愉悦，所有这些都能降低压力和压力荷尔蒙。对压力更敏感的人，会长期高水平分泌皮质醇，从而使患阿尔茨海默病的风险增加一倍。即便你从本书中得到的唯一启发是要下定决心建立友谊，也会使你有望在生理年龄上更加年轻，并且你的改变也会为身边的朋友带来诸多益处。

第四章
永远活得精彩

笑是两个人之间最短的距离。我们生性爱笑，喜欢与他人笑语盈盈地分享欢乐的经历。笑是一种社群行为，帮助我们建立纽带、沟通交流。通过观察人们相处时发出笑声的调子和笑法，我们便可知道他们的关系是否密切。大家对于这一点肯定不陌生！孩子被挠痒时的笑声、人们为了迎合上司讲的笑话而发出的笑声、好朋友间相处时的笑声，都各不相同，反映了交往双方处于何种关系。我们年纪越大，就笑得越少，但是笑却能使我们受益终身。人体内有许多种细胞通路都与寿命有关，而笑是刺激这些细胞通路产生的简单方法。因此，年纪越大，笑对我们而言就越重要。这不仅令人感到愉悦，还能使人更加健康。因为笑使人的身体肌肉得到锻炼，让呼吸和血液循环更通畅，同时增强消化能力，促进情感释放，带来更多快乐。健康的孩子平均每天要笑 400 次之多，成年人平均每天只笑 15 次。我写到这里时不禁自我反思，想起今天似乎一次也没笑过，可是现在都已经晚上 6 点了！

　　多数时候，我们不是因为幽默才笑，而是为了与他人建立交流关系。我们用笑和幽默感掌控局面，向他人表明我们愿意与之对话，也告诉在场所有人自己跟他们在同一个频道上。我们和他人在一起时，往往更容易笑。朋友间交谈时，平均有 10% 的时间是在欢笑。显而易见的是，只要我们熟悉对方并在与对方相处时感到很自在，我们就会笑得更频繁。在我们眼中，最重要的是其他人如何与我们交流、对我们持何种看法。因此，笑是进行重要人际交流的关键，它能促进双方互动，让彼此建立联结。这些联结是我们生存和生活的核心，对我们的身心健康意义非凡，同时在应对衰老方面也颇有功效。

　　所以，笑能将我们联结在一起。笑声同笑容、善意一样具有感染力。听到别人的笑声，我们也会"受到感染"跟着笑；如果发出笑声的是熟人，我们更会"受到感染"，跟着大笑。笑可以提振所有发笑者的情绪，减少他们的精神压力。

　　笑并非人类的专利，动物也会笑。这并不难理解，因为学会笑是哺乳类动物进化历程的一部分。如果你仔细回想一下，就会发现人们的笑声与某些动物的叫声高度相似。这一点在有些人的笑声中体现得尤为明显！类人猿在群体嬉闹时会发出笑声；狗不仅会笑，而且在玩耍打闹、发出笑声之前还会做一个"玩耍式伏地"的姿势；甚至连老鼠都会笑：老鼠妈妈会逗弄幼崽，使其发出笑声。逗乐行为至少需要两只动物或两个人参与，使双方建立联系。你试试给自己挠痒，就会发现完全笑不出来，因为挠痒是一种基于信任的人际交往行为，大街上碰见的陌生人是不会走过来这样做的。挠痒的目的是玩闹，是安全的、不具威胁性的，于是产生了大笑的结果。

　　由此可见，幽默、欢笑、学习能力、建立联系以及健康状况是相互关联的。从古至今，人们对于保持幽默感和欢笑的好处有着详备的记载。早在所罗门统治时期（公元前 971 年—前 931 年），《箴言篇》（*Proverbs*）就提道："喜乐的心，乃是良药；忧伤的灵，使骨枯干。"这表明那时的人们便已知晓保持精神愉悦的积极效用。

古希腊医师会让病人去观赏喜剧表演，以此作为疗愈其身心的辅助治疗手段。历史上的美洲印第安人曾充分利用幽默感和笑声的积极疗效：他们让小丑和医师一起为病人治病。14 世纪，法国外科医生亨利·德·蒙德维尔（Henri de Mondeville）在为病人做手术的过程中，用讲幽默故事的方法转移病人注意力，减轻其痛苦——麻醉剂到 1847 年才出现。即使是做截肢手术，蒙德维尔也会让病人在术中和术后发笑，以加快其康复速度。他在《外科书》（*Cyrurgia*）一书中也强调了这一方法："外科医生的医嘱须着眼于病人的整体生活状态，要让其享有快乐和幸福，让其亲属和朋友为他加油鼓劲，要有人经常给他讲笑话。"16 世纪时，英国牧师兼学者罗伯特·伯顿（Robert Burton）将这一做法推而广之，用幽默故事来辅助治疗精神疾病。他在《忧郁的解析》（*The Anatomy of Melancholy*）一书中对此有过论述。同一时期，德国牧师兼路德教创始人马丁·路德（Martin Luther）也用幽默治疗精神疾病，并将其作为牧师咨询的关键环节。路德呼吁每一个感到绝望的人走出自我封闭的圈子，与那些会讲笑话逗乐他们的朋友待在一起。由此可见，笑作为一种医疗手段历史悠久，效果显著。

那么，我们笑的时候身体会发生什么变化呢？实际上，发笑是一种完全不同的呼吸方式。我们会用肋间肌将肺部气体不断排出且不再吸入。这样一来，由于憋气，也就是中断常规的气体进出交换，我们的胸内气压会随之增加，导致进入大脑的血流减少，甚至有可能让人感到头昏或直接晕倒。所以，我们时常挂在嘴边的"我差点笑晕过去"是有道理的。

我开了一家专家门诊，治疗有晕厥症状的患者。有些前来问诊的病人一笑就会产生夸张的生理反应，例如心率放缓直至停搏，血压随之下降，然后晕厥。让我印象深刻的是，有位病人每次听到她的女婿讲笑话就会出现这些症状。她女婿讲的都是些下流笑话，可她一听完就会晕过去，这种情况发生了太多次。她的家人将大量视频带来诊所，向我展示她笑后晕倒的频率和病症。我们将她安置在能同时测量血压、心率和大脑血流量的设备上，然后让她的女婿讲了一个荤笑话。她果然狂笑不止，然后晕厥过去。设备显示，她的心脏出现了短暂的停搏，导致血流无法进入大脑。我为她植入了心脏起搏器，便能防止她晕厥。后来，那性格幽默的一家子还录制了几段她术后放声欢笑但再未晕厥的视频给我看。也就是说，她笑起来后，心率开始放缓，这时心脏起搏器便开始工作，防止了心搏骤停。

笑使我们获得生理上的放松，能够带来"锻炼效果"。捧腹可以锻炼我们的横膈膜，收缩腹肌，舒展双肩。笑完后，身体肌肉会更加放松。此外，笑还能增强我们的免疫力，强健心脏。

从化学角度看，"开怀大笑"真的有益吗？是的！这是因为笑能减少体内的压力激素——皮质醇和肾上腺素。低水平的皮质醇有助于稳定血糖和胰岛素水平，调节血压并减少炎症。肾上腺素是人体分泌的一种化学物质，可触发或战或逃反应，让我们血压升高、心跳加速。肾上腺素增加通常伴随心律失常或者心脏病发作。它与松弛激素的效果恰好相反。因此，降低肾上腺素水平可以舒缓神经系统和心脏系统。即使是刚刚经历过心脏病发作的患者，也能通过笑来减弱或阻断肾上腺素的作用。每天如果能抽出一小时心情愉悦地笑一笑，他们心脏病复发的概率便能降低 42%。

笑还可以促进内啡肽的释放。内啡肽是由神经系统自然分泌的化学物质，能帮助人们应对精神压力或痛苦，属于"使人愉悦的"化学物质。笑能够提高人体内血清素和多巴胺水平，而这两种内啡肽在增强愉悦感、驱动力、记忆力和收获感上均发挥着关键作用，使我们保持镇定、从容、自信、自如。如果我们体内这两种内啡肽水平较低，就会紧张、易怒、倍感压力。有一些化学物质带有致瘾性，尤其是尼古丁和咖啡因，因为这些物质会刺激大脑内部由多巴胺介导的奖励系统。而现在我们只要笑一笑，就能对该系统产生同样的刺激，这样做有百利而无一弊，何乐而不为呢？

内啡肽不仅能减少压力和痛苦，还能增强人体免疫反应，促使细胞毒性 T 淋巴细胞发挥作用，从而减少我们的受感染概率。鉴于人的免疫功能随着年岁增加而不断减弱，提高内啡肽水平对年长者而言尤其重要。体内压力激素过多会削弱我们的免疫系统，因此我们可以经常大笑来减少压力激素，增强自身免疫力，降低感染风险。

即使只是在心里想着要"开怀大笑"，也是有好处的。因为只要有了笑一笑的想法，人体内的积极激素和相关化学系统就会开始发挥作用——即便还没笑起来。曾有人做过一项实验，让志愿受试者在看电影前预想自己即将看到的是个幽默故事，随后测量他们体内各类化学物质水平的变化。结果显示，只是作了个预想，受试者体内内啡肽等有益化学物质含量就从起点水平上升了 87%，且皮质醇激素和肾上腺激素等压力激素降低了 70%。所以，下次你看《神父特德》（*Father Ted*）这部剧时，可要知道你正在为自身的健康储值蓄能。道格神父还能对此说什么呢？是吧，特德神父？

世界卫生组织（WHO）预测，抑郁症将成为全世界第二大致残诱因。一旦患上抑郁症，大脑的神经传递介质，如去甲肾上腺素和内啡肽（多巴胺和血清素），水平就会降低，大脑的情绪调控中枢会失常。由于笑能调节多巴胺和血清素水平，增强内啡肽的作用，所以，不管是作为一种单独的治疗方法还是用作抗抑郁药物的补充，大笑疗法对抑郁症患者都是有效的。很多网站上都能搜到关于大笑疗法和大笑瑜伽的信息，可见笑带来的好处不胜枚举。基于这点认识，难道我们不应该在人生的每个阶段都努力保持开心快乐吗？我承认，人越上年纪，笑得就越少，但是笑给身心带来的益处不会改变——所以我们需要做的就是尽量多地对其加以利用。

————————◆————————

有一种方法能同大笑一样增进人体健康，那就是保持目标感。目标感是一种非常重要的心理力量，它为人体带来的许多好处都与大笑的效果相似。最早详细记述目标感的医学价值的医生之一是一位精神病医师。他在纳粹集中营当过3年的囚犯，记录下了拥有目标感何以能救人性命。他名叫维克多·弗兰克尔（Victor Frankl），他根据自己在集中营里的观察见闻，开创了沿用至今的心理疗法。

弗兰克尔在1946年出版了《人类对意义的追寻》（*Man's Search For Meaning*）一书，翔实记载了他在集中营被囚禁期间的经历和感悟。他应对压力的方法是，无论处于何种境地，都充分发挥"目标感"的作用。各位可以想象一下，对囚犯来说，找到生活的目标该是多么艰难。但是，这恰恰就是弗兰克尔在书中所记叙和设想的：那些采用了"有目标"方法的囚犯更能忍受严酷的精神压力和骇人的生存环境。他的心理疗法包括引导病人找到自己人生中的一个目标，即某种能让他们积极向上的事物，然后全神贯注于想象其目标实现后的情形。按照弗兰克尔的说法，一个囚犯如何设想自己的未来直接关系到他的寿命长短，所谓"知生命之意者，可承生命之重"。

弗兰克尔坚信："人的一切都可以被剥夺，唯有一点不可：人类最后的自由，即在任何特定环境中选择自己的态度，选择自己的道路。人每日每时都在面临着抉择，这些抉择直接关乎你是否会屈服于那些可能让你失去自我、失去内心自由的势力；它关乎你是否会被境遇玩弄于股掌，放弃自由和尊严，沦落为彻头彻尾的囚犯。"

弗兰克尔总结道，生命的意义存在于活着的每个瞬间：生命从不会失掉意义，即使经历折磨或死亡。有一次，集中营的囚犯们试图保护一个不知名的囚徒免于狱方的死刑惩处。此举导致他们的食物供给被暂停，所有人的处境越发凄惨。弗兰克尔对他们实施了团体心理治疗，并告诉他们，每个身处绝境者的上空，都有人在俯瞰着他。这个人可能是他的朋友、家人或是上帝，对他充满着不能破灭的期待。弗兰克尔用这种方法鼓励了那些囚犯，给他们的行为赋予目标。

弗兰克尔根据自己的经验和观察发现，一个囚犯的心理状态不仅受到生活境遇影响，还取决于他本人能否一直有——甚至在苦难中也能坚持——抉择的自由。一名囚犯对其精神自我的把控，有赖于他心怀对未来的希望；只有当他的希望泯灭时，他才会无可救药。弗兰克尔的记录是关于目标感知价值的最早且最有洞见性的探索之一。他从集中营获救后，继续从事研究并实践这套治疗方案。他死于 1997 年，享年 92 岁；他的作品《人类对意义的追寻》销量超过 1 600 万册，被翻译成 50 种语言。

如今，我们知道，拥有目标感对于快乐生活、延长寿命至关重要。有时候，随着我们日益衰老，家庭成员相继离世，再加上退休在家社会交往减少，往往会失去目标，生活看似毫无意义可言。而沉思类活动可以带来目标感，人们在沉思中认识到自己存在的意义，树立自己为之生存的目标。

人很容易陷入误区，以为自己的生活没有目标。如果你有了这种想法，那就应该试着去创造一个目标。有些人退休后就无所事事，而另一些人则在迎接新的挑战。大多数志愿服务工作的主力军都是退休人士。大量数据表明，参与志愿服务工作的人抑郁率低、生活质量高。当今世界，各个领域都需要志愿者，参与志愿服务的机会俯拾即是。另外，隔代抚养在很多方面给老年人带来了生活目标感，让幼小孩童的父母能够就业，从而显著改善了劳动力市场，增加了国家经济实力和个人经济保障，给整个家庭网络带来了诸多好处。始终保持目标感是很多百岁老人的共性特点，这一点在蓝色地带体现得淋漓尽致。在这些地区，老人对"每个早上都有清晰的当天生活目标"有多种说法。日本的冲绳岛人称之为"ikigai"（日语，意为"目标"），哥斯达黎加的尼科亚人称之为"plan de vida"（西班牙语，意为"做好生活的规划"）。

有证据表明，参加一些活动，比如加入合唱团、从事园艺工作，或攻读新的学位、研习课程并获得毕业证书，能给人带来目标感，让人保持心理健康。此外，富有创造力的人目标感更强。神经学研究显示，进行艺术创作不仅能改善我们的情绪，还能增强我们的认知能力，因为它可以使脑细胞之间建立更稳固、更强有力的联结。参与艺术活动可以扩充我们的认知储备——闲置的大脑储备容量，在我们需要时可以调用——它能让大脑利用更有效的脑细胞网络或者其他大脑进程来积极地治疗病变。创造或欣赏艺术作品的过程能促使大脑发生变化，这种变化类似于重塑、改造和重构大脑。根据加利福尼亚大学医学博士和行为神经学专家布鲁斯·米勒（Bruce Miller）的说法，尽管大脑将不可避免地老化，但是创造能力不会随之退化。他的说法进一步佐证了"大脑储备容量"的观点。在人的晚年，想象力和创造力都十分丰富，可以帮助人们发挥非比寻常、忘却已久的潜力，提高水晶式智力，即我们从学习和过往经历中获得的智力。与从不参与创造性活动的人相比，每周定期参加艺术活动的人身体和心理更健康，看病次数和生病吃药次数更少，而且这种有益的身心变化至少能持续两年之久。

古希腊哲学家和科学家亚里士多德是西方历史上最伟大的学者之一。他凭借独到的思考方式，让人类理性获得长足发展。现代社会和教育更多地关注由这些方法催生的发现和成果，而不是聚焦发现者的心路历程。我们学习伟大的思想，知晓众多富有创造力的天才人物的大名，却从未获知他们的心路历程，领会他们的创造性思考方式，像他们那样从常见事物中看出新意。阿尔伯特·爱因斯坦说过："创造力是智力的游戏。"创造就是拥有新奇、别具一格的想法，然后将其变成现实。拥有创造力的特征，就是能够用新的方式认知世界，探索隐含的规律，在看似毫不相干的现象之间建立联系，并提出解决方案。我们在写作、雕塑、绘画以及其他艺术表现形式中均会用到创造力。

我曾担任都柏林一家新成立的健康老龄化研究所所长。研究所是个业务繁忙的临床门诊与研究机构，包含一个能让病人、家属和员工自由发挥创造力的活动中心。那里人员往来密集，而活动中心正好处在核心位置，成为大家欢乐的源泉。通过分享诗歌、歌曲、画作、音乐等形式，令人惊喜的新方法和新思想不断涌现。

————————◆————————

对一些人来说，宗教能给他们带来目标感。总的来看，参与宗教活动、坚定宗教信仰和学习灵修可以产生一系列积极的心理功效，比如减轻抑郁和焦虑、增强记忆力、提升规划和组织能力以及延长寿命。我们的研究清晰地表明，宗教信仰活动与心脏病、死亡之间有密切的关联。有宗教信仰的爱尔兰成年人往往血压较低、免疫力较强。一些理论模式强调，冥想等个人灵修可增进健康，而许多其他理论模式则强调参与有组织的服务性活动对健康有促进作用，外加社交和文化因素带来的益处。

参与宗教活动同时也是一种应对机制。我们很难将参与社会活动、进行人际交流和冥想的积极作用同个人的应对机制完全分离开来。虽然宗教与心理健康问题（如抑郁和焦虑）之间的关联很复杂，但从总体上看，宗教对心理健康起到积极作用。不过，在瑞典等国家，关乎民众生活质量的很多重要事项由政府负责，比如健康与教育，所以宗教并不是反映人民生活满意度高低的重要因素。这表明，宗教至少在一定程度上是满足某些特定需求的手段，但前提是这些需求难以通过其他方式满足。

有很多研究探讨了人罹患重病时，宗教与身体健康的联系。例如，拥有宗教信仰可提高先天性心脏病患者的生活质量。此外，对于患有严重肾病需要透析的人、患有心力衰竭或经历过心脏病发作的人，情况也是如此。

由此，我们得出结论，保持欢笑和拥有目标感是保持健康长寿的核心。更重要的是，我们完全有能力确保两者成为我们生活的核心，并鼓励其他人充分发挥两者的潜力。

第五章
保持良好睡眠

我们一生中平均有 26 年半的时间在睡觉，或者说至少是在床上度过。对一些人来说，睡眠不过是垫上枕头然后睡一觉这么简单。然而，也有很多人受睡眠问题所困，到中年以后，这些问题更加频发。睡眠质量差是非常普遍的现象，会随着年龄的增长而越来越严重。

人们或许会认为，大脑在睡眠时处于不活跃状态，因为它会和身体一同"关机"休息，在结束一天的忙碌后进行自我复原——这是普遍存在的一个误区，实际情况恰好相反。睡眠并不是一种不活跃或者被动的状态，大脑在每个睡眠阶段都有特定的活动模式。有时，大脑在我们睡着后会比清醒时更加活跃。如果我们前一天晚上睡得不好，那么第二天就很有可能情绪低落、心生郁悒、注意力不集中、记忆力下降。在本章中，我将解释这些情况出现的原因，并提供一些改善睡眠的方法。

首先，让我们回到最基本的概念，探究一下我们睡觉的原因。我们的"出厂设置"就是每天都要睡觉，让身心恢复活力。我们从清醒状态到进入梦乡的时间安排很大程度上是由两个相互作用的系统——体内的生物"时钟"和体外因素（比如光和噪声）决定的。这两种因素解释了为什么在正常情况下，我们一般是白天清醒、晚上睡觉。

在 20 世纪 20 年代以前，科学家们一直把睡眠看作一种不活跃的大脑状态。人们普遍认为，随着夜幕降临，环境对人的感官刺激减少，我们的大脑活动也会随之减少。总之，科学家认为大脑在入睡之后就彻底关机了。直到他们开始在人的头皮上放置传感器以测量脑"电"波——EEG（脑电图）——且记录大脑活动之后，才搞清楚睡眠实则是个动态过程。我们的大脑从不关机，夜间的睡眠会经历重复更替的多个阶段。

睡眠阶段的划分以眼球转动与否作为界定标准。人总共有四个睡眠阶段，我将简要地解释它们。毕竟我们有很长时间都在睡眠中度过，理应了解这个过程！在睡眠的前三个阶段，即 N1、N2 和 N3 阶段，我们处于逐步进入深度睡眠的状态——睡眠最深的阶段是 N3，在此期间眼球静止不动，称为"非快速眼动"或 NREM。而最后的第四阶段是梦产生的阶段，也是与快速眼动相关的阶段——快速眼动睡眠（REM 睡眠）。这四个睡眠阶段构成了一个睡眠周期，持续 60 到 90 分钟。我们的身体会按先后顺序自动进入每个阶段，大约八小时后自然醒来（如果幸运的话）。睡眠的这四个阶段对人体内至关重要的维护和修复活动来说必不可少。四个阶段各有各的目的，各有着特征明显的脑电图模式。那么，睡眠的四个阶段之间有什么区别？哪些阶段最为重要呢？

N1 是每个睡眠周期的开始阶段，每次大约持续 10 分钟。这个阶段人的睡眠最浅，最容易被吵醒。下一阶段是 N2。总睡眠时间里有近 50% 处在 N2 阶段，在这段时间里，我们身体的生理活动不断减弱，为进入恢复身体的 N3 阶段做好准备。从生理指标上说，在 N2 期间，人的心率、呼吸和其他身体机能放缓，体温和血压下降。相比于 N1 阶段，处在 N2 阶段的人更难被唤醒。N3 阶段也叫作深度睡眠阶段，或 delta 睡眠阶段，因为大脑在此期间会产生一种波长较长，频率较低的 delta 波。进入这一睡眠阶段，我们完全失去意识，基本不受外界刺激（包括光、声音和物体的移动，等等）影响。从这个阶段醒来很困难，即便醒了，我们也会感到昏昏欲睡、无精打采（这种情况有时被称为"睡醉"），所以也正是在这个阶段，常见的睡眠障碍可能会出现。

深度睡眠阶段对人的身体健康意义最大。当我们进入这一阶段时，身体会分泌生长激素。生长激素是强效物质，在身体和脑细胞的修复中起着至关重要的作用。在其作用下，体内堆积的废物被一扫而空，组织得到修复和再生，骨骼和肌肉获得锻炼——正在长身体的儿童尤其如此——免疫系统得到加强。深度睡眠被认为是整个睡眠周期中修复更新功能最强的阶段。它能有效地驱散人一天下来累积的疲乏感，清理大脑并为第二天的新知识做好准备。像这样具有良好恢复效果的深度睡眠，在前两个睡眠周期中持续时间最长。每过一个睡眠周期，N3 阶段的睡眠时间就会缩短，并被 N2 和 REM 阶段取而代之。我们深度睡眠的时间还会随着年龄增长而缩短。小孩在 N1 到 N3 阶段的睡眠时间是最长的，此后随着年龄增长，这三个阶段的时长都会越来越短。

在第四个睡眠阶段，也就是快速眼动睡眠阶段——此时眼球在紧闭的眼睑下快速地转动，人体处于麻痹状态，心跳和呼吸频率增加，并开始做梦。正是因为在快速眼动睡眠期间，手臂和腿部的肌肉处于暂时麻痹状态，我们才不会真正"上演"梦中的一举一动。虽然我们有时醒来后确信自己"整夜都在做梦",但事实上,只有在快速眼动阶段我们才会做梦。REM 睡眠会对我们产生十分重要的影响,其中包括激发我们的学习能力、帮助我们吸纳白天的所见所闻与所思所想,以及将记忆巩固为长期记忆。充足的快速眼动睡眠是保持身体正常机能的关键。快速眼动睡眠不足在精神层面上表现的症状如下:记忆力减退、出现幻觉、情绪波动和无法集中注意力。身体层面显现的症状包括:核心体温降低、免疫系统受损,极端情况下还会危及生命。

睡眠障碍值得我们花些时间去了解,因为超过三分之二的人都经历过一次或多次睡眠障碍。根据以往经验,我发现患者及其亲属常常因为各种睡眠问题忧心忡忡,但其实大多数情形下,这些问题并不会进一步发展,因此无需多虑。大多数人产生睡眠障碍是因为大脑在睡眠时过度活跃,这一点基本会随着年龄增长而更加常见。

这些年来,我碰到过许多有趣的病人,他们都经历过睡眠障碍。例如,有一个叫彼得(化名)的病人,在 73 岁前睡眠质量一直很好,但就在 73 岁这一年,他患上了梦食症。他会突然从床上坐起来,下楼,取出冰箱里的食物并装满盘子,全部吃完之后再上床休息。第二天早上,他对前一天夜里发生的事情毫无印象。这种症状持续了一年多,几乎每周都会发生。他和他妻子对这种梦食症起初并不在意,直到有一天晚上,他夜间"嗜食"的对象突然变了。被吵醒的妻子发现他正要吃掉床边书籍的书页。她试图阻止,彼得却打伤了她。第二天早上,尽管彼得一如既往地想不起夜里的事,但他妻子眼圈的瘀青足以说明一切。

彼得随后因为血压问题找到我,在问诊期间,他的妻子提及他的睡眠行为。于是,我们对彼得进行了睡眠检测,包括分析他在睡眠状态下的脑电图。根据检测结果，再加上他的梦游经历，我们诊断出他患有快速眼动睡眠障碍。你还记得我们在快速眼动睡眠期间身体会暂时麻痹吗？其实，这种睡眠障碍是由大脑特定区域的功能失常所引起的，正常情况下，该脑区在人做梦时会抑制身体的肌肉活动，可是功能失常后，人就不再处于麻痹状态，有什么样的梦就会做什么事。彼得的大脑使其在快速眼动睡眠阶段仍可以自由活动，即使在完全熟睡的情况下也能走进厨房。REM 睡眠障碍随着年龄增长会更为常见，现在 70 岁以上的老年人中患有该疾病的比例已经达到 10%。这种病可以通过服用调节脑电波失常的药物来治疗。经过治疗后，彼得果然不再出现梦食症。

还有一种广为人知的睡眠障碍是"梦游"。这种睡眠障碍下，患者双目睁开，看起来像是清醒状态，但实际上已酣然入梦。同样，这种睡眠障碍非常常见：我们当中有十分之一的人会在一生中的某个阶段出现梦游症状，有些人甚至终生都经常梦游。幸运的是，这种病不会带来重大的身体健康问题，只是人在梦游过程中可能遇到危险。

尿床属于另一种睡眠障碍，在儿童中很常见，但少数情况下也会持续到成年，且有概率随着年龄增长进一步恶化。有部分人在童年结束后尿床现象得到控制，但年纪稍大点又会复发。年龄越大，我们夜间排尿的次数也越多。对于男性来说，这是一个特别常见的问题——前列腺通常会随着年龄增长而增大，然后挤压和刺激膀胱，导致他们排尿更频繁。最"保守"的做法是下午 4 点后不再摄入液体。不过除此之外，还有一些有效的药物可以控制膀胱对刺激的感受。

10% 的儿童会出现"夜惊"症状，这在 3—7 岁之间的儿童中最为普遍。绝大多数孩子长大后就不再有此症状，但它会在 2% 的人中留存下来。我清楚地记得几年前英国发生了一起由夜惊症引起的无比悲伤与惨痛的案件。有一名退休矿工，他是一位"正派而本分"的丈夫，但却在一次"夜惊"发作时勒死了自己结婚40多年的妻子。他从小就患有夜惊症，在事发时正做着一场噩梦，梦见一个"飙车仔"闯进了他们留宿的野营车，随后他跟这个"飙车仔"打了起来。在"扭打"中，他掐死了自己的妻子。从梦中醒来后，他马上拨打999报警电话，哭诉道他杀了自己的妻子。最后这名矿工被判无罪，因为他的夜惊症由来已久，众人皆知，而且他本人事后悲痛欲绝，几近崩溃。英国皇家检察署核实后断定，该矿工当时确实无法控制自己的行为，不应被别人视为一种威胁。

当然，这属于极其罕见、令人痛心的事件。在其他大多数夜惊症案例中，人们会从睡眠中猛地苏醒，感到害怕、迷茫，无法与人交流。夜惊症发作后，他们要么在床上辗转反侧，要么干脆起身下床。这种症状通常发生在深度睡眠期间，一般来说不是什么潜在疾病的预兆，并不需要接受专门的治疗。

"睡瘫症"则是一种成年人常见的睡眠障碍，在此情况下，人们睡着或者苏醒后，会发现自己四肢不听使唤。我们当中有三分之二的人有时会出现睡瘫症状。如果这种症状发生频率不高或困扰不大，就没有治疗的必要，因为它并无危害。我的一些病人也有这种症状，他们误认为自己得了"小中风"（短暂性脑缺血），或者有中风的风险。鉴于睡瘫症的特点，他们产生这种想法也情有可原，但事实可不是他们想的这样。

我本人还曾在睡眠中出现过幻觉，这种感觉一点都不好受。我年轻时做实习医生，当时医院实行"1+2"值班制，也就是说每天要从上午8点一直工作到晚上6点，轮休时也要保持24小时通信畅通。那会儿医院非常忙，我经常感到身心俱疲。在睡觉的时候，我会突然醒来，确信我听到传呼机响了，可直到我给交换机打过去，才发现之前并没有人呼叫我。我这种情况叫幻听，误听到并不存在的紧急呼叫。当我换回更人性化的轮值表，睡眠时间变多了之后，就没再出现幻听。其实并不只有我经历过这些：有四分之一的人会因为疲惫或者压力产生幻觉，而且这种情况各个年龄段都有。

有时，如果幻觉不是由压力或疲劳引起的，而且频繁产生，甚至到了令人毛骨悚然的程度，比如说人们相信他们看到、听到、触摸到或感觉到了不存在的东西，那么它有可能是由癫痫造成的，或者叫发作性睡病。这就需要诊断了，因为这种病是可治的。

在很多西方国家，人们都普遍将睡眠时间定为晚间的连续大约 8 个小时，但这绝不是唯一的睡眠模式。事实上，在不少世界其他地方的人看来，这种没有午睡时间的作息表是很不正常的。在炎热地区的文化观念里，午睡是家常便饭，是日常生活的一部分。

午休时间通常与身体内部警报信号的短暂间隔相吻合。这一警报信号在白天会不断增强，抵挡身体的睡意，但在午后稍有减弱，因而困意能在与清醒的较量中略胜一筹。人们基本是在一天中最热的时段午睡，且午餐往往吃得比较饱，所以午后的困意常常与温暖的阳光和丰盛的午餐有很大关系。在午后做讲座是最糟糕的，尤其是给年龄较大的听众讲课，因为他们太容易午后犯困了。

对一些人来说，10 分钟的“能量小睡”作用很大，而有些人则需要睡够 20 分钟。如果非快速眼动睡眠——快速眼动睡眠（NREM-REM）的周期能够完成，那么小睡 10 分钟也有助于我们恢复活力或焕发神采。然而，这完全取决于个人的睡眠情况，慢慢地，我们就能摸索出到底午睡多长时间最适合自己。如果患有失眠，那么午睡可能扰乱生物钟，让失眠更加严重。而且，午睡最好在下午 3 点之前完成。因为随着年龄增长，人们的睡眠会变得更加支离破碎，这一般都与他们白天打盹儿有关。午睡是保养身体、恢复精力的必需环节，而对另一些人来说，白天打盹儿只会加剧夜间睡眠问题。因此，尽管睡眠需求和睡眠模式可能会随着年龄发生变化，我们也应尽力找到自己最喜欢的午睡形式，并坚持下去。

我们可以通过睡眠增强学习效果。学习之后睡上一觉可以持续增强我们记忆材料内容的能力。当然，如果睡得不好，学习效果也会大打折扣，这一点不足为奇，因为睡眠对于巩固记忆效果发挥着重要作用：睡眠不足会降低我们的认知能力，包括注意力、记忆力和学习能力。

------◆------

谈及睡眠紊乱和焦虑症，威廉·莎士比亚（William Shakespeare）笔下的麦克白（Macbeth）有着精妙的见解，他把睡眠称作"受伤心灵的止痛膏"。加利福尼亚大学伯克利分校的一项研究表明，一夜安眠有助于稳定情绪，而一夜无眠会加重人们焦虑程度达30%之多。大约4000万美国成年人患有焦虑症，而且该数据还在攀升。深度慢波睡眠对于安抚焦虑的大脑、恢复大脑元气最为重要。充足的深度睡眠可以通过恢复大脑神经元的联结、调节情绪区域的活动、降低心率和血压来减少夜间焦虑。因此，睡眠是治疗焦虑的纯天然良方。夜间睡眠时长和睡眠质量决定我们第二天的焦虑程度。哪怕夜间睡眠出现一点点变化，我们的焦虑水平都会受到影响。那么，阻碍我们获得充足慢波深度睡眠的因素到底有哪些呢？

晚上进行剧烈运动（如快走），会刺激交感神经系统释放刺激性激素和神经递质，我们的大脑和身体将难以进入深度睡眠模式。所以要锻炼最好趁早，不要在睡前进行。有些人发现吃夜宵会影响睡眠，而另一些人则发现吃夜宵反而有助于睡眠，所以我们要找到适合自身的饮食习惯。诚然，睡前进食的食物也很重要。随着年岁增长，我们对晚间进食的耐受性会下降。陈年奶酪、意大利肉酱、熏咸肉和其他腌制肉类（包括腊肠、熏牛肉、腌牛肉和火腿）含有大量酪胺。酪胺是一种能刺激大脑，使之清醒的氨基酸。在一些意大利葡萄酒和多种啤酒中的含量也很高。酪胺刺激人体产生去甲肾上腺素，这种激素会引发交感神经系统的或战或逃反应，也就是说，我们处于警觉和清醒状态——准备战斗或逃跑！巧克力和咖啡中含有咖啡因，咖啡因也是一种兴奋剂。碳水化合物含量高的食物会影响睡眠，酸性食物和辛辣食物也是如此。如果进食富含纤维的食物，如西蓝花、花椰菜和胡萝卜，身体很难在晚上将其消化，所以这类食物最好在白天吃。喝"睡前酒"的传统做法也存在问题。原因是，尽管我们在酒精作用下入睡得更快，但睡眠周期、非快速眼动睡眠和快速眼动睡眠阶段的持续时间也会受到影响。随着体内酒精代谢，人醒来的次数会更多，这就是喝酒会干扰睡眠的原因所在。人体对于这些刺激因素的反应其实是由基因编程决定的，也就是说，有些人即使晚上进食酪胺或咖啡因含量高的食物也丝毫不会受到影响。接下来，我将介绍能够促进非快速眼动睡眠的食物。

关于开发新技术促进非快速眼动睡眠（慢波睡眠）的研究出现了井喷式增长。通过声音刺激，如收听粉红噪声或白噪声，可以强化人的深度睡眠，增强第二天的记忆力。白噪声里包含了人耳可听到的所有频率。粉红噪声是高频波段较少的白噪声。它可以增加非快速眼动睡眠波的强度，降低波速，从而腾出更多时间用以清理毒素、提升大脑的知识存留能力和记忆效果，缓解焦虑。虽然这种做法并不适用于所有人，但也有人报告说，粉红噪声很奏效。

其他前景可观、令人振奋的新技术尚未得到充分验证，尽管其中一些已经实现商用。当下有一种流行的新技术是给人戴上装配有传感器的头带，用以检测和追踪大脑慢波。头带可以对慢波施加刺激，使其波长延长、波速减慢，从而加深非快速眼动睡眠。

对成年人而言，无论多大年纪，7—9小时都是最佳睡眠时间。我们的TILDA项目研究表明，人过了50岁，如果睡眠时间不足7小时或超过9小时，那么之后都有可能出现心智方面的问题，比如记忆力、注意力和学习能力下降。在慢波睡眠期间，脑细胞之间的空隙会被一种液体所填充，也就是脑脊液，它滋润着人的大脑和脊柱，洗去体内白天积聚的毒素，包括一些与阿尔茨海默病有关的毒素——β-淀粉样蛋白和tau蛋白。通过脑脊液定期清除这些毒素和废物是很重要的，否则，它们就会不断积聚，阻断脑细胞之间的信号传输。一项精细的实验表明，同样健康的中年男性，与睡足一夜觉的人相比，哪怕只有一夜无眠的人，其大脑的tau蛋白水平也会更高。既然一夜无眠都会导致tau蛋白水平升高，那么经常性的睡眠问题久而久之极有可能会对大脑和智力产生长期的不利影响。因此，中年时期的失眠问题应当像高血压和糖尿病一样得到同等重视——因为它们都可能导致晚年大脑受损。

————————◆————————

当我还是医科学生的时候，我们每年都会寻找各种机会参加不同学院的教职工舞会。不管舞会是哪个科系举办的——我们照单全收。所以，那些艺术学院、农学院、商学院、法学院，当然还有我们自己医学院的舞会，我们都去过。我仍清晰记得，当时有人给我支了个美容养颜的妙招，它几乎成了所有忠实女性"舞迷"的口头禅。这一妙招是，在参加舞会之前要保证充足的睡眠，这样我们的皮肤才鲜润，不会有黑眼圈——也就是我们说的睡个"美容觉"。

我们现在能从生理上解释这一养颜妙招了。曼彻斯特大学的研究人员发现，饱睡后"面容鲜润似雏菊"的说法有生物学依据作支撑。胶原蛋白是人体内最丰富的蛋白质之一，构成了三分之一的人体架构。我们可以认为胶原蛋白是人体的脚手架，支撑着人的皮肤、肌腱、骨骼和软骨。胶原蛋白赋予身体架构，保证其完整性、弹性和力量。它与我们的睡眠和年龄关系密切。胶原蛋白有两种类型——一种是厚实紧固型，另一种是非常薄的"更换型"。打一个形象的比方，这两种胶原蛋白，一种（厚实且固定的那类）就好像房间墙壁中的砖，是持久不变的，而另一种（薄薄的胶原纤维）就好像墙上的油漆，可以常常更换。胶原蛋白纤维需要定时更新，因为这种薄薄的胶原蛋白在白天不断损耗，只有在睡眠中才能得到修复。这一修复过程受基因控制，修复效率随年龄增长而衰减。我们经过一夜优质睡眠后显得容光焕发，这是因为我们修复了维持紧致皮肤所需的更换型胶原蛋白，包括眼周区域，这里的皮肤纤薄，容易形成黑眼圈。

━━━━━━━━◆━━━━━━━━

想想看，你的医生多少次问过你是否打鼾？几乎没问过，还是从来没问过？其实，打鼾可能是一种早期迹象，预示你身体的潜在问题。当然，如果你不是孑然一身，伴侣自然会告诉你是否经常打鼾。就算你是一个人过，醒来时如果口干舌燥也可以算作打鼾的提示。严重的打鼾与睡眠呼吸暂停综合征有关，其特征是呼吸在睡眠时暂停。如果这种暂停时间持续 10 秒（这个时长意味着患者可能跳过一次甚至多次呼吸）并反复出现，那么体内氧气含量就会下降。心脏供氧减少将导致心脏病发作、中风、记忆力和注意力下降。一旦氧气减少，压力激素便会激增。这些激素会导致高血压问题，大多数睡眠不足的人都会患高血压。20—44 岁的人中有 3% 患有睡眠呼吸暂停综合征，45—64 岁的人中有 11%，在 60 岁以上的群体，这个比例则高达 20%。这种病症是通过一种叫作多导睡眠图的夜间睡眠测试诊断出来的。在测试过程中，受试者头部和胸部周围的电线会追踪记下其脑电波、心率和呼吸模式。

打鼾震天响、睡醒时无精打采，或者患有高血压、糖尿病或肥胖症的人，更容易得睡眠呼吸暂停综合征。对他们而言，获得及时治疗很重要。他们经过治疗后，出现不良后果的风险就会显著降低。佩戴特定面罩不失为有效的治疗方法。这种面罩通过改变口腔和喉咙受到的压力，可以防止喉咙后部出现阻塞。90% 坚持使用该方法的患者病情得到了改善。这套面罩系统也叫作持续气道正压（CPAP）装置。不过，如果打鼾声音不是很响，且没有其他伴随症状，睡觉中翻一下身便可解决这一问题。

◆

睡眠很重要，它影响我们对各种感染的易感程度以及对感染的抵抗力。睡眠期间，免疫系统会释放一种名为细胞因子的蛋白质，其主要作用是精确打击感染物。另外还有一些细胞因子可以促进睡眠。如果睡眠不足，保护性细胞因子的产生和释放量就会减少。也就是说，失眠会给你带来双重打击。

此外，睡眠对抵抗感染的作用不仅在于改善细胞因子。良好的睡眠还可以提高免疫 T 细胞对抗感染的能力。细胞毒性 T 淋巴细胞攻击各类病毒，如流感病毒、疱疹病毒和新冠病毒感染，其方法就是直接黏附其上并破坏它们。被称为整合素的"黏性"物质可助力 T 细胞高效完成这一过程，但肾上腺素和去甲肾上腺素等压力激素会阻止整合素产生黏性。由于在睡眠期间这些压力激素的水平较低，所以体内的整合素水平就会提高，黏性更强，能帮助 T 细胞更有效地抵御感染。睡眠质量好的人冬季着凉或得流感的概率较低，即使感染，也能够更有效地与病毒对抗。长期睡眠不足的人更有可能感冒或得流感，即使接种了疫苗，应答效果也不佳。所以，总而言之，鉴于睡眠对"免疫系统"的种种影响，我们应当想办法保持良好睡眠。

为了充分理解睡眠对机体衰老的影响，我们必须简要介绍一下昼夜节律——我们体内的生物钟。近年来，对于昼夜节律的研究迅速跻身医学研究的前沿。所有生物体都有昼夜节律，它主导着能够加快衰老进程的种种变化。每个细胞都有一个掌控其昼夜节律的内部时钟，而在同一个生物体内，这些时钟又是相互同步的。昼夜节律规定着细胞的绝大部分功能，确保能量的有效使用，让细胞和整个生物体有足够的时间清除所有毒素——如果不及时清理掉，它们就会越积越多，加速细胞的老化进程，最终导致细胞死亡。

植物中也存在昼夜节律。一个很好的例证就是能开花的沙漠植物——多花紫茉莉，或者叫四点绽放的科罗拉多植物。白天，它花苞紧闭，到了四点后，它就会绽放花朵，等待授粉，然后在第二天凋谢。沙漠水分稀缺，为了让花瓣绽放，多花紫茉莉需要从自身其他部分转运水分。这种植物由夜间活动的蛾子授粉，所以它便利用"时钟"系统在四点钟绽放花瓣。这时，气温降低，蛾子开始活动。多花紫茉莉的这种生物钟保护了其植株能在炎热的白天尽可能多地保存水分，并在夜间高效运转，最大限度地增加授粉时机。

我们人类跟四点绽放的科罗拉多植物非常相像，体内的细胞时钟也是同步运行的——所有细胞都听令于大脑里的一个中央控制系统，即视交叉上核（或简称 SCN），按照同一时间和节奏工作。这是我们

的主时钟，它统领我们体内每个细胞里的时钟，高效开展工作。它
对光亮、黑暗和食物等外部条件作出反应，然后协调所有细胞中的时
钟。视交叉上核帮助我们从睡眠中醒来、保持清醒，告诉我们何时吃
饭，确保我们的肠道也被唤醒，为进食做准备。它也告诉我们何时睡
觉。视交叉上核受的是眼睛所见光的刺激。这就是光明和黑暗能控制
昼夜节律的原因。当你就医时，医生所做的各项检查——如血压、心
率、体温、血脂水平、褪黑素和皮质醇——统统有其昼夜节律，因此
全天都处于变化当中。例如，血压会在我们夜里睡觉时降到最低，在
清晨达到峰值，然后在白天保持稳定，饱餐一顿后或休息时会略有下
降。视交叉上核和你体内的昼夜节律是导致这种血压波动的原因所在。
人的老化过程同昼夜节律、作息与进食节点之间的平衡密切相关。

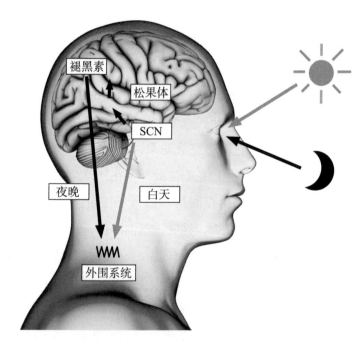

图5-1 昼夜节律由眼睛控制，也就是由视交叉上核控制

控制生物时钟的主要计时基因是 Bmal1 基因。2020 年之前，Bmal1 一直被认为是唯一的计时基因，但是宾夕法尼亚大学的研究者发现人体皮肤细胞和肝细胞即使去除了该基因仍能保持 24 小时的昼夜节律，这表明 Bmal1 基因虽然极大影响着昼夜节律，但其他基因也对此发挥着作用。如果我们对这些基因加以操纵，使其具有更好的效能，就能延缓细胞的衰老。

昼夜节律的光—暗刺激、机体衰老和睡眠之所以相互关联，关键的一环就是褪黑素。褪黑素是调节睡—醒周期的激素，可以看作我们身体自带的安眠药。它主要是大脑中的松果体在感知黑暗时释放的激素。褪黑素的作用不仅限于调节睡眠，它还具备抗氧化特性，对免疫系统有益。在成年人体内，褪黑素在天黑之后产生得最多，夜幕降临 4—5 小时后，它在人体血液中的浓度会达到峰值。光线刺激会阻碍褪黑素产生，因此，白天人体褪黑素水平很低。随着年龄增长，人体产生的褪黑素将减少。年老之后，人的视力也会下降，诸如白内障这样的眼部疾病变得越来越常见。这些因素结合在一起，会降低眼睛对光线的反应强度，进一步减少褪黑素、减弱视交叉上核的刺激。尽早发现和诊疗眼部疾病问题可以将衰老对视交叉上核、褪黑素以及睡眠带来的影响降到最小，这就是我们建议人到 40 岁之后定期进行眼部检查的原因之一。到了这个年纪，很多与老龄相关的眼部疾病就会出现。

随着年龄增长，夕阳西沉后我们的褪黑素水平激增和分泌达到峰值的时间会逐渐推迟。年龄增长、褪黑素分泌减少与失眠问题加重密切相关，这几者的关系催生了"褪黑素替代疗法"的设想。研究表明，弥补这种睡眠调节荷尔蒙的缺陷可以改善睡眠。褪黑素缓释片比快速作用的褪黑激素更有效。每次服用 2 毫克褪黑素，坚持两年疗程，已被批准为针对 55 岁及以上失眠人群的短期治疗方案。这是一种安全的治疗方法，几乎没有副作用。此外，它还能用来治疗由时差和轮班工作带来的睡眠问题。

━━━━━━━━◆━━━━━━━━

火和人类的安康之间有着根深蒂固的关联。围坐在"温暖的篝火"旁是件很惬意的事。火给我们带来温暖，让我们舒适又放松，其中部分原因在于火焰能发出黄光。人类学会生火和使用火之后，烹饪技术得到发展，饮食更加多样。与此同时，对火的利用也是人类这一物种进化过程中的重要组成部分。烹煮食物有助于拓展人类脑力。小小炉灶成为人际交流的聚集处，推动了语言的发展。人类使用燧石生火具体可考的证据能追溯到 4 万年前，但人类可能远在 40 万年前就已经学会生火了。因此，步入近期历史前，人类主要接触到的光属于黄光（波长 570—590 纳米），而且他们的生存和进化均依赖此种光。当然也能接触到蓝光（波长 450—495 纳米），但蓝光照射时间太短，只有冬日里的几个小时。即便是 20 世纪广泛使用的白炽灯泡，放射的蓝光也很少。

然而，在过去的几十年里，蓝光在现代通信技术中得到广泛运用。电视、手机和电脑等设备均会产生蓝光。蓝光有抑制褪黑素的作用，光照强度越强，照射时间越久，抑制程度也就越深，睡眠障碍和失眠问题也随之出现。下图向我们展示了足以影响睡眠的蓝光量。人们睡前受到蓝光辐射的时间越长，睡眠质量就越糟糕。查看电子邮件带来的影响最显著，如果辐射时间从 0 增加到 4 小时，睡眠时长会下降一个小时之久。此外，蓝光的负面影响还可能随着年龄增长变得更严重，因此不容小觑。睡前几小时佩戴防蓝光眼镜可以提高褪黑素水平。

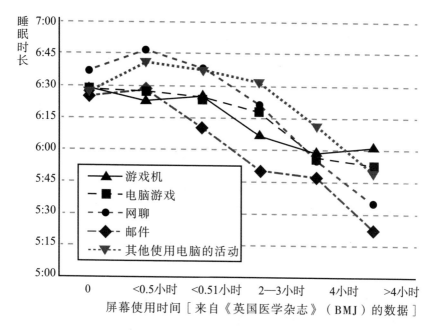

图5-2　9846名青少年的睡眠时长以及屏幕使用时间

　　尽管我们的 24 小时生物钟由视交叉上核的主时钟调节，且在褪黑素的补充和辅助作用下运转，但不是所有人的昼夜节律都一模一样。有些人天然就有自己的昼夜节律模式，其模式与光亮 / 黑暗条件的节律周期并不完全同步。理解这点很重要，它能解释有些人为什么天亮时分难以早起，天黑时分难以入睡。当我们与自身生物钟保持一致后，便有了"作息类型"，这是我们自身"天然配置"的生物钟，控制着我们的生理节律。我们的作息类型框定了自身日常基本活动的自然时间节点，比如吃饭和睡觉。人们常常挂在嘴边的"百灵鸟型"和"猫头鹰型"就是这种作息类型。

　　2017 年，三位美国科学家因发现了影响作息类型的基因 PER3，获得了诺贝尔生理学或医学奖。他们是杰弗里·霍尔（Jeffrey Hall）、迈克尔·罗斯巴什（Michael Rosbash）和迈克尔·杨（Michael Young）。他们发现，一个人的作息类型决定着其睡眠时间表，解释了为什么人的睡眠时间表很难改变。PER3基因是"周期基因家族"的一员，可以以24小时为周期控制我们的行走速度、糖分和脂肪的代谢，以及睡眠行为。它决定了我们属于百灵鸟型还是猫头鹰型作息。猫头鹰型的人早上很难精神抖擞，百灵鸟型的人则到了晚上就会萎靡不振，一到早上便活力满满。虽然人的作息类型属于"天然配置"，但随着年龄增长，它还是会有所变化的。

如果我们深入研究作息类型，探究它们各自对应的个性特质和特征，我们会发现百灵鸟型和猫头鹰型还有四个子类型：海豚型、狮子型、熊型和狼型。总的来说，10%的人属于海豚型，20%属于狮子型，50%属于熊型，20%属于狼型。

海豚型和狮子型的人习惯早起，而属于狼型的人起床较晚，不喜欢清晨。熊型的睡眠行为介于两者之间。我们大多数人都属于熊型。前三类作息类型——海豚型、狮子型和熊型——能适应社会给定的学习和工作节奏。可是，由于狼型的昼夜节律及其所有细胞中的时钟与光亮/黑暗信号不同步，此类人便习惯晚起、熬夜和挑灯夜战。狼型是少数派，社会既有的常规作息节奏对这些可怜人并不友好。由此带来的后果是，这类夜间亢奋的少数人可能被置于不利处境，普遍长期地感到疲劳或有"社会时差"，从而出现思维迟钝、整天饥肠辘辘、疲惫不堪和无精打采等现象。

对于各个类型的人来说，所有重要生理参数（如血压、皮质醇、心率、肾上腺素、褪黑素和体温）的24小时生理节律表现不尽相同。相比于其他群体，狼型人的生理节律节点会出现延迟甚至完全相反的情况。由于饥饿时间和进食时间与别人不同步，狼型人更容易过度进食导致肥胖问题，因此更容易换上糖尿病、心脏病、中风和睡眠呼吸暂停综合征等疾病，也更容易表现出成瘾人格，喜欢暴饮暴食、吸烟和过量饮酒。但随着年龄增长，我们会向海豚型或狮子型转化。

表 5-1　作息类型及相关表现

海豚型	入睡困难 睡眠时长大约为 6 小时 醒后无精打采 疲惫感持续到晚上 会焦虑、易怒 特别聪颖 完美主义者
狮子型	入睡难度中等 习惯早起 体力充沛 一到睡觉时间就精神不佳 乐观 出类拔萃 进取心强 有健康意识 饮食健康 经常锻炼 领导型人物
熊型	睡眠质量好 日出而作 努力保持健康 团队意识强 勤奋刻苦 平易近人 交际能力强

续表

狼型	醒时迷迷糊糊 早晨头昏脑涨 晚上精力十足 时常不吃早餐 天黑之后活力充沛 富有创造力 悲观主义 情绪多变 乐于独处 在所有作息类型中最有可能出现成瘾行为

　　狮子型通常积极上进、出类拔萃，成为团队的领导者，而狼型则更具创造力。如果你本来属于狼型，希望改变自身以适应社会节奏，这并非不可能。你可以循序渐进，每天提前 15 分钟入睡或用餐，逐渐让自己习惯早起，直至达到理想的入睡 / 苏醒时间。不过更重要的可能还是弄清楚自己属于哪种"作息类型"，避免形成不能自拔的成瘾行为或不良生活习惯，要特别重视自己的饮食、体育锻炼和其他习惯。

　　记住，作息类型不仅跟睡眠有关，而且跟我们的饮食相关！对于所有作息类型的人来说，将每天的全部进食活动控制在 8 小时以内完成，可以减少他们的肥胖率。研究者对老鼠进行的精细实验证实了这一点。我们将全天进食的老鼠与只在 8 小时内进食等量且同种食物的老鼠放在一起比较，发现在两者都吃完食物的情况下，24 小时都可进食的老鼠变得肥胖，而在 8 小时内完成进食活动的老鼠体形不变。这一点对人类同样适用。保持每天 16 小时的禁食时间除了使生理节律趋稳，还可以提高人的糖耐量、减少体重和降低血压。

食物的消化会影响睡眠。拿睡前小吃来说，很多食物可以促进睡眠，提高褪黑素和神经肽水平（如色氨酸和血清素）。这些食物包括杏仁、火鸡肉、猕猴桃、酸樱桃汁、脂肪含量高的鱼类（如鲑鱼、金枪鱼、鳟鱼、鲭鱼）、西番莲茶、白米饭、牛奶、香蕉、稀饭和白软干酪，其他的食物还包括洋甘菊，其中含有芹菜素。这种物质是一种抗氧化剂，能与大脑受体结合从而使人产生困意。维生素 D 和 ω–3 脂肪酸同样能改善睡眠。在一项对 95 名男性进行的随机对照试验中，每周食用三次富含 ω–3 脂肪酸的大西洋鲑鱼的实验组，在所有睡眠指标上均明显优于对照组，而对照组食物营养价值也差不多，只不过换成了鸡肉、猪肉和牛肉。在另一项对 1 848 名 20—60 岁的人进行的研究中，我们发现，与睡前吃面包或面条相比，多吃大米更有利于促进睡眠。

随着年龄增长，睡眠问题会更加常见，但我们完全有机会去更好地理解不同作息类型，规避不良生活方式，调节好相关因素，帮助我们提高睡眠质量和生活质量。

第六章
休憩时光与老化进程

过去 30 年间，我们的生活节奏发生了巨大变化。电子设备带来的种种便利理应让我们腾出更多时间与朋友喝喝咖啡、读读书或者单纯放松一下，但事实上，我们好像越来越忙，承受的生活压力越来越大。电子邮件和其他互联网工具首次出现时曾广受赞誉，人们认为自己从此可以摆脱过度劳累和巨大压力。我们听说，理想中的完美社会即将变成现实：我们将更有效率地工作，拥有更多闲暇时光，可以常和朋友、家人聚在一起，有更多的时间放松和锻炼。我们有望迎来缩短的工作日和延长的假期。这些都没能成真，我们反而更加忙碌，精神压力更大了。身边的电子设备丁零作响，一刻不停。当我开始研究"压力"这个问题时，才猛然发觉自己对电子设备有多依赖，要想从这种依赖中抽身出来遵循自己的想法简直无比困难！

虽然科学技术获得了惊人的发展，但我们也为此付出了代价。永无休止的哔哔声、振铃和闪烁等信息提醒，使我们时常分心，被迫中断手头的工作去查看手机信息。一项英国研究发现，年轻人平均每天解锁手机 85 次，使用时长高达 5 个小时。这相当于我们白天清醒时段的三分之一。然而，使用者往往低估自己对手机的使用频率。受访者被问及使用手机的频率时，他们的回答起码低估了 50%。过度依赖手机的后果是，他们往往无法集中注意力、巩固记忆，最后只能心烦意乱。

技术致瘾是有确凿证据的。一项研究发现，年轻人被禁止使用手机后表现出脱瘾症状，该症状与吸毒成瘾者类似。这一结果在另一项研究中也得到了证实。即高频率使用智能手机或互联网与低下的认知能力（比如注意力、记忆力和学习能力）存在关联。我们在回顾汇集整理 23 篇已发表的研究论文时，发现使用智能手机与抑郁、焦虑、长期压力以及自卑之间的关系非常明显。此外，睡前使用手机还会引发另外一些问题。相信大家对以下场景并不陌生：你本来打算上床睡觉，但睡前决定看看手机（只看"一下"就好），浏览一些无关痛痒的信息。结果一个小时过去了，你还是没有把手机放下。这时你难以自拔、无法放松身心，还要承受手机蓝光给生理节律和褪黑素分泌带来的负面影响。可以说，这些因素足够导致你晚上睡不着觉了。

技术会造成不良后果。该结论的大多数证据都指向了年轻群体；而论及老年人与技术产品的关系，就比较复杂了。总的来说，老年人在使用互联网方面要适度得多，互联网让其心理状态得到改善、对生活状态更加满意。基于这一发现，研究者鼓励老年人多使用技术产品。然而，作为技术盲的老年人可能与飞速发展的数码社会格格不入，因而被边缘化。当今社会提供的大多数服务都离不开互联网，对此，有些人越来越感受到自己的权利被剥夺，十分沮丧。

几乎所有人在生活的某个阶段都感受过压力，年纪大一点的读者可能不仅经历过急剧的精神压力，而且也了解它日积月累所引发的种种后果。重负荷医学将精神压力定义为一种"人受到环境影响而产生的心理体验，在过度唤醒或唤醒不足的情况下，会带来生理不适和心理痛楚"。其实，这么烦琐地定义精神压力并无必要——我们都知道精神压力意味着什么，也切身感受过它。精神压力的识别途径不止一条，我们既可感受到它的存在，也可用客观手段测量出它来。测量精神压力的生物学指标有很多，例如神经系统、激素、免疫系统或炎症系统、代谢系统的种种反应。压力会给健康带来不利影响，包括肥胖、糖尿病、高血压、心率过快、心脏病发作和中风等。

通常来说，压力会同时影响多个而不是单独一个系统。剧烈的精神压力令人一夜白头，这种对痛苦的表现形式尤其容易激发讲故事者们蓬勃的想象力。关于头发一夜变白或快速变白，可能性最大的原因是：压力会导致含色素的头发脱落，而无色素的头发会保留下来，从而导致头发变白或变灰。头发快速变白这一症状常被称为"玛丽·安托瓦内特综合征"。病名源于法国的玛丽·安托瓦内特（Marie Antoinette，1755—1793 年）王后，法国大革命时期，她被送上了断头台，据说就在那天前的夜里，她的头发全变白了。她受刑时只有38 岁。满头白发是她服刑前一天晚上经历了急剧、极大压力的证据。据史料记载，英国殉道者托马斯·莫尔（Thomas More，1478—1535 年）爵士在伦敦塔下被处决前，头发也是一夜变白。离我们更近一点的案例是：经历了第二次世界大战狂轰滥炸的很多幸存者都白发苍苍。我曾读过一个公开发表的案例，是一位美国皮肤科医生写的。据他描述，他接诊了一位 63 岁男性患者，对方从楼梯上不慎摔落后，头发迅速变白了。这一案例再一次反映出震惊与精神压力对人的影响有多大。约翰·麦凯恩（John McCain）参议员从 1983 年开始担任美国国会议员，2018 年在任时去世。他曾两次成为美国总统候选人。

他的传记作者记叙了麦凯恩在越南成为战俘期间，经受了骇人煎熬后头发迅速变白的情节。

哈佛大学的研究人员进一步阐明了精神压力如何导致人的毛发迅速变白，及其对我们的身体和各个系统有何更深的影响。压力能刺激部分控制或战或逃反应的神经——交感神经。科学家曾探索不同程度的压力对毛囊的影响，他们发现为毛囊输送养分的交感神经会释放一种叫去甲肾上腺素的化学物质，其强度和生物应激反应的强度相当。这种物质除了会加速脱发外，还会减少头发色素。鉴于交感神经系统几乎参与着所有器官的神经支配，作者得出结论，头发变白足以表明精神压力会无所不及地影响人的全身生理。我们的头发色素是有限的，一旦耗尽，就无法再度补充——所谓白发不复青丝（除非去理发店染发）。这就是白发往往与衰老联系在一起的原因。人类进化到现在，可以做到在很长一段时期内慢慢消耗毛发色素，而不是短时间内将其一扫而光。

哈佛这项研究的主要作者说："刚开始研究这个问题时，我只是猜测精神压力对身体有害，但随后我们发现，压力的危害超乎想象。重压之下，仅仅几天时间，人体所有产生色素的干细胞都消失得一干二净。这些干细胞一旦消失，我们就再也不能产生色素，这种损害是永久性的。"研究小组通过准确理解精神压力对这些细胞的影响机制，为探索压力如何影响身体其他组织和器官奠定了基础——这一步非常关键，由此，我们才能设计最终治疗方案，阻止或逆转精神压力的不良影响，甚至逆转整个加速老化的进程。

好消息是，随着年龄增长，我们的精神压力会越来越小。盖洛普在 140 个国家进行的一项大型民意调查显示，在 15—29 岁的受访者中，64% 的人回答自己感到精神紧张，50% 的人感到时常忧虑，

32%的人感到暴躁易怒。与此形成对照的是，50岁及以上的受访者说自己不那么紧张了（44%）、较少担忧了（38%）、不再易怒发火了（16%）。在70岁以上的受访者中，这几项的比例甚至更低。来自南加州大学的一系列调查同样表明，人们对自己紧张感受的评级情况出现了一种矛盾现象：20—50岁，精神压力水平很高，在75岁左右及之后出现急剧下降；与50%的年轻受访者相比，只有17%的年长受访者感到精神紧张。其中自然有经济压力减轻、退休赋闲、子女成家、更加积极的心态等原因，但并不能完全解释老年人压力减少的现象。

这一结果与我们对生活满意度和幸福感的研究相吻合。该研究的结果同样呈现出一条U形曲线——人的幸福感在20多岁时很高，但之后会下降，在40多岁和50多岁时触底，随后再次上升，并保持这种趋势，直到70多岁。从50—75岁，大多数人的生活都变得更好，而在此之后生活质量慢慢下降，因为健康问题开始出现。到80岁之后，受访者的生活质量分值又会恢复到50岁时的水平——所以，平均而言，人们年届50后可以有30年的时间过上高质量的生活，这与当下的流行观点相反。

这一现象的原因在于，随着年龄增长，人们的期望越来越现实，可以自主选择生活方式以及共度时光的对象。老年人更富有智慧，更有可能活在当下，顺其自然地对待每一天，体味生活积极的一面，他们不纠缠于消极的想法，过激反应较少，设定的目标更加现实，处理人际关系时更能分清主次。随着年龄增长，我们越来越善于应对压力和挑战，积累的智慧更多。这些智慧能帮助我们缓解压力，处理好各种问题。人之所以能够积累智慧，一部分原因是人的神经生物学构造。换句话说，获取智慧的能力是与生俱来的。大脑成像研究证实了智慧有着生物学基础。研究显示，当我们的大脑处理涉及智慧的任务时，尤其是产生共鸣、做决策和深思熟虑的时候，多个区域在显像中都处于持续亮起状态。

通过代际分享传播智慧能对我们的心理健康和幸福产生积极作用，帮助减轻人们的精神压力，无论老少。特雷莎·希曼（Teresa Seamen）是一位资深研究员，她主持开展了一项心理指导方面的创新性实验计划，为这种"智慧分享"的益处提供了丰富的证据支撑。这一计划被称为 Gen2Gen，发起于美国加利福尼亚州的圣何塞市。计划的设计目的是"由年长者提供志愿指导，带来卓著成效，让成千上万的年轻人确立远大抱负，拥有更多机会"。具体来说，就是退休人员平均每周拿出 15 个小时帮助教育贫困儿童和年轻人；他们将领取津贴、积极参与到某个战略和规划项目中，并定期向监督该项目的正规教育工作者提供反馈。该计划取得了巨大成功，贫困青少年的受教育水平得到了提高，年轻人和退休老年人的精神压力得以消除。这是一个易于操作且行之有效的模式，有望在其他国家加以推广。

———————————◆———————————

不管你信不信，反正我们又要回过头来讨论炎症反应，它能让我们看懂一些指示精神压力的生物学标记，从而了解疾病是如何由此而生的。急剧的和长期的精神紧张会引发炎症级联反应。这种炎症随时间推移变得更加严重，造成一些我们所熟知的老年慢性疾病，例如心脏病、癌症、阿尔茨海默病，以及更多的皱纹！

尽管生活在蓝色地带的人们同样会经历精神压力，但他们有很多应对压力的窍门，值得我们借鉴。这些长寿的人身上有一点是我们大多数人不具备的，定期消解精神压力，让其无法累积成长期的精神紧张。冲绳人每天都花时间纪念他们的祖先；基督复临安息日会会众常常祈祷；伊卡利亚人习惯小睡片刻；撒丁岛人会与朋友和家人共饮葡萄酒。在蓝色地带，生活更悠闲、更宁静，鲜有紧迫事件。这里的日常生活节奏舒缓，人们很少忧心忡忡、慌慌张张，也不需要不停地东奔西走。因此，这些地区的居民们能如此长寿绝非偶然。

关于如何度过休憩时光并放松减压，我对患者们的建议是，每天抽出一段或几段时间关掉手机及其他电子通信设备。定期这样做，让自己适应这种情境，然后慢慢延长关闭通信设备的时间。让其他人知晓你这个习惯。如果短时间不用那些技术设备，你就不会感受到那么强的精神压力了。如果可能的话，晚上睡觉时将手机放在卧室以外，并在睡前一小时内不要使用它。此外，每天可以和朋友聚一聚，准保你受益良多。

我非常欣赏迈克尔·乔丹的一些观点。有人问他是否担心即将到来的比赛，他说："我都没有投篮，为什么要担心球没投中？"他的回答非常漂亮！无怪乎他以"很酷"的性格和上场时镇定自若的神态名扬四海。当我想要摆脱忧虑的干扰时，也会这样想。毕竟，我们越是跟问题过不去，就越会让它深深扎根于心。只有把注意力从问题上转移开，我们才能慢慢解决它。

倾诉自己遇到的麻烦，可以减轻我们的精神压力和忧虑。南加州大学进行了一项实验，旨在测验"两人分担，困难减半"这句为人熟知的口号的合理性。受试者两两分组，然后根据要求开始演讲，研究者对其进行全程录音。研究者鼓励一半的受试者在演讲前谈谈自己对公开讲话的感受，而禁止另一半受试者这样做。实验开始前、进行中和结束后对受试者的精神压力水平测试结果显示，那些能将自己的感受说出来并直言自己的恐惧、担忧和期望的受试者，精神压力水平显著降低。

研究者还在每位受试者讲话前、讲话中和讲话后测量了其皮质醇水平。皮质醇是一种激素，能够精准地反映人的精神紧张程度，是一种强效生物标志物。研究者发现，"交流感受"组的受试者比另一组压力水平低得多。当皮质醇持续走高时，它会加速炎症发展和细胞老化。因此，要想战胜精神压力，最佳方法就是讲出你的感受——跟与你处于相同境况的人交流感受会产生最好的结果。这是因为，人往往在面对威胁的时候会感到高度精神紧张，而如果是与一个情绪状态相似的人共同面对，便可以起到缓冲的效果。

————————◆————————

园艺被认为是最受欢迎的爱好之一。它是帮助我们管控压力的绝佳工具，因为它本身带有创新性，需要人保持高度专注，让我们感到更加放松、安康。侍弄矮牵牛和西红柿，最能够让我们的心绪安静下来。花点时间与大自然接触，可以减轻我们的压力，给人一种生活尽在掌握的感觉。打理花园能让我们忘记忧虑，不被问题所困扰。一代又一代的园丁们都知道，种植、浇水、除草以及这些活动带来的美好情绪对我们有好处。相关的科学研究也逐渐成熟。大量研究表明，园艺可以增进人们的身心健康。无论是窗台上的几株植物、露台上的花箱、院落里的苗床和花带，还是一块菜地，大大小小的花艺天地对于园丁和其他共赏者来说都是非常有益的。

最近一项研究证实，园艺活动除了能活动人的身体，还能帮助人们开展人际交流、接触自然、沐浴阳光。夏日的阳光可以降低人体血压，提高维生素 D 水平，并且在阳光下生长的水果和蔬菜十分有益于人们的健康饮食。从事园艺活动能让人体恢复灵敏度和力量，在此过程中的有氧活动可以很容易地消耗掉热量，不需要再专门到健身房去运动消耗，挖土、耙地和割草尤甚。公共性质和疗愈性花园项目为心理健康状况不佳的人提供人际交流互动的场所，在增进健康方面效果显著。此外，据报道，此类项目带来的社会效益可以延缓人们患阿尔茨海默病症状的发展。正处在心脏病或中风恢复期间的患者发现，与常规运动环境中的康复训练相比，在花园里锻炼对于他们来说更加有效、更加愉悦、更能坚持下去。

另一篇近期发表的论文分析了 22 项关于园艺和健康主题的重要研究。这些研究比较了参加和不参加园艺活动的人的健康状态，结果显示，园艺活动对多方面增进健康有着积极意义。例如，园艺活动能减少抑郁、焦虑，降低体重指数，提高人们的生活满意度、生活质量和归属感。

在一项田野实验中，研究者试图测试园艺活动的减压效果。他们先安排园艺爱好者们做一项心理任务，对其施加压力。接着，园丁们被随机分配到户外园艺或室内阅读活动中，期间研究者会反复测量他们的压力激素水平和情绪状况。结果显示，园艺活动和阅读活动两者都能减少压力激素，改善情绪，但是园艺活动减轻和改善的幅度更大、持续时间更长。此项实验结果证实，园艺活动可以快速缓解急剧的精神压力，而且其良好效果在任务结束后会持续存在一段时间。

另一项实验则面向患有抑郁症的成人，围绕为期 12 周的疗愈性园艺计划展开。计划进行期间，研究者测量了患者的症状严重程度及其注意力集中能力的变化情况。随着园艺计划的实施，患者们的抑郁状况明显改善，四分之三的病例研究显示，这种改善效果在治疗停止后依然存在。患者的抑郁症状在园艺疗法期间的改善程度，取决于园艺活动对他们的吸引力有多大。换句话说，患有抑郁症的参与者必须喜欢他们正在做的事情，才能从中获得好处。

在园艺的世界里，所有人都能找到乐趣，不管你偏好的是虚拟参观植物园、培育室内盆栽植物，还是打理花园、种植几小块苗床，种种证据都非常有力地表明，参与园艺活动是一种消除精神压力、改善心情的有效方式。

黏泥带土的户外活动对我们有好处，这背后可能还有生物学上的依据。研究者已经发现，土壤中的一种细菌，可刺激人体分泌一种激素，使人焕发好心情，这种细菌叫作母牛分枝杆菌，它可以刺激人体释放血清素。这在某种程度上揭示了我们接触土壤时感觉快乐的原因。血清素是改善情绪、减少焦虑的主要化学物质。血清素对改善情绪的作用很大，一个例证是：许多用于治疗抑郁症的药物都通过大脑的血清素通路发生作用。

即使在城市中，被绿植环绕也可以使人们生活得更安心。考虑到自然环境对人们身心健康的益处，政府开始重塑城市环境，使其更环保、更原生态。例如，通过建立野生动植物园恢复城市的自然气息，不仅对我们有益，还有利于昆虫和鸟类的生存。美好的环境和悦目的自然风光，可以放松我们紧绷的神经。

日本农林水产部造了一个词，叫作 shinrin-yoku（森林浴），意思是"沉浸于森林的气息中，或沐浴在森林之中"，并开始一项新的植树造林计划。日本的研究人员曾开展实地实验，将实验对象分为两组，分别游览森林和城区。研究人员一一测量了实验对象游览前后的多项客观压力指标，包括激素水平、血压、心率及其他神经系统活动的生物标志物。结果显示，相比于游览城市，漫步于森林能够大大降低实验对象的所有压力指标。游览森林能够降低皮质醇水平，而且增强可以平复心率和其他身体系统（副交感神经）的神经系统活动；与之相对的是，控制战斗或逃跑反应（交感神经）和精神压力反应的神经系统活动减弱。这些结果都显著表明游览森林带来的好处。

在世界范围内，关于森林和人类健康的类似研究催生了新的城市森林发展计划。国际林业研究组织联盟（the International Union of Forest Research Organizations，简称 IUFRO）成立于 1892 年，总部位于奥地利，是一个非营利性国际林业科学家联盟。该联盟每五年召开一次会议，以促进全球科学家合作从事林业相关研究。有超过 15 000 名科学家加入了国际林业研究组织联盟，在这里，林学和健康卫生领域的专业人士能够进行跨学科交流，并加强国际协作，在包括城市在内的各种环境中努力打造"沐浴用林"。目前，越来越多的研究开始探索自然环境对增进人们身心健康与生活幸福的潜力，这再度凸显出森林资源作为一种增进健康的手段尚未得到充分利用。

———————————◆———————————

你每周单独吃饭几次？我很清楚，我们当中许多人别无选择，只能独自吃饭。首先我们来总结独自吃饭的影响，随后再谈谈解决方案。独自吃饭会给身心健康带来很多不利影响，与朋友或家人一起吃饭则是一种简便的减压方式。有一项研究记录了 75 岁以上独居者的进餐习惯、喜好和遇到的困难。结果发现，他们在用餐时的最大困难是缺少与家人共处的时光，而缺少陪伴也是其中的一个方面。这些独居老人中，绝大多数希望每天至少与他人一起吃一顿饭，超过四分之三的独居老人希望与家人一起进餐，五分之一表示自己在独自用餐时感到孤独，四分之三平时都是一个人吃饭，许多人甚至常常不吃饭，因为他们觉得独自吃饭太孤独了。大多数人表示，与他人共同进餐时，自己吃得更有营养，食物的味道也更好。人们与他人一起吃饭的时间要比独自用餐的时间长——共餐时长平均为 43 分钟，独自进餐时长平均为 22 分钟。大多数老年人回忆，在自己子女尚幼时，吃饭时间是全家互相交谈和倾诉的重要机会。当然，并不是只有老年人才会独自吃饭，成年人的近半数餐食也是在电脑前、车里、忙碌中完成的，换句话说，他们也都是独自吃饭的。

让我们退一步，思考一下共同用餐的好处以及我们如何改变这种普遍的单独用餐模式。和他人坐在一起用餐，对所有人的心理健康都有好处，不论他们处于哪个年龄段。用餐时间无论是与家人和朋友互相倾诉经历、加深联系，还是下班后与同伴一起放松，或是单纯找人聊一聊，都为我们提供了很好的机会，使我们能在一天之中或一周之中特意留出时间与别人交流、放松身心，促进心理健康。分享食物可以培养儿童和青少年的社交技能，他们会模仿祖父母、父母和年长的手足的行为举止。用餐时间是很好的学习机会，少年儿童学会如何在对话中倾听、与他人互动。在讨论别人的意见和观点的过程中，孩子们逐渐形成了同理心、通情达理等良好品质。用餐时间是让老年人分享其丰富的生活经验、宝贵的人生智慧的绝佳机会。"共同进餐"，亲友欢聚一堂，一起享用食物，这是所有蓝色地带长寿老人的标准生活状态，也被认为是百岁老人健康长寿的原因之一。

有证据表明，单独进食或狼吞虎咽会增加肥胖和营养不良的风险，带来负面代际影响，重视家庭聚餐或与朋友定期聚餐是很有必要的。英国心理健康基金会（the UK's Mental Health Foundation）对共同进餐提出了以下建议：

约定好时间——设定可实现的目标。每周至少留出一天时间与家人或朋友一起吃顿饭。并且应该让其成为每周都应遵循的、光荣的例行活动，比如，周五悠闲地一起吃早餐、晚餐，或周日放松地共进午餐。确保每个人都参与其中，所有人共同决定聚餐的日期，并保证自己那天有空参加聚会，不安排其他事情。我建议，如果无法面对面用餐，可以尝试运用通信技术来确保所有或大多数家庭成员每天都至少有一餐同时开吃。

简便的餐食——在计划聚餐时，尽量选择既美味又易于准备的食物。这将确保该传统能延续下去，而不至于成为一件苦差事。

共担责任——让每个人都参与进来。决定好谁来选择菜肴，谁去食品店采购，谁来摆桌子，谁下厨掌勺，谁洗餐具。然后大家轮换承担这些任务。

提前制订饮食计划——长远来看，提前制订饮食计划可节省时间，也让大家有机会考虑将哪些新颖菜肴列入聚餐食谱。可以向他人取取经，制订合适的饮食计划。

让儿女、孙辈参与其中——随着时间推移，让儿孙全方位参与到聚餐准备中来，包括制定菜单、烹饪和洗碗等。

关掉电视——尝试利用用餐时间进行交谈、倾诉。吃饭时开着电视，哪怕只是一种背景音，也会让人分心。

如果以上提议哪个你都没法做到，那我建议你尝试下列方法来提升独自用餐的体验。每天至少准备一顿健康的美味餐食，听着你最喜欢的播客或看着精彩的电视节目精心准备餐食，甚至可以尝试新食谱，挑战一下自我；增加外出就餐频率；独自用餐时带上一本书，享受这种体验。如果你的朋友也是独自吃饭，那你们可以在共同的用餐时间打个电话，甚至共同尝试新食谱。我们中有很多人别无选择，只能独自吃饭，所以如果可以的话，千万不要犹豫，尽情与他人联系，因为他们很可能也跟你一样需要人陪。

沙恩·奥马拉（Shane O'Mara）是我的同事，也是都柏林三一学院的神经科学家。他写了一本畅销书，里面讲述了散步对改善心情和大脑功能的诸多好处。在《我们为什么要行走》（*In Praise of*

Walking) 中，他进一步证明了在大自然环抱中行走对人类的积极作用。如果我们在习惯步行之后，突然停止，就会失去步行带来的益处，整个人会充满暴躁或不满的情绪。如果我们压根儿不走路，那么性格也会变差。

我们的身体运动起来后，思维会更具创造性，心情将会更为开朗，精神紧张程度也会下降。斯坦福大学的研究人员展示了步行如何激发创造性灵感。他们分别测试了人们在走路时和静坐时的创造力水平，发现人在行走时产生的创意和灵感增加了60%。哪怕只是面对白墙，在室内的跑步机上走走，人的创造力也能达到静坐者的两倍，在户外行走时，创造性会进一步增强。研究还发现，即使人们刚刚散步回来，重新坐下，创意的源泉仍会持续涌动。所以说，步行和创造力可以缓解精神压力，增加积极情绪。

◆

或战或逃反应如果在适当情况下被激发，可以帮助我们应对突如其来的挑战。但是，如果精神压力和日常活动（例如经济窘迫、交通拥堵、健康问题、工作上的烦恼或人际关系问题）不断引发或战或逃反应，麻烦就来了。因此，既然我们已经讨论了压力带来的问题和产生原因，现在不妨想想那些已经被证实行之有效的减压方法。

一位哈佛心脏病专家在20世纪70年代首次提出，可用控制呼吸的方法来获得放松和作出减压反应，缓解长期的精神压力。缓慢、深沉、有规律的呼吸可以强化副交感神经系统，使人放松下来。只需缓慢地深吸一口气，让腹部鼓起，横膈膜拉伸到最大限度，随后短暂地屏住呼吸，慢慢地呼气，便能达到放松效果。这一过程要重复5—10次，注意力放在缓而深的呼吸上面。深呼吸非常简单，随时随地都能做到。

经过严谨的科学研究，科学家已经证实，古老的冥想活动不仅有助于人们应对压力，还能帮助人们实现长期的整体健康。脑部扫描证实，打坐可以保护大脑的主要结构组织——灰质和白质。此外，它还可减缓大脑衰老进程，产生"神经保护作用"（防止脑细胞衰老和死亡），增加大脑血流量、强化氧化作用、减弱交感神经（也就是控制"或战或逃反应"的神经系统）的作用，相应地增加副交感神经（也就是"放松"神经系统）的作用。由此，增加脑细胞存活率和寿命的蛋白质——神经营养因子也会增加。人的大脑和身体中的每个细胞都有线粒体，它产生 90% 的细胞能量。在打坐时，它产生的能量更多。总之，打坐的好处众多，效果显著，我们没有理由不亲自试试！

释一行禅师（Thích Nhát Hanh）是一位越南佛教禅宗僧人，他坚定地倡导正念。释一行禅师已有 93 岁高龄，在提笔著书时，仍然妙语频出。对于正念，他解释道，"正念最主要的原则便是——生命只存在于当下"。

性情正念（有时称为特质正念）是一种最近才被认真研究的意识活动。研究者们给它下的定义是：对当下思想和感受的敏锐认知与关注。研究表明，正念活动可以带来许多身体、心理和认知层面的好处，包括减少压力和担忧。性情正念是生活中的一种品质，属于一种固定的特质，并不是只在正念期间进入的状态。

正念需要训练。我们总是让思绪无边游走，思考未来或者担心可能发生的事情。如此一来，我们会纠结那些尚未发生或者可能永远不会发生的事情，而不是专注当下。分心既浪费我们时间，也对健康有害。正念则像是对大脑的锻炼，在此过程中，我们反复将自己的想法拉回当下。每天都可以抽出一点时间进行正念练习，更理想的是，让它成为我们日常生活的一部分，让我们学会始终"活在当下"。达到后者便是性情正念的要义。近来，人们对正念和打坐如何延缓生理老化，特别是对正念如何增强免疫系统的兴趣越发浓厚。同时，我们也需要做更多的试验来证实这些前景喜人的发现。

我向患者推荐的另一种减压方法是对骨骼肌进行渐进式放松——与心肌肌肉不同，骨骼肌是我们可以控制的，用来做出身体动作。我们在精神紧张的时候，肌肉也会紧绷，变得僵硬。所以通过放松肌肉，我们也能减少精神压力。与深呼吸相比，放松肌肉需要更多的时间完成。这个过程最好在安静、无人打扰的地方进行，躺在厚实的垫子上舒适地伸展四肢。有序拉伸主要肌肉群，将每块肌肉收紧并保持20秒，然后慢慢松开。当肌肉放松时，应专注于从紧张状态的释放和由此带来的放松感。你可以从面部肌肉开始，然后逐渐向下放松身体其他部位，直到脚趾都得到放松为止。整个过程需要12—15分钟。最开始以每天两次放松练习为宜，预计约两周后，你便可掌握放松肌肉的方法，缓解压力。

瑜伽是一种越来越受欢迎的调理方法，超过6%的美国人被内科医生或心理治疗师推荐过瑜伽练习。有一半的美国瑜伽练习者明确表示他们最初是为了增强体质。英国国家医疗服务体系（National Health Service）提倡人们练瑜伽，认为它是一种安全有效的调理治病方法，对所有年龄段的人适用。

瑜伽起源于2000多年前的印度。瑜伽一词源自梵语单词 yuj，意思是"结合"，象征着身体与意识的结合。瑜伽练习融合了身体姿势、呼吸技巧、放松和打坐等活动。

自2014年以来，有关瑜伽的研究增加了50倍，其中一些具有说服力的研究涉及瑜伽对精神压力、失眠和焦虑的缓解作用，还有对身体疾病（包括糖尿病、高血压和冠心病）的显著疗效。瑜伽有助于提高人的平衡性和灵活性，能强化人们的积极态度、对抗精神压力、增强自我意识、形成应对机制，获得掌控感、灵性、同情心和正念。在细胞层面上，练习瑜伽可以减少炎症，减缓生理结构老化。它能增加人体大麻素和镇静素的含量，影响大脑与肾脏上的精神压力控制腺体（肾上腺）之间的神经活动。这些腺体会释放出舒张血管的化学物质——都是有益物质！

我在第一章中讨论过端粒，也就是染色体末端的保护层，它能使染色体保持完好。随着年龄增长，端粒会缩短，染色体因此受损，导致细胞衰老和死亡。端粒酶是防止端粒缩短的一种重要的酶。多项研究发现，练习瑜伽能影响端粒酶和端粒长度。全印度医学科学研究所（All India Institute of Medical Sciences）发表的一篇优秀论文证实，练习瑜伽可以增加端粒酶和端粒长度。我们之前讨论过的其他细胞衰老的重要指标，如皮质醇、内啡肽、细胞因子，以及我们稍后要讨论的脑源性神经营养因子 BDNF，全都能因瑜伽练习而焕发活力。

总之，越来越多的证据表明，我们可以通过瑜伽、打坐、呼吸练习和正念等干预措施，改善与细胞衰老相关的生物标志物，从而减缓衰老过程。做到以上几点的同时，定期远离电子设备，多亲近大自然，可减少我们的精神压力，进一步减缓身体的老化速度。

太极拳是一种古老的武术，步法招式轻盈优雅，行云流水，对练习者的身体健康十分有益，尤其是可以增强平衡感、灵巧度和肌肉力量。太极拳已有上千年的历史，其起源是气功——一种根植于传统中医的古老保健方法。太极拳是一种将优雅、正念、和顺融为一体的多模态身心修炼，是适合所有年龄段的锻炼方式，尤其适合老年人练习。打太极拳益处很多,能强化人的认知能力,增强人对身体的控制,提高肌肉的力量和灵敏性,从而预防摔跤。核磁共振成像和脑电图检测显示,经常打太极拳的人的大脑神经系统也得到了改善。

永葆青春年华，是人类自古以来就怀有的渴望。公元 618—907年的唐朝是中国历史上最繁荣的时期。人们认为，就文明社会，特别是中国诗歌和艺术创作而言，唐朝是中国历史上最伟大的时代，中国文化于此间蓬勃发展。政府系统中的文职岗位都设置了严格的选拔机制，确保学业超群、才华出众的谋臣入朝为政。皇帝们则痴迷于长生不老，执着寻找灵丹妙药。然而，虽然唐朝体制先进，文化发达，但是二十二位皇帝中竟有六位在追求长生不老的过程中意外中毒身亡。据唐朝炼丹师的说法，"血红的朱砂""性质不稳定的水银""闪光的金子"和"炽热的硫黄"是长生不老药的主要成分。而它们也是导致那些追求永生的皇帝、贵族殒命的致命毒药。除此之外，一些文人和官员同样痴迷于永生。中国著名诗人白居易常常一连躬身数小时鼓捣蒸馏器具，搅拌水银和朱砂的混合物。然而，不知道出于何种原因，他自己并没有服用这些"长生不老药"，最后，他那些不明智地吃了"药"的朋友和家人均先其一步离世。对此，他在诗中写道：

"闲日一思旧，旧游如目前。

再思今何在，零落归下泉。

…………

或疾或暴夭，悉不过中年。

唯予不服食，老命反迟延。"

我不知道白居易是从何时大彻大悟的，但对其他人来说，认识到这些混合物足以致死，并停止服用炼丹家制造的"长生不老药"，前后起码花费了将近 300 年的时间。此前某位美国总统提到饮用消毒剂可以杀死新型冠状病毒的时候，我就想到了这个中国故事。幸运的是，时至今日，我们已经在开处方、服药物时变得更加审慎严格。

从唐朝快进到 21 世纪，再到谷歌的联合创始人兼前首席执行官拉里·佩奇（Larry Page），你会发现，人类追求长生不老的梦想从未熄灭。拉里·佩奇成立了一家新公司，专门研究"治愈"衰老的药物。2013 年，谷歌成立了 Calico 公司。Calico 公司在其网站上宣称，它正在"破解人类生命中最大的谜题之一——衰老"。该公司在不同领域均有投入，资助各种研究。在其雄心勃勃且花费高昂的商业项目中，有部分投资用于研究一种长相奇特、体形瘦小的哺乳动物——裸鼹鼠。这种动物虽然体形小，但寿命却长得出人意料。

裸鼹鼠只有人的中指大小。它长得丑，通体无毛（所以叫"裸"鼹鼠），眼睛还是瞎的，常年生活在东非地下。它有两个长而突出的钩状牙齿，形同尖牙，可以分别移动。裸鼹鼠就是用这两颗门牙挖隧道，并且可以在其他哺乳动物无法存活的低氧环境下安然无事。举个例子，人类脑细胞在缺氧后 60 秒内开始坏死，通常在 3 分钟后就会出现永久性脑损伤。相比之下，裸鼹鼠可以在无氧环境中存活整整18分钟，而其脑细胞或其他细胞不会受到任何损伤。从我们的医学专业角度来看，如果能够找出这种哺乳动物能在无氧环境下存活如此之久的原因，那就有可能找到治疗由中风引起的脑损伤的新方法。除了能在极端环境中存活下来，裸鼹鼠还很长寿，能活30年，从来不会患上癌症或心脏病等老年疾病，也不会像我们所知的那样因衰老而自然死亡。它们的死亡往往是因为遭受其他动物攻击，有时是因为感染了传染病所致。

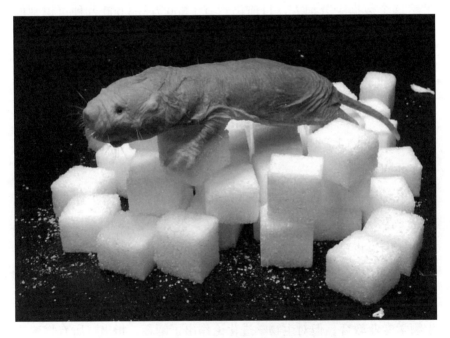

图7-1　放置的方糖用于反衬裸鼹鼠体形的大小

（简·雷兹尼克/加里·勒温摄，MDC）

鼹鼠王后在一群雄性鼹鼠的帮助下能保持稳定的生产率，而且还没有更年期——这又是一个让科学家们感兴趣的课题。相信经历过更年期的读者会对这一研究的进展满怀期待！此外，裸鼹鼠的血管能始终保持良好状态，血管弹性的减弱轻微到可以忽略不计，也不会出现已绝经的老年女性和老年男性常常面对的"动脉硬化"问题，那么，有没有这样一种可能——不同于中国古代的朱砂、水银和硫黄制成的"长寿"配方，如今的"长生不老药"秘方真实存在，而且就潜藏在 Calico 公司正投资研究的这种默默无闻、又小又丑的哺乳动物身上呢？

令人揪心的是，地球上曾经出现过的物种，99.9% 以上都已灭绝。虽然这个数据十分惊人，目前仍然有 1 000 万—3 000 万种可识别的物种生活在地球上。对这些物种的研究统称为"生命科学"。我们关于老化过程的知识大多数来自生命科学领域的综合研究，包括不同物种的生物学、医学以及人类学和社会学研究。我们应当对此致敬，因为生命科学对人类理解自己为何衰老的贡献可以追溯到 4 个多世纪之前——那时人们意识到，人的衰老过程呈现了所有动物物种衰老时的诸多共同特征。

乔治 - 路易斯·勒克莱尔（Georges-Louis Leclerc）便是首位取得这一发现的博学之士。他的人生故事很有趣。18 世纪初，勒克莱尔在法国第戎接受了耶稣会的教育，他先后学习了法律、数学、医学等。完成医学学业后，他有幸继承了一大笔财富。这笔财富让他可以自由地追求科学理想，没有任何赚钱维生的压力。他虽然没有接受过生物学专业教育，但对生物学进化论作出了阐释，指出"所有物种的老化过程别无二致"。他的这一见解意义深远，在这一见解的启发下，今天的生物学家能够研究家蝇身上与衰老过程相关的基因，并将研究结果应用于人类研究，因为导致两个物种衰老的基因是相同的。有一句诙谐的爱尔兰俗语是这样说的，"Cadé a dhéanfadh mac an chait ach luch a mharú？"意思是，"猫的幼崽除了捕杀老鼠还能有啥本事？"勒克莱尔对大象与猛犸象之间共同点的描述，使他成为揭示人类子女遗传父母特征现象的先驱之一。除了亚里士多德和达尔文，再没有任何自然科学学者能像勒克莱尔这样对后世影响如此深远。但我们只熟悉前两位人物，对勒克莱尔却鲜有耳闻。

后世对生物衰老机理的研究成果证实了勒克莱尔的想法，也为我们研发出一套延缓衰老的有效干预机制提供了重要线索。当下显而易见的是，一些激素通路和细胞通路的存在影响着低等生物（如苍蝇或蠕虫）的衰老速度，这一发现也有助于解释人类一些衰老期的病症，如癌症、白内障、心脏病、关节炎和阿尔茨海默病。多项研究表明，通过操纵特定基因、改变再生速率、减少热量摄入，可以延长低等生物和哺乳动物的寿命。对低等生物进行大数量级的研究相对容易些，特别是对果蝇这种常见的昆虫。我参观过很多实验室，大玻璃容器装满了嗡嗡作响的苍蝇，它们成了研究老化现象的主要实验品。我们对人类细胞变老原因的大部分认识都来自对这些低等物种的观察，所以，下次我们准备拍死一只苍蝇前，也许得先想一想它对科学作出的贡献！

人类是非常高等级的有机生命体——人类啊，几千年来你一直专注于"你"本身的进化。你之所以存在，恰恰是借助了数十上百亿不那么完善、不那么复杂的有机体的死亡。你是幸存者——你完美诠释了"适者生存"的道理。400万年前，你以单细胞生物形态开始了这段进化旅程。如今的细胞与最初的单细胞在核心内容物上几乎没有改变，而且细胞非常微小。举个例子，10 000个人体细胞才够一个针头那么细，我们的身体是由数十万亿个细胞组成的。

细胞的主要工作是产生能量，维持自身活力，使我们得以生存。

简单来说，食物由细胞转化为能量；废物（食物代谢制造能量过程中产生的副产品）也是这种能量转换下的副产品，并被细胞迅速处理干净。能量产生和废物处理的指令均来自细胞核。正如我们此前了解的那样，细胞核是细胞的图书馆——一个保存了细胞所有信息、定期通过细胞发出指令的数字图书馆。细胞壁使得毒素和废物离开细胞，最终在肠道和膀胱化为粪便和尿液排出体外，同时将所有有益化学物质和食物留在细胞体内继续用于能量生产。因此，任何改变细胞壁强度的东西都可能给细胞带来严重损害。在细胞内部，负责产生能量、以能量转换来维持细胞存活的部分就是线粒体。

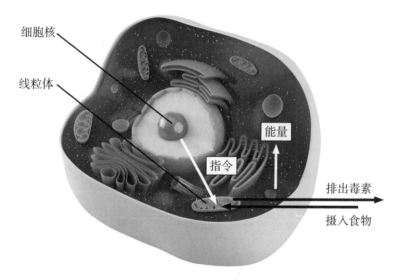

图7-2　人体细胞构造图

我们的细胞忙碌不停，从不休息，不断地产生能量、分裂和产生新细胞。在细胞分裂过程中，基因也会分裂，从而将蕴含各种性状信息的指令传递给下一代。有时，分裂过程中会出现缺陷，叫作突变。突变会改变包含一个或多个性状信息的指令。有些突变程度轻微，我们可以不知不觉地带着它们相安无事地生活，但许多突变会导致生物体受损或死亡。也正是在这样的情况下，像你我这样的高级生物，才慢慢地向更复杂的方向进化——我们属实是幸存者。

单个细胞的寿命是有限的，因而它们死亡后就会被新的细胞取代，这就是细胞分裂或繁殖对我们如此重要的原因。每时每刻都有细胞在消亡和更新。任何干扰细胞死亡和细胞繁殖之间这种精妙循环的力量，都会阻碍新的健康细胞进行更替，从而导致有机体的衰老。

每种类型的细胞都有自己的寿命——这在法医学和谋杀案调查中很重要。例如，红细胞存活4个月，白细胞存活1年，皮肤细胞存活3周，结肠细胞存活4天，精子细胞存活3天。了解细胞的寿命，就可以根据哪些细胞仍然存活来推测死者的死亡时间。

在自然动物种群中，天敌捕食、食不果腹和环境压力会迅速清除虚弱或年老的动物，人类却是个例外。尽管人类身体脆弱，且有老龄阶段，但其预期寿命仍可超过80岁。在过去的200年中，大多数发达国家的人口平均预期寿命翻了一番。最近的一个世纪之内，世界的变化更是明显，从几乎没有任何一个国家的普通公民预期寿命能达到50岁，到许多国家的公民预期寿命都能达到80岁以上。而且，这些改变的发生快得惊人。2015年，登上《时代》（*Time*）杂志封面的标题之一是："这个婴儿能活到142岁。"女性的预期寿命在1900年只有47岁，而在2010年则达到了79岁。今天，这个数字还在增长。你可能会问，为什么人的寿命越来越长？该问题，我们给不出完整的答案，但我们知道人类寿命的延长通常是因为人类能够操控生存环境、驯养动植物、使用工具，以及用火来确保获取稳定的食物营养——几乎消灭了寄生虫。与此同时，医学不断进步，人们喝上了干净的水，精神压力减少，经济生活更加繁荣，在此进化过程中，人类实现了对突变的控制。因此，只有在人类这里，才谈得上老龄化在生物学和人口方面的影响。举个例子，人类妇女失去生育能力后，还有一半的人生路可以走——这在哺乳动物世界的其他物种身上是闻所未闻的。

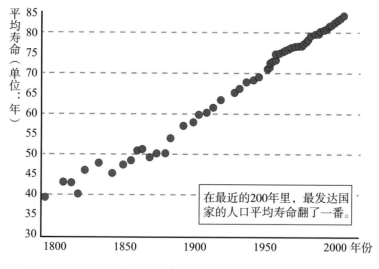

图7-3 欧洲国家自1800年以来有准确死亡记录的平均预期寿命

我们可以参考一些寿命极长的动物，从而了解更多影响人类长寿的因素。大多数动物有两种基本的死亡方式：死于衰老导致的疾病或者身体受伤。但少数物种似乎不受衰老或疾病的困扰。在别的动物身上，细胞损伤日积月累，最终杀死其绝大部分细胞。但在这极少数动物身上，细胞损伤的速率极其缓慢，几乎停止，其生命和青春得以延长。这种现象被称为"可忽略老化"。这些物种的寿命之长着实令人惊奇。其中，乌龟是最有名的可忽略老化的动物之一。有一只名叫阿德维塔（Adwaita）的亚达伯拉象龟于2006年死亡，研究者对它的龟壳进行了碳测定，发现它出生在 1750 年左右——它活了 255 岁，最后死于肝功能衰竭和龟壳开裂造成的伤口。如果印度加尔各答阿里波利动物园的饲养员当时能有条件或者想办法给它进行肝移植手术或者给它的龟壳做恢复手术，那么阿德维塔指不定现在还能爬来爬去呢。不过话说回来，活到 255 岁也已经很不错了！

南极海绵的寿命非常长，可以活到 1 550 岁。它几乎从不活动，所以我有一位同事无情地将他团队里一个总是无精打采的成员戏称为"海绵"。弓头鲸在长寿的哺乳动物中体形最大，寿命超过 200 年（已知最长寿的鲸鱼活了 211 岁）。灯塔水母最奇特，生命历程是从水螅型到水母型后又变成水螅型，如此循环往复，仿佛"青春永驻"——就像是动物界的本杰明·巴顿（Benjamin Button）。再想想寿命长达 50 年的白蚁王后——这个可怜的家伙每天需要产 30 000 个卵。与之形成鲜明对照的是，深受飞钓手喜爱的雌性美洲蜉蝣寿命只有五分钟。你可以想象一下，这种两极分化的寿命差距是如何吊足了我们这些老年学科学家胃口的——我们开始思考，不同物种的细胞功能究竟有何不同？如何控制寿命的长短？如果我们能了解这一点，在人体细胞中模拟相关细胞的变化，那么就很有可能延缓衰老进程和控制疾病的产生，从而帮助人类健康长寿——找到人类在苦苦寻求的"长生不老药"。

━━━━━━━◆━━━━━━━

女士们，自豪吧！在几乎所有的现代社会中，女性的寿命都比男性长。不仅人类如此，许多其他哺乳动物中也有这种现象，例如黑猩猩、大猩猩、红毛猩猩和长臂猿。这些动物群体中的雌性都比雄性的寿命长。平均而言，女性的寿命要比男性长 6—8 年。但在西方文明社会中，这种寿命差距正在缩小，主要原因在于，男性死于心血管疾病的人数正在下降。

这种性别层面的寿命差距背后，还存在很多合理的解释，包括生物学、激素、遗传、环境、社会等各种因素的影响。这些因素都发挥着作用，只不过作用有大有小。一种流行的生物学解释是，不同性别的代谢率不同。代谢率就是我们从食物代谢中产生的能量值。青春期男性的代谢率比同龄女性高约 6%。在青春期过后，这一差距会扩大到 10%。众多实验及对大多数物种的研究结果都证明，代谢率与寿命呈负相关——也就是说，代谢率越高，寿命越短。

与男性相比，女性会把多数食物转化为白色脂肪组织，而男性则将食物转化为肌肉（有益成分）和循环脂质，包括低密度脂蛋白胆固醇（坏胆固醇）。胆固醇是心血管疾病的主要诱因之一。女性分泌的雌激素可以保护心血管，降低低密度脂蛋白胆固醇水平，增加高密度脂蛋白胆固醇（好胆固醇），从而让妇女在绝经前免受心脏病侵袭。雌激素还能进一步保护血管内壁免受损伤，扩张血管，从而降低血压。同时，通过减少凝块和硬化动脉，它可以防止动脉粥样硬化。所有这些因素都使女性拥有更优越的心血管系统，寿命也更长。最后，在一些国家，男性经受的职业风险更多——他们长期驾驶、酗酒抽烟，遭受心理创伤，甚至成为凶杀犯。尽管西方社会中女性的寿命更长，但随着社会发展，两性的寿命差距会缩小。如果男性养成更健康的生活习惯，这种差距还能更小——只要他们有这个意愿，就完全可以实现。

老年学领域有位知名科学家迦勒·芬奇（Caleb Finch）。有人问过他一个问题——如果我们不会变老，或真能保持乌龟那样的老化速率的话，我们可以活多久？他回答道："理论上说，如果人类衰老过程中的死亡率保持不变，那么人的寿命将长达数百年。我计算过人类寿命的数值，如果按照发达国家 15 岁少年每年 0.05% 的死亡率来算，人类寿命的中位数将接近 1 200 年。"当然，随着年龄的增长，死亡率会升高——与可忽略衰老的动物相比，我们并不能保持我们 15 岁时的死亡率。正如芬奇解释的那样，可忽略衰老的动物 70 岁之后的死亡率保持在 1%—2%，而人类死亡率则在 70 岁之后提高。我们到了 65—70 岁这个年龄段，随后五年的死亡率为 1%，85 岁后这一概率上升到十分之一。相比之下，六岁儿童的死亡率为万分之一。目前，我们尚不清楚是什么原因令一些动物的老化速度慢到可忽略的程度。或许它们在进化过程中形成了繁殖优势，又或者这只是一个意外。在这个领域可以做很多研究，有望帮助人类找到"青春永驻药"或"长生不老药"的秘方。

对我们来说，适度减缓衰老速度是比可忽略老化更加现实的目标，它可以将所有与衰老相关的疾病推迟约 7 年。之所以选择这个目标，是因为死亡风险和导致衰老的大多数负面因素往往在整个成年期内呈指数式增加，大约每 7 年时间会翻一番。所以，相比于消除癌症或心脏病，推迟 7 年变老对于健康和长寿的益处更大。如果我们成功地将衰老速度减缓 7 年——科学家认为这个目标很现实，那么 50 岁的人，其健康状况和疾病风险将与 43 岁的人相当；60 岁的人与 53 岁的人相当，以此类推。同样重要的是，延缓 7 年变老的目标一旦实现，也能为后代带来同等裨益，就像当下大多数国家出生的儿童可以受益于疫苗接种。我相信这是一个可实现的目标，本书涵盖的许多要素——友谊、减压、欢笑、目标感、睡眠、饮食、体育活动和积极的态度，都能延缓老年疾病以及死亡的发生，将其推迟到 7 年或更长时间以后。我们越早处理好影响老化过程的风险因素，越早增加体力和大脑储备容量，就越有可能实现将老化过程推迟 7 年的目标。

知晓有些动物长寿的原因后，我们就可获悉如何操控细胞功能或结构，从而延年益寿、减少老年疾病。

第八章
冷水接触与兴奋效应

当你下次去高档水疗中心，或是自由出入于运动场、桑拿房、蒸汽房、冷水池时，可以思考片刻，感受一下这些习惯有多么古老。人们享受淋浴、玩水的乐趣已经有约 4 000 年的历史了。早在公元前 2000 年，古埃及早期的宫殿里就已经有公共浴场。洗浴在古希腊人的生活中同样有着重要地位。然而，与古埃及和古希腊相比，我们更熟知的是结构十分复杂的古罗马浴场。古罗马的温水浴场配备有多个房间，功能多样，就像我们现代的水疗中心一样。人们不仅可以在那里洗浴，还可以休闲放松、开展社交活动。

古罗马的洗浴术有一套算得上标准化的流程。洗浴者首先去更衣间换衣服，然后在施膏间往身上涂满油膏，随后进入一个房间或露天场地剧烈运动一番。运动结束后，他先去热水室洗浴，然后去蒸汽室去除皮肤上累积的油脂和汗液。接着再去温水浴室和冷水浴室，后者通常有一个冷水泳池。最后，他再次在全身涂上油，整套洗浴过程便完成了。如此度过几个小时，简直太惬意了。

如今，水疗可用于治疗关节炎、脊髓损伤等肌肉骨骼疾病，也可用于治疗烧伤、中风、瘫痪。同古罗马的洗浴流程一样，冷水浴是洗浴体验中不可缺少的一环。大量证据表明，冷水浴对人体老化过程涉及的多个系统和通路的健康都有益。

冷水浸泡会刺激我们的生理系统，这与兴奋效应有关，即少量有害或使人疼痛的物质实际上对我们是有益的。也就是说，适度的压力，如受冷、辐射、有毒化合物和饥饿，是有益而非有害的。这一现象有违人类认知，因而对它的研究引起了老年病学家的兴趣。实验室里的生物在接触这种压力源后往往会存活更久，因此，我们渴望探究人类是否能够利用以及如何利用这种反应来提高细胞寿命。到目前为止，我们已知的是，轻微的压力能刺激细胞，促进蛋白质的合成，从而在不干扰细胞繁殖和分裂的情况下增强细胞功能，提高细胞生存能力。我们认为，这是由于细胞本身的一种修复机制被触发，进而提高了细胞内其他修复和恢复系统的功能。但不论其成因是什么，兴奋效应都是个令人振奋的现象。我们可以用它来解释为什么接触冷水对人体有益，有助于减缓衰老。

冷水淋浴或冷水浸泡给人体带来生理压力，能激发兴奋效应，因为它迫使身体在经受冷却刺激后恢复到正常核心温度[1]，从而使许多系统和器官间接受益。从理论上讲，其他的适度应激因素可能也是有益的——例如，缺氧应激（屏住呼吸）、氧化应激（过度换气）和热休克（桑拿浴）。但在老龄研究领域，对这些应激因素的研究远未达到

---

[1]　核心温度（core temperature）也称核心体温（core body temperature），指肝脏等人体内部深处器官的温度。人体的核心温度变化区间非常狭窄，通常为36.5℃—38.5℃。这也是最利于人体进行新陈代谢的温度区间。——译者注

对冷水刺激研究的水平。

由于人体皮肤上的冷觉感受器比热觉感受器多 10 倍，所以用冷水浸泡皮肤或洗冷水澡能有效地对人体产生大规模刺激。此外，水的温度传导能力比空气强 30 倍。当皮肤浸泡于冷水中时，血管就会收缩，使血压升高，再加上低温冲击，导致周围神经末梢的电脉冲到达大脑的感觉中枢，从而增加神经信号和身体重要化学物质的产生。其中一种化学物质就是去甲肾上腺素。这是一种重要的神经递质，是我们或战或逃反应的一个组成部分。在接触冷水时，或战或逃反应会增强四倍。去甲肾上腺素能促进大脑细胞和身体细胞的活动，调节一系列身体机能，如心率、血压、肌肉血液流、骨骼肌收缩力和能量释放。大脑中有控制情绪、注意力、记忆的主要区域。寒冷的环境也能够促使去甲肾上腺素在这些主要脑区释放，从而影响我们的警惕性、记忆力、对事物的兴趣程度、情绪以及身体对疼痛的反应。我们身上几乎所有的器官都要使用去甲肾上腺素，它激发的各种器官功能是影响老化进程的关键。由于人体器官对去甲肾上腺素的响应能力会随着年龄增长而下降，所以任何能增强去甲肾上腺素活性的刺激对"老化中的"生理机能都十分重要。我在都柏林三一学院的一位神经心理学同事作出假设：冷水之类能够导致大脑去甲肾上腺素释放的刺激物，也许可以预防阿尔茨海默病。

去甲肾上腺素是交感神经系统中的一种化学物质，而交感神经系统的功能是"指令"身体做好行动准备。例如，我们早上第一件事是从睡眠中醒来，苏醒就是交感神经输出信号激增的结果。交感神经通过增加去甲肾上腺素的释放控制着全身的血液流动。接触冷水时，身体还会释放其他化学物质，比如内啡肽，它能引发人们熟知的"跑步者的愉悦感"。冷水接触会使人体内的内啡肽增加四倍，刺激阿片受体，从而增强幸福感、抑制疼痛，进一步使人"感觉良好"。如果你曾去大西洋游泳，大概会有这样的经历：刚下水时瑟瑟发抖，疯狂扑水以适应水温，上岸后却兴高采烈、全身温暖、容光焕发。现在你知道原因了吗？

多接触冷水可以改善免疫反应。随便问一个游冷水泳或洗冷水浴的人，他们会告诉你，他们很少患冬季感冒和呼吸道感染，并且整体来讲，很少患病。一项研究证实了这些说法。研究者对四组受试者进行了数月的观察比较。第一组先洗热水浴，再洗冷水浴；第二组进行有规律的体育锻炼；第三组结合了先热水浴后冷水浴和体育锻炼两项内容；第四组作为对照组，保持原有习惯不变。与对照组相比，第一组受试者请病假减少29%；第二组请病假减少35%；第三组请病假显著减少54%。洗冷水浴的时间长短对结果似乎没有影响。受试者报告说，他们感觉精力更加充沛，很多人说自己就像喝了咖啡一般充满能量。另一个积极结果是，受试者的生活质量得到改善，且接触冷水受试组的改善程度比其他组高得多。尽管绝大多数受试者洗冷水浴时会感到不同程度的不适，但有91%的人表示，这项90天的实验结束后，还会继续坚持洗冷水浴。这也许最能说明洗冷水浴的益处。

游冷水泳的一个重要效果是对我们休息时燃烧的热量产生影响。我们在户外游泳时，身体必须马力全开以保持温暖，于是促进卡路里的燃烧。水越冷，身体就越勤奋地将脂肪转化为能量，再加上游泳运动，就会燃烧更多卡路里。我们洗冷水浴时，体内化学物质和交感神经系统的变化与游冷水泳时相同。所以当我们在冷水中游泳时，温度的极端变化会增加交感神经系统的活动，减少流向皮肤的血液。这两种变化都会导致心脏更难向其他器官输送血液，而会优先供给如肌肉、大脑和肾脏等重要器官。这样，我们的血液循环得以改善，毒素也更容易被排出体外。

经常游冷水泳的人之所以"肌肤洁净、容光焕发"，就是由于其体内出现了这些变化。另有证据表明，游冷水泳有利于减少紧张和疲劳、改善情绪、增强记忆力，促进身体健康。

各种合乎逻辑的进化理论都讲过，为什么接触冷水能使人精神振奋。原始时期，人类的生活方式以户外为主，户外环境的温度变化很大，人类在寻找食物或躲避食肉动物时，常常需要在水中游泳或浸泡，经受各种并不舒适的水温。然而，人类是恒温动物（我们的身体保持着大约 36.6℃ 的恒定核心温度），在现代生活中，我们对自身这一复杂温度调节系统的利用程度却非常低。这不是件好事，因为人体系统需要受到刺激才能保持敏感度。热应力在灵长类动物中已存在数百万年，在智人中已存在数十万年，而近几千年来却从人类的生活方式中迅速消失了。由于体温调节系统没有得到足够的"锻炼"或刺激，人类的身心健康受到了负面影响。所以，人类本来就是可以接触冷水的，这样做能够触发人类的进化反应，令人精神振奋。

———————————◆———————————

人们早就发现，冷水可以用于抑郁症的治疗，大量相关文献都记载了这一点。《英国医学杂志》（*British Medical Journal*）刊登了一个很好的案例，说明游冷水泳如何减轻了一位年轻女性的抑郁症："一名 24 岁的女性患有严重的抑郁症和焦虑症，她从 17 岁起就开始接受治疗，身体已经对各种常见的抗抑郁药物产生了抗药性。女儿出生后，她想要远离药物、告别病症。于是，这位女性开始实施每周一次的室外游（冷水）泳治疗方案。效果可谓立竿见影，每次游完后她的情绪都能立即得到改善。渐渐地，她的抑郁症状持续减轻，接着她逐渐减少服药，最后停止了药物治疗。在一年后的随访中，她病情没有复发，也没再用药。"

随着年龄的增长，人很容易出现抑郁和情绪低落的情况。这主要是生活环境或内在因素的变化造成的。生活环境方面的变化如失去伴侣、失业等，内在因素方面的变化如老龄阶段的神经递质改变。研究者已经发现，去甲肾上腺素系统在抑郁症患者身上并未发挥应有的作用，而冷水浸泡可以调节去甲肾上腺素系统，帮助患者缓解抑郁症状。这个方法老少皆宜。有的患者询问过冷水接触是否安全，特别是是否会引起心脏病发作。事实是，已患有心脏病的人不应在未经体检认可的情况下进行这类温度剧变的活动。如果通往心脏的血管已经因为动脉粥样硬化或血栓而变窄，那么交感神经突然兴奋可能会引起心脏病发作。除此之外的情况下，将全身短暂浸入（15℃—23℃的）冷水中都是安全的，没有显著的长期或短期副作用。这样的冷水接触对核心体温的影响小到可以忽略不计，只要不是过长时间浸泡在冷水中，就不会出现体温过低的问题。

接触冷水还有一个经常被忽视但十分重要的益处，那就是它对皮肤的影响。我们前面提到，接触冷水会让人看起来精神抖擞、容光焕发，实际上它还有助于治疗一种常见的皮肤病，老年人更易患上——皮肤瘙痒症，或称老年性皮肤瘙痒症。人的年龄越大，皮肤越难以保持油脂和水分，因而变得干燥。这会导致瘙痒，长出鳞状的红斑（医学术语叫乏脂性湿疹）。热水淋浴和频繁泡热水澡会加重病情，甚至让瘙痒直接发展为乏脂性湿疹。冷水淋浴有助于缓解瘙痒，而且不会像热水淋浴那样导致皮肤干燥。

———————◆———————

谈到冷水，我们必然会提及大海。世界人口地图显示，大部分人都是临水而居。有的居住在沿海地区，有的居住在海湾的周边、河流和小溪的上游，有的居住在岛屿上。人们也会去海滩上度假、去湖边垂钓来抚慰心灵。没有什么比在水坑里玩水更能让小孩子高兴的了。人类对水的喜爱是有进化意义的。当人类从猿类中分离出来，走出非洲的丛林时，他们就紧靠河流和海滩居留，享受鱼、蛤、螃蟹等美食。海洋食物中富含 ω-3 脂肪酸，这种脂肪酸是促进脑细胞生长必需的物质。此后，人类大脑开始呈指数级发展。

住在蓝色的地方，也就是靠近大海的地方，会令人心情舒畅，减少抑郁和焦虑，增加整体幸福感。这条规律适用于所有年龄段的人群。一些研究表明，随着我们年龄的增长，情况尤其如此。值得注意的是，住在海边可以延长 4—7 年的寿命。大多数关于延长寿命和海洋的研究都是在蓝色地带开展的，蓝色地带都具有地势高、临海的特点，但那里的居民们也同时具有很多其他有利于健康长寿的生活特征，例如，良好的饮食习惯、活跃的群体生活、污染较少的环境和高质量的饮用水。所以，若忽略众多影响因素，只讨论临海而居对身体健康的好处，难免会遭到质疑。蓝色地带的人们很少受困于精神压力和抑郁症，这可能也是他们健康长寿的原因。

我们的研究表明，欣赏海景越多，这一活动对心情和健康的益处就越明显。换句话说，能"看到海"很重要，所有年龄段的人都是如此。一些研究表明，我们年龄越是增长，看海的效果就越好。海洋永远处于变化状态——众所周知，视觉景物多变有利于身体健康。昨日的大海与今日不同，甚至同一天中的几个小时内也会景象万千。海景永远不会让人感到无聊，总是令人心潮澎湃。住在海边也会增加参加体育活动的可能性，比如游泳（甚至是冷水泳）和散步。海边生活也可以促进社交互动，为健康和幸福创造条件。研究表明，以上这些因素都有利于延长寿命。无论原因何在（很可能是多重原因），临海而居益处多多，与财富等因素对健康和延年益寿的影响不相上下。

　　无论是冷水淋浴，游冷水泳，还是只是花点时间看看海，都有利于我们的健康和幸福，这是大家的共识。

半夜偷偷吃东西，是我在寄宿学校上学时最珍贵的记忆之一。通常在周六晚上，我们会委派一名同学，让她不要睡着。到了半夜时分，她确认周围安全后叫醒其他同学，我们全体蹑手蹑脚地溜到楼梯下的一个宽敞空间，在那里分享美食。所谓美食，一般有花生酱、果酱三明治和巧克力饼干，配着柠檬水下肚——总之绝不是什么高级佳肴，不过对一群又饥饿又激动的女中学生来说，那简直是天上掉下来的吗哪①了。我们从来没被发现过（现在这当然已经不是秘密了），午夜盛宴的乐趣成了我的美好回忆。

然而，根据我这些年来积累的知识，我现在要对吃午夜盛宴乃至任何餐间零食这事浇点冷水了，因为这种吃法对我们大多数人来说都有害健康。经过数千年的进化，人类的身体已经形成本能，会在有食物的时候尽可能多地进食。早期历史中，人们靠狩猎或采集食物为

---

① 吗哪（manna）是基督教《圣经》中的一种天降食物。——译者注

生，在捕到猎物后的短暂时间里能吃饱，之后却可能挨饿很久。人类又是大型动物的猎物，所以要在白天努力寻找食物，晚上进入藏身之所休息——所以是没有午夜盛宴的。

在电力社会到来之前，人们日出而作、日落而息，通常做的是体力劳动。那时，人类的活动与昼夜同步，可以自然地防止过度摄入食物。我们的生物钟本来已经进化出一种适应白天活动、适度饮食和夜间休息的睡眠—觉醒周期，而现今我们不分昼夜地工作、玩耍、社交、进食，这种生活模式对我们的生物钟产生了有害影响。不过，人们对甜食和糖果的爱好倒不是后天形成的，而是进化过程的一部分。

高热量食物会刺激大脑的多个"愉悦中枢"，使之释放多巴胺。这些愉悦中枢通过负责调节生物钟和生理节律的神经通路彼此相连。在两餐之间或正常休息时间吃花生酱、果酱类三明治等高热量食物，会破坏这些通路，让摄入的多余热量更容易以脂肪的形式储存起来，从而导致肥胖和肥胖衍生的疾病，如糖尿病和心脏病。而在正餐时段摄入同样多的热量，则不会这么容易增脂。随着年龄的增长，我们晚上的睡眠模式受到干扰，有些人醒了之后很可能会去厨房吃点夜宵作为补偿。然而，这不仅会加速体重增长，而且对睡眠毫无帮助。一项基本原则是：尽可能每天在白天进食，并在 8 小时以内完成所有三餐活动。

这和衰老有什么关系？答案是：摄食量、饮食情况、基因，以及与新陈代谢和细胞能量生产相关的神经通路，这是影响细胞老化进程的重要制约因素。食物产生能量，我们通过进食获得能量。身体消耗能量的速率被称为代谢率，代谢是每个细胞都在进行的一系列化学过程。代谢过程将我们所摄入的热量转化为维持生命的燃料。我们的身体每天燃烧能量的方式主要有三种：首先是基础代谢，即身体在休息时实现基本功能所消耗的能量；其次是用于分解食物而消耗的能量；最后是身体活动所消耗的能量。

关于身体，人们往往低估了一个事实，那就是我们的静息代谢①占据了每天热量总消耗的一大部分。相反，体育活动的能量消耗占比更少，一般在10%—30%（除非你是一名专业运动员，或从事着体力要求很高的工作）。消化食物燃烧的热量约占总消耗量的10%。

体型和身体成分都相同的两个人可能有不同的代谢率。我们都有这样的朋友——有的人吃了大餐体重也不会增加，而有的人却不得不谨慎计算卡路里摄入量以避免增重。虽然还未完全了解控制人体新陈代谢的机制，但我们已经知道，身体中肌肉和脂肪组织的数量、人的年龄和基因都会影响新陈代谢。我们能增加或减少肌肉和脂肪组织的数量，但其他因素当然是程序固定、无法更改的。

新陈代谢会随着年龄的增长而减慢。这种年龄效应从18岁就开始了，并将持续终生，所以60岁的人在休息时燃烧的卡路里比20岁时要少得多。因此，我们越年长就越容易增加体重，并发展成一种重要的新综合征，称为代谢综合征。代谢综合征的症状包括高血压、高血糖、腰围增大、胆固醇或甘油三酯水平异常。代谢综合征患者出现心脏病、中风、糖尿病等慢性健康问题的风险也高于常人。这是怎么发生的呢？为什么这些症状会在一些人（根据我们以及其他人的研究结果，这一比例在60岁以上人群中大约为30%）身上同时出现，形成综合征？为什么代谢综合征对一些人群的影响比对其他人影响更大？这些问题都还是未解之谜。

---

① 静息代谢（resting metabolism）指人体全身处于休息但不是空腹状态下的能量代谢。——译者注

为什么在其他因素保持不变的情况下，我们的能量需求会随着年龄增长而下降？这又是一个谜团。将身高、体重、年龄、性别输入一个在线计算程序，利用从统计数据中总结出来的公式，可以计算出基础代谢率——人在休息时保持身体机能正常运转所需的卡路里数值。虽然摄入咖啡、辣椒和其他香料可能会略微提高基础代谢率，但这种变化极小，可以忽略不计，而且持续时间很短，不会对腰围产生影响。然而，增加肌肉组织含量可能会稍微有些帮助。你体内的肌肉越多、脂肪越少，你的代谢率就越高。通过比较你的基础代谢率和你所在实际年龄人群的平均代谢率，可以计算出代谢年龄。如果你的代谢年龄高于实际年龄，就说明你需要提高自己的代谢率。

基础代谢率与动物的体形和心率密切相关，被普遍认为是决定动物——或许也包括人类寿命的因素。一般来说，体型越小的动物基础代谢率就越快，因此它们的寿命就越短。不过也有些动物是例外，比如裸鼹鼠。较小的动物具有较高的表面积—体积比。或者可以说，它们单位时间内热损耗的体表散热面积相对较大。动物（包括人类）必须保持恒定的核心温度，以保证器官正常运作和机体生存。为此，小型动物必须以很高的速率氧化食物，产生能量。鼩鼱是最小的哺乳动物之一，是大象的远亲。它们的体重只有 4 克左右。这种动物的代谢率太高了，所以寿命难以超过 12 个月。为了维持代谢率，它们的心率达到极快的每分钟 600 次（对比一下，人类的心率为每分钟 60—80 次），并且每 15 分钟就要摄入总量接近自身体重的（主要是）昆虫来维持生命。如果没有食物，鼩鼱会在几个小时内饿死，所以它们几乎不会停止活动、睡觉和休息。由于需要持续进食，鼩鼱体内会分泌一种毒液，用来麻痹猎物，使其存活长达 15 天。然后鼩鼱把猎物转移到隐蔽处储存起来，以供后续食用。你可能会说：鼩鼱真精明啊！

　　体形、基础代谢率、心率影响预期寿命。但这一规律也有例外情况。这些情况构成了老龄科学中一个极有吸引力的研究领域。例如，老鼠和鸽子的体形和基础代谢率几乎相同，但鸽子的寿命却是老鼠的 7 倍。产生这种差异的原因是，尽管两者的代谢率一样，但在细胞内线粒体产生能量的过程中，鸽子身体细胞内毒素和废物的泄漏比老鼠少得多。想象一下，如果研究人员能够理解为什么鸽子的线粒体更防漏，那么我们就可以利用这些信息来改变人类细胞能量生产过程中的毒素泄漏和废物积累——这正是导致人衰老的关键因素。如果我们破解了这个问题，是否就能将这一发现应用于阻止人类细胞的老化，从而使人类寿命延长 7 倍呢？这一前景将会极大地震撼全世界。

　　肥胖症与线粒体功能密切相关。这种病症蔓延的速度越来越快，现在已成为全球性问题。事实上，中等收入国家肥胖症患者人数的增长速度比西方国家要快。我们研究发现，爱尔兰 50 岁以上人口中有70% 超重或肥胖。其他欧洲国家的数据与此相似。爱尔兰和英国是欧洲肥胖率的并列冠军。看看你的周围，你有多少朋友体重正常？最大的问题在于，肥胖会加速衰老，让人过早患病，比如心脏病、高血压、关节炎、肝病和皮肤问题，有的人甚至提前 20 年就患上了这些老年病。

　　超重和肥胖者的基础代谢率高于正常体重者，但其每千克体重的基础代谢率低于正常体重者。人类与动物一样，基础代谢率高的人心率也更快。这是肥胖导致健康状况不佳的原因之一。肥胖是一种脂肪沉积过多的疾病，本质上是长期能量失衡的结果，即能量摄入持续超过能量消耗，也就是说，我们积累的能量比燃烧的多，从而导致过剩的能量储存在白色脂肪中。如果要解决肥胖症大流行的问题，我们必须更好地了解脂肪是什么，以及人体如何控制脂肪的积累，尤其是当我们的年龄与脂肪量同步增长的时候。

我们很容易把"脂肪"归为这样一个类型：它是一种皮肤下的物质，会让我们大腹便便，还会增加患糖尿病和心脏病的风险。但并不是所有的脂肪都有相同的性质。科学家们很多年前就已知道，脂肪组织至少有两种不同的颜色：白色脂肪是我们大多数人都很熟悉的一种，它遍布全身，以大油滴的形式储存能量，如果存量太大，就会导致肥胖。棕色脂肪则包含较小的油滴和大量富含铁的线粒体，它能使细胞组织呈现栗色。绿茶、卷心菜、浆果、菠菜、辣椒、咖啡都能促进棕色脂肪的产生。线粒体是细胞制造能量的发电厂，它利用这些脂肪油滴产生热量。当我们感到寒冷时，棕色脂肪就会被激活，因为它可以调节脂肪转化，并决定其转化为燃料还是能量。运动也能刺激荷尔蒙，产生鸢尾素等激素，从而激活棕色脂肪，引发能量释放。总之，无论从哪个方面来讲，棕色脂肪都是有益脂肪。它具有将脂肪转化为能量的潜力，因此，科学家们正在探索利用这种棕色脂肪和鸢尾素的新方法，使其能够达到减肥的治疗目的。每天在 19℃或更低的温度下待几个小时，白色脂肪就会逐渐转变为棕色脂肪。这也可能是接触冷水（包括洗冷水浴）对身体有益的又一大原因所在。

表面上看，解决肥胖问题的方案很简单，不外乎减少热量摄入（例如，不吃高能量食物）和增加能量消耗（增加体育活动）。几十年来，公共卫生部门也一直倡议消除"致胖的"各种环境因素，但均以失败告终。这清楚地表明，肥胖问题非常复杂，并不能用"减肥意志薄弱"这种流行看法一言以蔽之。事实上，我们还没有完全理解遗传特征、生理机能和认知行为之间复杂的相互作用，以及它们是如何调节着我们的能量收支和体重变化的。

多项证据表明，我们的身体中存在着某些"开关"，能够影响我们的衰老速度。这些开关并不是一成不变的，而是可调节的，它们有可能延长我们生机蓬勃的青春年华，同时推迟那些烦人的晚年病症的出现。饮食和体重掌握着许多开关的钥匙，也是开启或关闭细胞老化过程的主要因素。"以食为药，以药为食。" 2 000 多年前希波克拉底（Hippocrates）的这句名言至今仍然适用，并且饮食对保持身体和大脑健康的重要性正逐渐成为人们关注的焦点。

蓝色地带的饮食是绝佳的研究起点，可以检验哪些食物会加速人的衰老。关于蓝色地带百岁老人的饮食模式已有许多详细描述，他们的饮食有利于延年益寿，缩短了晚年的患病时间。我们可以从他们的饮食模式中查找线索，发现哪些是潜在的"好食物"。事实上，那些百岁老人的饮食与著名的地中海饮食有许多共同点。简而言之，这些饮食中 95% 都是植物，鱼肉含量高，乳制品和鸡蛋含量较低，红肉、糖含量极低，并且所有食品都是未经加工的。冲绳人的食物中包含大量的姜黄和生姜。蓝色地带的居民主要吃豆类，如菜豆、干扁豆、豌豆、鹰嘴豆，外加各种蔬菜。他们的食物中有大量的水果、全谷物、坚果、种子，每人每天至少食用半杯煮熟的豆子和两盎司的坚果。

牛奶制品在大多数蓝色地带饮食中的含量并不高。伊卡利亚岛和撒丁岛的居民们食用山羊和绵羊奶制品。蓝色地带的居民平均每周吃两到四次鸡蛋，通常一次吃一个。他们是把鸡蛋和其他食材做成一道菜，而不是将鸡蛋本身作为主要的蛋白质来源。大多数蓝色地带的人们平均每周吃三次鱼，包括沙丁鱼、凤尾鱼和鳕鱼。这些鱼处于食物链的中间位置，不会接触到大量的汞或其他有害化学物质。蓝色地带的居民也很少吃肉，平均每个月吃 5 次，每次大约 60 克或更少。在他们看来，肉并不是主菜，而是用于庆祝场合的食物，或是给以植物为主的菜肴调味的配料。蓝色地带居民每天摄入的额外糖分只有北美居民的五分之一。前者会专门将糖果作为一种享受品，而不是通过加工食品摄入糖分，或习惯性地吃糖。他们的饭菜主要都是自己家做的，早餐最丰盛，晚餐最简单。在蓝色地带，人人都几乎只喝四种饮品：水、咖啡、茶、葡萄酒。其中饮茶尤其常见，是他们的一种日常习惯。

对冲绳居民而言，绿茶不仅能提供必要的抗氧化剂，还是他们与家人和朋友交流互动时的良好媒介。喝绿茶已成为一餐或一种待客礼仪的组成部分。研究表明，绿茶中含有儿茶素。这种物质能够操纵老鼠体内的基因，减缓其大脑的老化进程、增加其脑神经回路的数量、提高其脑神经细胞的适应性。大多数蓝色地带的居民每天喝 1 到 3 小杯红酒。撒丁岛居民将喝葡萄酒作为每天"欢乐时光"仪式的一部分：他们彼此交流互动，一边闲聊，一边喝上几杯。

地中海饮食以意大利、希腊和西班牙等国 30 年前的传统食物为基础。这些国家的人们被认为明显比美国人更加健康长寿。近期，一篇综述论文总结了有关地中海饮食的信息，其中包含对 1 300 万受访者的系列研究成果，展现了这种饮食方式的诸多益处。该论文证实，地中海饮食与降低死亡风险，以及降低心血管疾病（包括心脏病发作）、某些癌症、糖尿病、大脑疾病（如阿尔茨海默病）的患病风险密切相关。最初那批研究中所包括的食物种类现已得到扩展。如今的地中海饮食泛指不含糖、淀粉、加工或精制食品的饮食，下文将详细展开介绍。

表 9-1　地中海饮食

类别	举例
蔬菜	番茄, 西蓝花, 羽衣甘蓝, 菠菜, 洋葱, 花椰菜, 胡萝卜, 抱子甘蓝, 黄瓜
水果	苹果, 香蕉, 橘子, 梨, 草莓, 葡萄, 枣, 无花果, 瓜类, 桃子
坚果和种子	杏仁, 核桃, 夏威夷果, 榛子, 腰果, 葵花子, 南瓜子
豆类	大豆, 豌豆, 扁豆, 干豆, 花生, 鹰嘴豆
块茎	土豆, 甘薯, 萝卜, 山药
全谷物	燕麦, 糙米, 黑麦, 大麦, 玉米, 荞麦, 小麦, 全麦面包和意大利面
鱼类和海鲜	三文鱼, 沙丁鱼, 鳟鱼, 金枪鱼, 鲭鱼, 虾, 牡蛎, 蛤, 螃蟹, 贻贝
家禽肉	鸡肉, 鸭肉, 火鸡肉
蛋类	鸡蛋, 鹌鹑蛋, 鸭蛋
乳制品	奶酪, 酸奶, 希腊酸奶
药草和香料	大蒜, 罗勒, 薄荷, 迷迭香, 鼠尾草, 肉豆蔻, 肉桂, 胡椒
有益脂肪	特级初榨橄榄油, 橄榄, 牛油果和牛油果油

地中海饮食与蓝色地带饮食有着相似的基础。地中海式的生活方式也包括与他人共餐和隔辈交往, 即孙辈、父母、祖父母辈定期一起吃饭。人际交流和身心愉悦对于延缓衰老的作用很难从饮食中独立分离出来, 所以这些活动都非常值得尝试。

糖尿病和肥胖密切相关。糖尿病在全球流行, 中国作为世界上人口老龄化增长最快的国家, 也不例外。事实上, 中国超过 60%（2.65亿）的中老年人患有糖尿病或有患糖尿病的倾向。糖尿病在城镇户口人群中更为频发, 因为他们的生活方式更为静态。糖尿病患者人数增多是由于不良饮食和饮食结构变化造成的，并且这与人们的身体质量指数（BMI）增高、腰围增大和胆固醇水平升高直接相关。另外，城镇户口、沿海地区和高收入家庭人口的糖尿病诊断和治疗效果要好得多，这可能是因为这些群体更容易获得医疗保健资源。好消息是，中国最近为改善医疗体系、解决城乡人口医疗资源不均衡问题所做的努力似乎取得了成效。

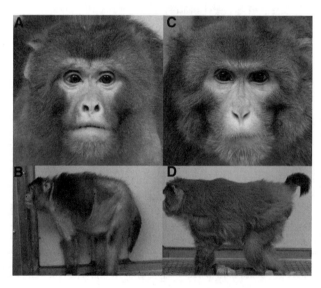

图A及图B为一只正常饮食的20岁恒河猴图C和图D为控制卡路里摄入量20年的同龄恒河猴

图9-1　正常饮食的恒河猴和控制卡路里摄入的恒河猴脸颊、身体对比

限制热量摄入非常有利于减缓人体衰老，并帮助调节基础新陈代谢率因年龄增长而发生的变化。我们早已知道，限制热量摄入可以延长寿命。老鼠、蠕虫、鱼和猴子等许多物种都是如此。在对恒河猴的实验中，经过20年的热量摄入限制——仅摄入正常值一半以下热量

的禁食猴，比正常饮食 20 年的猴子看起来年轻得多。前者的毛发更浓密，眼睛没有凹陷，脸颊更丰满，体态更有活力，精力更充沛。值得注意的是，禁食猴的寿命也延长了 30%。

酮是分解脂肪的化学物质。在禁食和锻炼期间，身体会用酮来提供能量。限制热量摄入和禁食的好处就是可以产生酮。

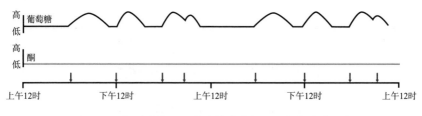

图9-2　典型的美国人饮食模式（每日三餐加夜宵）

上图列举了大多数工业化国家人口的典型饮食模式。他们每天吃早餐、午餐、晚餐和夜宵。每顿饭后，其血糖水平都会上升，然后在几个小时内回到基线水平。糖以糖原的形式储存在肝脏中。当我们体内有足够的糖原和糖时，二者将被用作主要的能量来源，但血糖水平高对我们没有好处。酮只有在我们禁食时才会形成，当肝糖原储存充足时，酮的含量保持在较低水平。当肝糖原水平下降时，我们就会转换到另一种能量生产方式——用脂肪酸代替糖原来生产酮和能量。这些酮及其相关的代谢途径对我们的细胞和整体健康都有益。

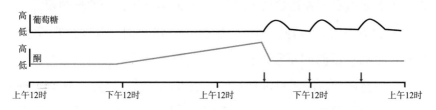

图9-3　禁食一天（例如：隔一天禁食一天或'5：2'间歇性禁食）

上图为第一天禁食、第二天进食三餐（间歇性禁食）的情况示例。在禁食期间，人体的葡萄糖水平保持在较低的正常范围内，酮水平逐渐上升，但在第二天吃完第一餐后下降。

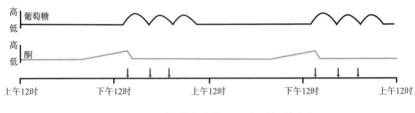

图9-4　限时性进食（每天18小时的禁食）

上图为每天在 6 小时内完成所有食物摄入的情况示例。在 6 小时的进食期间和之后的几个小时内，人体的葡萄糖水平会升高，随后保持 18 小时的低水平，一直到第二天进食时再升高。酮水平则会在禁食期的最后 6—8 小时内升高。

我曾就这个话题对一群医生做过一次演讲。一位妇产科退休教授对我提到的禁食概念非常不安。他质疑这些数据，认为体内有酮不可能是一件好事。他告诫我说，这是他一直试图避免在他的病人身上发生的事情，特别是对严重糖尿病患者。当然，他的观点有一部分是正确的。因疾病而产生的酮是患者病情严重程度的反应，这与我们努力通过禁食而产生的酮是不同的。令我欣喜的是，听说那位妇产科教授现在也忠实地奉行着热量摄入限制，他 80 多岁了，依然精神矍铄。

禁食方案有很多种。例如，禁食 16—48 小时，其间少吃或不吃食物，之后一段时间正常进食，再重复整个过程。或者间歇性禁食，比如每周有两天或隔天只进食 60%。也可以阶段性禁食，例如连续节食 5 天，每天只摄入 750—1100 千卡（1 卡路里 = 4.184 千焦）热量。还有一种很受欢迎，也是我自己首选的限制性饮食方案，即每天禁食

18小时，大多数人都能顺利完成。这一方案也就是上文提到的限制饮食法，只在一天中的其余6小时内进食。所以，我的做法是不吃早餐，中午和晚上吃两顿饭（6小时内完成），晚上和第二天早上禁食（总共18小时）。我发现这是一种更容易坚持的限制饮食法。据我们所知，就生理老化而言，没有哪种饮食法是最优越的，所以你应该选择你觉得最容易遵循的方案。但无论你选择什么，禁食都会触发新陈代谢方式的转变，能量生产的基础将从葡萄糖转变为酮。这反过来又会引发一连串有益于细胞保养的化学反应。以上这些节食方案都是有效的，因为间歇性的酮基能量将带来有益的化学反应，从而减缓细胞老化。

禁食并不适用于所有人，糖尿病患者、容易昏厥或身体虚弱者、饮食失调者、孕期或哺乳期妇女不宜禁食。如果你觉得禁食很难，试着把饮食控制在8—10小时之内，并尽量避免吃零食。想吃零食的时候，就吃一点水果或坚果。我发现自己已经适应了禁食——即使我经常在诊所度过忙碌的早晨，但我也明白禁食确实需要时间来适应。在这个过程中，要每天经常喝水，不让身体缺水是至关重要的。此外，每天将热量摄入限制在30%—40%也是一个很好的方法。对于患有早期（前期）糖尿病的肥胖人群，有一项引人注意的研究。该研究表明，在早上7点到下午3点之间进食，白天的后半段和晚上禁食，可以显著降低胰岛素水平（这有利于减少细胞中的脂肪）。就我个人而言，我觉得这种禁食方案比早上禁食更难，所以你可以尝试多种间歇禁食法，直到你找到最适合自己的方案。

你可能会想知道，为什么人类会进化成这种禁食反而对身体有益的状态？从细胞层面来说，禁食是如何减缓衰老、减少疾病的？常言道，人如其食。所有生物的生存和繁殖都取决于它们获取食物的能力。因此，我们进化出了行为和生理上的适应能力，以便在食物稀少或匮乏的时期维持生存。有些生物在食物短缺时会休眠，例如，酵母菌会进入静止期，地松鼠和熊会冬眠。哺乳动物有储存能量的器官，如肝脏和脂肪组织，这使我们能禁食或挨饿较长一段时间。不同物种有不同的适应方法。

对哺乳动物而言，间歇性禁食不仅会减少自由基的产生、减轻体重、促进健康，还能触发抑制炎症的身体反应。在禁食期间，细胞会激活体内许多通路，增强抵御炎症和精神压力的能力，移除或修复受损分子。炎症、精神压力、受损分子都会造成细胞老化。限制热量摄入会促使脂肪细胞释放脂联素蛋白，这种蛋白具有抗动脉粥样硬化和消炎的作用，所以有助于预防心脏病和高血压。限制热量摄入还可以降低动物患癌症的概率，人类很可能也是如此。

上述益处的核心在于促使身体产生酮、降低糖分水平。具体来说，限制热量摄入可以提高老龄人体对胰岛素的敏感性。2017 年，纽卡斯尔的罗伊·泰勒（Roy Taylor）研究团队领导了一项英国多中心研究，他们将糖尿病患者随机分为两组，一组进行常规护理，另一组则严格限制卡路里摄入（每天 800 千卡）。一年后，坚持饮食限制的糖尿病患者中有一半不再需要服用糖尿病药物，该结果突出证明了限制热量摄入对缓解 2 型糖尿病和胰岛素敏感性的重要影响。

《新英格兰医学杂志》（New England Journal of Medicine）发表的一篇优秀评论文章总结了当前的研究并得出结论：从进化的角度来看，禁食并非人类先天的生理机能，而是我们在进化过程中后天获得的适应力，它会引发一些基本的细胞功能。作者证实，从正常进食转变为禁食状态不仅有助于燃烧卡路里和减肥，还能促进新陈代谢、降低血糖、减轻炎症、清除毒素和受损细胞——所有这些都能改善关节炎、哮喘、癌症等一系列健康问题。

问题是，我们是否只有终生坚持禁食才能获得这些益处？如果晚年才开始禁食，还会对健康和老龄有益吗？在这方面，我们也有好消息。动物实验表明，成年动物在任何阶段开始禁食，都可以获得所有上述对细胞的有益影响，即使非常年老的动物也是如此。人类无论在成年后的哪个年龄段开始禁食，都可以从中获益，但禁食开始得越早，其效果就越持久、越显著。这非常值得一试。我已经保持禁食的习惯三年了，实话实说，我现在很享受禁食，也强烈建议我的病人考虑尝试间歇性禁食。

———————◆———————

尽管延长寿命和改善老龄期健康状况对大多数人具有巨大的吸引力，但终生坚持限制饮食的做法不太可能得到大众采纳。因此，人们正在寻找热量摄入限制的"替代品"，换句话说，就是对细胞能产生与禁食相同效果的药物或补充剂。研究者已经找到了一些此类物质，如白藜芦醇、槲皮素、非瑟酮、二甲双胍和西罗莫司。

白藜芦醇是一种多酚类化合物，具有抗氧化作用，可以延长一些物种的寿命。它自然存在于红葡萄、花生、梅干、蓝莓和蔓越莓等多种植物中。你最熟悉的可能是红酒中的白藜芦醇——它来自葡萄皮。几项实验研究表明，白藜芦醇对动物和人类体细胞中的 SIRT1 基因具有有益的免疫保护作用。据信，这种基因可以令人免受肥胖和一些老年疾病的困扰。到目前为止，研究未发现白藜芦醇有任何严重的副作用，即便是大剂量地服用也如此。但医生建议，患者如果同时服用白藜芦醇和血液稀释剂或减少血栓的药物，便需要注意白藜芦醇的使用量。大多数白藜芦醇补充剂通常达不到研究人员视为有益的剂量。该剂量意味着使用者每天须摄入 2 000 毫克白藜芦醇，而每升红酒只含

5—15 毫克白藜芦醇。所以，虽然喝葡萄酒有好处，但我并不建议你每天靠喝红酒摄入 2 000 毫克白藜芦醇——最好从别处获取！

槲皮素是水果中发现的另一种多酚，在草莓、坚果和香草中尤其常见。它具有消炎和抗组胺特性（抗过敏），并能加强细胞抗氧化保护。

一个最新发现的模拟禁食药剂是非瑟酮，它能控制哺乳动物体内的西罗莫司靶蛋白（mTOR）。这种蛋白可以指示胰岛素路径，并维持肝脏、肌肉、白色脂肪和棕色脂肪组织以及大脑的良好功能。西罗莫司靶蛋白似乎对细胞的老化进程非常重要，但会因为糖尿病、肥胖症、抑郁症、某些癌症以及细胞的衰老而失去作用。非瑟酮在水果和蔬菜中的相对含量分别是草莓（160）、苹果（27）、柿子（11）、莲藕（6）、洋葱（5）、葡萄（4）、猕猴桃（2）。也就是说，草莓的非瑟酮含量是猕猴桃的 80 倍。但人类对将非瑟酮用作补充剂的研究仍处于早期阶段。

西罗莫司是一种 mTOR 抑制剂，是模拟热量限制效应的良好候选药物。这种药物可能有助于提高老年人的免疫力，对整体健康也有更广泛的积极作用。它已经被用作癌症患者化疗药物的补充剂，但西罗莫司能否有效、安全地对抗老化，还缺乏相关的临床试验。

二甲双胍是一种治疗 2 型糖尿病的药物。它也能产生热量摄入限制效应，对啮齿动物等几个物种具有延长寿命、促进健康的作用。当服用二甲双胍时，糖尿病患者的死亡率比服用其他糖尿病药物时更低。这使人们对该药物产生了浓厚兴趣，想知道它有多大的潜力延缓衰老。在免疫方面，最近的临床研究报告，二甲双胍有抗炎作用，能够改善小鼠关节炎涉及的各种通路。

我们了解了这些目前经过早期试验的热量限制剂，能从中得出什么结论呢？其中有些限制剂本来就是人类健康饮食的一部分，把它们作为补充剂服用多半会有好处，不太可能造成伤害。而其他药物，如西罗莫司和二甲双胍，则需要更多的临床试验来确定其疗效，不过，两者的前景似乎都很有希望，我们拭目以待吧。

———————————◆———————————

如果你想活到 100 岁，那就去日本看看吧。日本是世界上平均预期寿命最长的国家，女性平均预期寿命为 87.14 岁，男性为 81.09 岁。日本人的平均寿命达到了其历史最高水平，而且还在不断提高。2019年，日本 90 岁以上的老人人数达到了 231 万，其中百岁老人超过 7.1万。那么，日本人找到永葆青春的源泉了吗？让我们来探究一下日本人健康长寿的饮食秘诀吧。

日本饮食一般是量少而均衡的，主要包括富含脂肪酸的鱼、大米、全谷物、豆腐、大豆、味噌、海藻和蔬菜。这些食物的低饱和脂肪、糖分含量很低，而维生素和矿物质含量很高。后两者可降低患癌症和心脏病的风险。这种健康饮食使日本人的肥胖率非常低，仅为4.3%，而其他国家人口的肥胖率却越来越高，英国为 27.8%，美国竟达到了惊人的 36.2%。肥胖是导致糖尿病、癌症和心脏病等致命疾病的主要原因。日本人之所以长寿，原因之一可能就是其饮食习惯。

这一点有据可依。一项发表在《英国医学杂志》(*British Medical Journal*) 上的研究显示，那些遵循日本政府推荐的膳食制度的人，死亡率比其他人低 15%。而且他们从小就开始这样做了。日本学校遵循健康饮食指南要求，学生们午餐多吃水果和蔬菜，几乎不吃精制糖。孩子们从小学会均衡饮食，这为他们在以后的生活中保持身体健康（很可能是长寿）打下了基础。

日本人还有一个从小便熟知的教诲：hara hachi bun me。这句话翻译过来，大意就是"吃到八分饱"，这与蓝色地带人们的做法一致。我们的大脑通常需要至少 20 分钟才能意识到我们已经吃饱了。饭菜量少、细嚼慢咽是日本人长寿的原因之一。他们吃饭的时候，会把食物盛放在许多小盘子里，围坐在地板上，一起享用。再加上他们用的是筷子，这些细节都有利于减慢整个进食过程，让食物更好地得到消化。

日本人喝抹茶已经有几百年历史了，传统的日本茶道可以追溯到 1 000 多年前。抹茶在日本文化中占据重要地位。这种古老的饮料富含抗氧化剂，可以增强免疫系统，有利于预防癌症，甚至还有助于保护细胞膜。这些效果都可以延缓细胞的老化过程。抹茶还能促进消化、提高能量水平、调节血压。抹茶功效的秘密在于其制作过程，幼叶在缺少日光的环境中生长，增加了叶绿素和抗氧化剂的含量。日本人一天要喝好几次这种茶，下次你伸手去拿咖啡的时候，何不试试抹茶呢？

除了饮食，日本人长寿可能还受益于其他活动特点。约有 98% 的日本儿童步行或骑自行车上学，各种全国性广播电台每天早上都会播放"广播体操"。他们每天的通勤过程也充满活力：大多数人步行或骑自行车去车站，在车厢中保持站立，下车后步行去上班，这并不是因为不能坐下来——他们只是用一种更健康的方式来做这件事。日本人经常以称为 seiza 的跪姿坐在地板上吃饭或交流互动。这个姿势要使身体压在小腿上，收拢双脚放在屁股下面，这有助于保持体力和身体灵活性。在日本，连上厕所都涉及运动因素，传统的日本厕所采用蹲式，这会使肠道和肌肉更健康！

日本人的日常体力活动会一直持续到晚年。在日本，你会看到许多老年人步行或骑自行车。日本人的长寿也可以归功于他们优秀的医疗保健体系——世界上最好的医疗体系之一（在彭博社的高效医疗保健榜单上排名第四）。自 20 世纪 60 年代以来，日本政府支付了公民医疗保健费用的 70%，支付低收入公民医保费用的比例高达90%。他们还拥有先进的医疗知识和设备，这使得日本成为理想的养老之地。

日本人的传统是自己照顾家里的老人，而不是将他们送入养老院。老年人晚年与家人一起生活有利于其心理健康，使他们心情愉悦、更加长寿。日本人可能还有长寿的遗传优势。在日本，两种特定的长寿基因更为常见：DNA 5178 和 ND2-237 Leu/Met 基因型都能预防某些疾病的发生，在延长寿命方面是非常有潜力的影响因素。DNA 5 178 可帮助人们抵抗成年后发作的 2 型糖尿病、中风、心脏病。ND2-237 Leu/Met 基因型也可抵抗中风和心脏病发作。所以，虽然日本人有很多关于饮食和生活方式的经验可供我们学习，但遗传因素或许也对其长寿发挥了一定作用。

冲绳人有句谚语："每天都要做到陆上的东西吃一吃，海里的东西尝一尝。"鱼肉富含许多人体内缺乏的营养物质，如：优质蛋白质、碘、各种维生素和矿物质。富含脂肪的鱼类被认为是最健康的，如鲑鱼、鳟鱼、沙丁鱼、金枪鱼、鲭鱼等。它们的脂肪含量较高，其中还有维生素 D 和 ω-3 脂肪酸。

ω-3 脂肪酸对身体和大脑最佳发挥功能至关重要，也有助于降低许多疾病的患病风险。为了满足 ω-3 脂肪酸的摄入需求，建议每周至少吃两次富含脂肪的鱼。如果你是素食者，可以选择由微藻制成的 ω-3 脂肪酸补充剂。心脏病和中风是世界范围内导致过早死亡的两大最常见原因，而鱼是你可以食用的最有利于心脏健康的食物之一。许多大型研究表明，经常吃鱼的人患心脏病、中风，死于心脏病的风险较低，这已不足为奇。英国一项对 4 万人长达 18 年的大型跟踪调查研究发现，与常吃肉的人相比，常吃鱼的人患心脏病的概率低 13%，素食者患心脏病的概率低 22%。鱼对免疫系统也有好处，鱼身上的 ω-3 脂肪酸对大脑和眼睛尤其重要。

有些鱼体内的汞含量很高，所以汞含量低的鱼类，如鲑鱼、沙丁鱼和鳟鱼是最佳选择。此前的研究认为，大量的汞可能导致了心血管疾病和阿尔茨海默病等大脑疾病，但现有数据还不足以证明这一观点，而且常见食物中的汞含量尚未高到足以引起成年人的担忧。一般来说，人工养殖的鱼和野生鱼类的汞含量相似，但人工养殖的鲑鱼 ω-3 脂肪酸含量比野生鱼略高，ω-6 脂肪酸含量则高得多，饱和脂肪也更多。人工养殖的鲑鱼热量比野生鱼高出 46%，大部分来自鲑鱼脂肪。而野生鲑鱼的钾、锌、铁等矿物质含量更高，维生素 D 含量也高于人工养殖的鲑鱼。经常吃鱼的人，其大脑中控制记忆和情绪的中心脑区灰质更多，记忆力测试结果也更好，这证明鱼对大脑有益。

我们很多人在人生的某个阶段都经历过抑郁，其特征是情绪低落、悲伤、精力下降、对生活失去兴趣。尽管抑郁症不像心脏病或肥胖症那样饱受热议，但它是目前世界上最大的健康难题之一。经常吃鱼的人患抑郁症的概率较低。试验还显示，被诊断为抑郁症的患者，摄入 ω-3 脂肪酸或吃鱼后可以减轻抑郁症状，显著提高抗抑郁药物的疗效，甚至可以减少其自杀念头和自残行为。在有自残行为的患者中，研究者随机选出一组患者受试，让他们在接受常规精神病治疗的同时加服 ω 油补充剂 12 周。比起使用安慰剂和仅接受常规精神病治疗的患者，这些受试者的自杀行为特征显著减少，整体健康状况有所改善。吃鱼对我们的睡眠也有好处。在一项对中年男性的研究中，受试者每周吃 3 次鲑鱼，持续 6 个月。结果发现，他们的夜间睡眠质量得到改善，白天的精力更加充沛。

红肉一直令那些想要健康饮食的人感到困惑——红肉对人体是好是坏？食用红肉是否有益于健康仍存在争议。在蓝色地带、地中海地区和日本的饮食中，红肉的含量都很低，而红肉在富裕社会的饮食中更为常见。最近的一项大规模评估综合了多项研究的结论，考察了红肉对各种健康问题的影响。作者的结论是，虽然有些证据表明食用红肉可能有害，但还不足以成为建议人们改变饮食习惯、停止食用红肉的论据。我毫不怀疑，这场辩论将继续激烈地进行下去，因为这涉及许多既得利益者，其结果仍不明朗。然而，长寿社会中的人们确实很少或根本不吃红肉！

◆

你知道维生素 D 是一种激素吗？它是唯一一种被列为激素的维生素，这突显了它对身体许多功能都有广泛影响。维生素 D 于 1920年被发现，你可能见过这样一些老照片：照片上的孩子腿部严重畸形，这是由于他们幼年骨骼形成时缺乏维生素 D，患上了佝偻病导致的。自从发现佝偻病的病因以来，人们在婴儿食物中添加了维生素 D，西方国家几乎已经消除了佝偻病。但在成年和老年人群以及其他一些易感人群中，例如肥胖者、免疫缺陷者、那些遮蔽全身接触不到阳光的人、有肠道疾病（如炎症性肠道疾病）或者皮肤黝黑的人，仍然存在维生素 D 缺乏问题，这部分人群应该服用维生素 D 补充剂。在爱尔兰，29% 的 18—30 岁人群和 20% 的 50 岁以上人群在冬春两季缺乏维生素 D。12.5% 的 50 岁以上人群和 50% 的 85 岁以上人群常年缺乏维生素 D。在英国以及其他未在食物中专门添加维生素 D 的高纬度国家，这一数据是相同的。维生素 D 有三种来源：阳光、食物和补充剂。如果我们生活在高纬度地区，仅从食物中获取足够的维生素 D 非常困难，因此有必要服用维生素 D 补充剂。富含维生素 D 的食物有高脂肪鱼类，如鲑鱼、金枪鱼和鲭鱼。牛肝、奶酪和蛋黄也能提供少量的维生素 D。

维生素 D 以保持骨骼强壮而闻名，它发挥作用的具体方式是帮助身体从肠道里的食物中吸收钙。钙是骨骼的主要组成部分之一，是防止骨骼变薄（骨质疏松）的必要元素。人的岁数越大，越容易患骨质疏松症，特别是女性，但男性也有可能患病——骨质疏松症患者中有七分之一是男性。良好的饮食和锻炼可以降低患骨质疏松症的风险，50 岁以后至少每 5 年要进行一次骨骼扫描检查，因为骨质疏松症是可以治疗的，如果放任不管，就会出现骨折。骨折之后，身体便往往无法恢复到之前的功能水平。我接诊骨质疏松性骨折的病人时，感到非常沮丧——这种情况频繁发生——因为这本可以通过早期治疗来预防。

维生素 D 在其他很多方面都对身体十分重要。肌肉需要它来增长力量，神经需要它从大脑传递信息，免疫系统需要它来对抗包括新型冠状病毒感染在内的各种传染病。我们的研究证明，维生素 D 能够减轻冠状病毒感染的严重程度，减少死亡。维生素 D 也能缓解老龄阶段的炎症。

我们每天需要多少维生素 D 取决于年龄。研究表明，为了预防新型冠状病毒感染造成的最严重后果，摄入至少 800 国际单位的维生素 D 能够降低感染反应的严重程度，减少进入重症监护室的频率。每天服用最多 4 000 国际单位剂量的维生素 D 是安全的。我个人每天服用 1 000 国际单位，我的一些同事则会服用更大的剂量。

━━━━━━━━━◆━━━━━━━━━

在讨论抗氧化剂之前，我们应该搞清楚它们的作用。自由基是细胞在能量生产过程中自然形成的有毒分子。它们会导致"氧化应激反应",这一过程会引发细胞损伤,并可能导致多种疾病。因此,抗氧化剂是有益的,它们能清除自由基,防止其对细胞造成毒性损害,以及随之引发的心脏病、中风、癌症、糖尿病、黄斑变性、白内障等疾病。抗氧化剂有许多种,包括维生素 C、维生素 E、硒、类胡萝卜素(如 β–胡萝卜素、番茄红素、叶黄素和玉米黄质)。

在美国,人们摄入抗氧化补充剂占总摄入能量的很大一部分,即 54% 的维生素 C 和 64% 的维生素 E。争议就是由此开始的。在实验室实验中,抗氧化剂能非常有效地抑制自由基产生。然而,抗氧化剂补充剂如果不是来自健康的饮食,对人体就不会有同样的好处。健康的饮食(如地中海饮食)本身就含有许多抗氧化剂。问题是,为什么天然食物中的抗氧化剂比人工抗氧化补充剂效果好得多?

在一项对近 4 万名 45 岁及以上健康女性的研究中,研究者发现,受试者服用维生素 E 补充剂后,心脏病发作的风险,以及患中风、癌症、黄斑变性或白内障的风险,都未见降低。另一项大型研究发现,未见维生素 C、维生素 E 或 β–胡萝卜素等元素补充剂对心脏病、中风或糖尿病有益处。医生健康研究对 14 000 多名 50 岁及以上的男性医生进行的研究发现,服用维生素 E 或维生素 C 补充剂都未降低他们患心脏病、中风、糖尿病、癌症或白内障的风险。事实上,这项研究显示,服用维生素 E 补充剂反而与脑出血引发中风的风险增加相关。一项对 35 000 多名 50 岁及以上年龄男性的研究揭示,无论单独服用还是同时服用硒补充剂和维生素 E 补充剂,都不但不能预防前列腺癌,反而会增加 17% 的患癌风险。

那么,既然健康的饮食中含有抗氧化剂并能预防上述疾病,为什么抗氧化剂补充剂却没有同样的功效呢?一些解释认为,蔬菜和水果丰富的饮食或其他富含抗氧化剂的食物之所以对健康有益，实际上可能是因为同一食物中存在其他物质或者其他饮食因素、其他生活方式，在这些物质、因素或方式作用下产生的效果，与抗氧化剂本身直接产生的效果不同。也有可能是因为在补充剂研究中使用的抗氧化剂比从食物中摄入的抗氧化剂剂量更大，导致了效果的变化。此外，食物和补充剂中的抗氧化剂化学成分差异，也可能影响它们的效果。例如，食物中有 8 种化学形式的维生素 E，而维生素 E 补充剂通常只有其中一种形式。对于某些疾病，特定的抗氧化剂可能比实验用的抗氧化剂更有效。存在于眼睛中的抗氧化剂，如叶黄素，在预防眼部疾病方面优于许多种普通的抗氧化剂。其他一些猜测认为，自由基和健康之间的相关性可能比人们以前设想的要复杂得多。在某些情况下，自由基或许是有益的，所以清除自由基可能有害无益。抗氧化剂补充剂的服用时间不够长，也是导致其无法预防慢性疾病的潜在原因。还有一种可能性很大的解释是，我们即将讨论的微生物群也许是造成饮食和补充剂之间效果差异的主要介质。

总之，富含抗氧化剂的饮食对健康有多种益处，但没有足够的证据证明抗氧化剂补充剂可以取代健康饮食。如果可能的话，最好还是从食物中获取抗氧化剂，而不是仅仅依靠补充剂来维持身体健康。我说的这些话显然不利于相关产品的市场推广，但情况也未必如我所料，毕竟，即使缺乏其对人体有益的证明，美国人依然在大量使用各种抗氧化剂补充剂。

◆

微生物群，即我们肠道中的细菌，是近年来医学史上最令人兴奋的新发现之一。我们的身体容纳了数万亿的细菌、病毒和真菌，它们被称为微生物群。虽然有些细菌与疾病有关，但另一些细菌——"有益"细菌——对我们的免疫系统、心脏、体重及健康相关的其他许多方面都非常重要。在大肠的"口袋"中，可以找到构成我们体内微生物群的大多数微生物。它们也生活在皮肤上和其他器官（如阴道）中——微生物事实上遍布于人体内外。我们的微生物群和我们的饮食之间的关系相当复杂而又十分重要，这些关系很可能为人的老化课题提供有价值的信息。

故事要从东非坦桑尼亚的哈扎部落说起。这是一个以狩猎、采集为生的部落，生活在埃亚西湖（Lake Eyasi）畔，如今仅存 1 000人。与西方各文明社会不同，哈扎人几千年来一直保持同样的饮食习惯。为了研究肠道微生物，研究人员来到哈扎部落，与他们一起居住习惯，并将自己与哈扎人的饮食和肠道微生物情况进行对比。他们猜想，哈扎人的肠道微生物群会反映出几百年前我们的肠道状况，那时糖尿病和心脏病等疾病还很罕见。

哈扎人住在茅草屋里，周边都是泥地。他们捕猎的动物（羚羊、角马、狒狒和豪猪）和采集的植物（如蜂蜜、浆果、猴面包树和块茎类植物）都是人类从 300 万到 400 万年前就开始食用的。他们是游牧民族，随着食物供应而迁徙。他们的饮食方式都是生吃，食物中富含微生物。例如，哈扎人在杀死猎物后，会吃掉它们充满微生物的胃，然后把它们的粪便从结肠中挤压出来，将肠子稍稍煮熟。哈扎人体内的微生物数量是西方人的两倍，而且不会患有西方式疾病。

微生物群种类多样是件好事。为了让体内的微生物群茁壮成长，我们的饮食应该多样化，这是确保微生物群多样化的基础。研究人员指出，人改变饮食后的 72 小时内，就有可能改变其肠道微生物群的多样性。粪便中有很多活跃的和已死亡的微生物。研究人员在与哈扎人一起生活期间，每天都采集自己的粪便样本，送到实验室逐条记录并进行化验。结果表明，研究人员改吃哈扎人的食物后，即使只吃了几天，他们体内的微生物群就变得更加多样化。另外，一些研究人员还与哈扎人实施了"粪便转移"，用烧烤滴油管将哈扎人的粪便转移到研究人员的直肠里。研究显示，粪便转移后，研究人员体内的微生物群多样性更加明显了。

这项工作为之后的大量研究打下了基础。后续研究显示，微生物群不仅关乎糖尿病、肥胖和高血压等疾病的形成，而且对人体免疫和大脑健康都有影响。不幸的是，当我们恢复西方式饮食时，微生物群又变回原样，不再那么多样化了。由于饮食的多样性有限，我们体内的一些微生物群似乎已经灭绝了，研究人员猜测，在这些"失踪的微生物"中，很可能存有解决某些老年疾病的答案。

我们进食时，微生物就会被扰动而附着在食物上；它们开始分解食物，从中获取营养和能量，并产生健康的化学物质，这种化学物质能防止人体感染，促使人产生积极情绪，并抑制人体过敏。因为微生物群主要存在于肠道下部，所以脂肪和精制碳水化合物在肠道上层就被吸收，不会到达微生物群那里。微生物喜欢多酚类物质，比如花生和种子，这种物质恰好可以到达肠道下部的微生物群聚集地。为了拥有健康的肠道，我们需要多样化的微生物，因此需要多样化的饮食来保持微生物群处于"活跃和忙碌状态"。富含多酚的食物见下表。

表9-2　富含多酚的食物

香料	药草	蔬菜	浆果	水果
丁香	薄荷叶	朝鲜蓟叶	黑接骨木果	苹果
八角茴香	牛至	红菊苣	蓝莓	苹果汁
酸豆	鼠尾草	绿菊苣	李子	石榴汁

续表

香料	药草	蔬菜	浆果	水果
咖喱粉	迷迭香	红皮洋葱	樱桃	桃子
生姜	百里香	菠菜	黑茶藨子	血橙汁
小茴香	罗勒	花椰菜	黑莓	柠檬汁
肉桂皮	柠檬马鞭草	皱叶莴苣	草莓	杏子
	欧芹		覆盆子	
	墨角兰		西梅	
			黑葡萄	
饮料	坚果	橄榄	籽类	油类
可可	栗子	乌榄	亚麻籽	特级初榨橄榄油
绿茶	榛子	青橄榄	芹菜籽	菜籽油
红茶	胡桃			
红酒	杏仁			
	核桃			

含纤维量高的食物也特别有利于增加微生物的多样性和微生物数量。高纤维食物包括全谷物麦片、全麦面食、燕麦、大麦和黑麦、浆果、梨、瓜、柑橘、花椰菜、胡萝卜、甜玉米、豆类、坚果、种子、带皮土豆。所以有很多选择——这也正是重点，我们需要摄入这些食物来让我们的肠道保持活跃、得到充分刺激，维持肠道内微生物群多样性。

但这与人的老化过程有什么关系呢？关系很深，甚至完全相关！长寿者和百岁老人的肠道微生物群非常多样化。有些特定的微生物群与长寿有关。我们可以通过转移它们来测试，如果将这些特定的微生物引入那些微生物群少而单调的人的肠道中，是否会产生预期效果，这项研究正在进行。但对你我来说，关键的信息是，健康长寿的人体内都有非常多样化的微生物群。

因此，饮食是塑造肠道微生物群成分的关键因素，这一点在西方饮食和地中海饮食的对比中已经得到充分证明。两种饮食习惯对肠道微生物群的组成有着不同的影响。富含脂肪、盐和糖的西方饮食将肠道微生物群改变成了典型的肥胖者肠道微生物群类型。相比之下，地中海饮食通过引发肠道微生物群的变化来影响它们，从而提高人的心智功能、记忆力和免疫力，还能增强骨骼强度。

我常谈起的一个话题就是无处不在的"乳化剂"。所有西方加工食品中都含有乳化剂，如汉堡包、番茄酱、蛋黄酱等。人们声称乳化剂是"安全的"，但实际上它们增加了一些微生物群的数量，而这些微生物产生的化学物质与肥胖和糖尿病相关。同样，人工甜味剂虽然"安全"，但也会通过微生物产生有毒的化学物质。然而，实验中对这两种物质的使用剂量往往高于它们在食品中的含量，所以关于食品添加剂安全性这一课题的研究仍在进行中。尽管如此，任何一种能延年益寿的饮食（地中海饮食、日本饮食或蓝色地带的饮食）都不含有精制或加工过的食品乳化剂。

地中海饮食富含多酚和膳食纤维。这种饮食对健康的有益影响到底是由微生物群的变化产生的，还是由其他跟饮食有关的因素带来的，还是这些因素共同作用的结果，尚不完全清楚。但我们坚持地中海饮食越久，肠道内有益细菌的水平就越高。这些细菌对我们的健康有利。许多研究人员现在声称，此前人们在理解肠道和食物之间的关联时，忽略了微生物群这关键一环。不管肠道和食物之间有什么联系，人们开始健康饮食永远都不嫌晚。体内微生物群的变化发生极快，甚至在 72 小时内就会发生变化，而且不管哪个年龄段的人们，这种变化的速度都一样。有充足有力的旁证可以证明改变微生物群给身体带来的益处，而且我们的食物选择丰富多样，完全可以做到想改就改。所以说，健康饮食，没有借口！

为了让我们的微生物群保持良好状态，除了改变饮食外，我推荐两种选择：益生元和益生菌。益生元是菊粉等物质，是一种从菊苣根中提取的水溶性纤维，菊苣根是大量微生物滋生的沃土。而益生菌本身就是微生物，如乳酸菌和双歧杆菌。虽然益生元和益生菌都可以作为补充剂服用，但你是否需要花大价钱购买它们是另一回事：几乎没有证据表明人们应该食用哪种益生元或益生菌；谈到益生菌，这些微生物是否能在你的肠道中定居下来，或者它们是否会对已经拥有健康微生物群的人带来好处，还是个未知数。

我们随着年龄的增长，会受到更多的感染（胸部和肾脏尤其容易感染），也会使用更多的抗生素。抗生素会减少肠道中的细菌和微生物。有证据表明，如果你正在服用抗生素或患有肠易激综合征，那么服用益生菌会很有益。理想地说，我们应该尝试将益生元和益生菌结合起来。例如，酸菜（即切成细丝、经过发酵的生卷心菜）或泡菜（加了辣椒的、经过发酵的卷心菜）就是此类食物。在这一领域，很多研究已经活跃开展，毫无疑问，在不久的将来，或许就能够分析出我们每个人的肠道微生物群特征，并根据个人的饮食模式，为每人量身定制一套饮食调整方案。

我想分享一些有趣的题外话。还记得前面提到的研究者在坦桑尼亚用烧烤滴油管进行粪便移植试验吗？不管你信不信，这不是什么不同寻常的事。粪便移植是一种公认的治疗方法，其原理是给患了病的肠道注入新的细菌和微生物群，使其继续工作。这种疗法在医疗实践中被广泛使用，尽管该疗法的操作过程比烧烤滴油管方法稍微精细一些，但原理是一样的。医生将健康人的粪便通过灌肠剂转移到患者肠道，以此治疗名为膜性结肠炎的严重腹泻。老年患者在接受抗生素治疗时可能会发生这种结肠炎。

我做初级医生时，这是一种常见而可怕的抗生素使用并发症。由于抗生素的作用，肠道几乎处于无菌状态，无法维持微生物群，因此会被一种毒性很强的细菌——艰难梭菌占据。它们在肠壁上覆盖一层膜，阻止肠道吸收营养，导致严重腹泻，甚至死亡。艰难梭菌因此被称为"超级病菌"。后来，出现了粪便移植疗法，取得了非常显著的疗效。1958年，科罗拉多州的外科医生本·艾斯曼（Ben Eiseman）和他的团队发表了一篇论文，描述了用直肠粪便移植法成功治愈四名危重病人的案例。但直到30年后，粪便移植才被广泛应用于因使用抗生素而引起重症腹泻的患者，又过了更长时间，我们才认识到肠道微生物群的存在及其在粪便移植中的治疗作用。值得注意的是，95%感染了那种所谓"超级病菌"的病人现在都被治愈了，因为移植的粪便中含有新的、可存活的、多样化的微生物群，它们可以对抗艰难梭菌。现在，世界各地都会有人收集健康人的粪便，并制备、冷冻和储存，作为治疗用灌肠剂。

第十章
性与亲密关系

　　我喜欢在老龄化背景下谈论这个话题，因为它很有意义。作为一名医生，花时间了解它对特定病人的重要性，是一种很有益的经验。我在医学院学习时，老师经常教导我们要详细记录病人生活的方方面面。此后，从病人口中获取良好的病历成为我行医的基石。我告诉我的学生，医学90%是病史，10%是检查和技术。良好的病史记录包括向患者询问他们的性生活状况和相关问题。然而，在现实中，医生很少在常规评估中涉及这些细节。从学生时代起，我就认真对待导师对我的要求，详细地询问病人关于性的问题。我还清楚地记得，当谈到性方面的问题时，那些年老病人的状态有着肉眼可辨的明显变化——从顺从、被动变得积极、活跃。

　　芝加哥大学的妇科医生斯泰西·林道（Stacy Lindau）也从类似的观察中受到了启发。她专攻老年人的性问题。2007年，她发表了一篇具有里程碑意义的论文，报告了她对大批美国老年人的研究成果。她在论文中指出，大多数成年人将性行为视为生活的重要组成部分。他们基本都有配偶或其他亲密伴侣，相当数量的男性和女性甚至到了 80 多岁、90 多岁时还会进行性行为。但社会和媒体仍拒谈老年人的性行为，对此话题与对年轻人性行为的话题持有完全不同的态度，许多人将这个话题视为禁区。

性对人体有益，仅仅是与另一个人身体上的亲密接触，就会提高大脑中"拥抱激素"的水平，让我们感到快乐、安全。"拥抱激素"或"爱情荷尔蒙"即催产素，是由大脑底部一个豌豆大小的结构——脑下垂体后叶分泌的，它会在人们相互依偎或紧密相拥时释放。如果将催产素注射到未交配的老鼠体内，它们会突然开始表现得像母亲一样，聚拢所有的幼崽并筑巢。草原田鼠是一夫一妻制哺乳动物，但如果其大脑中的催产素被阻断，它们就会对配偶失去兴趣。这种激素能促进更多的大脑活动，例如共情和信任。一项研究揭示，一起进行艺术活动的夫妇比单独工作的夫妇拥有更高的激素水平，他们在彼此的关系中倾注了更多的同理心。研究发现，服用催产素的人比服用安慰剂的人更愿意把钱托付给别人。催产素不仅能使人在钱财方面对他人更信任，而且服用催产素的受试者在隐私和机密信息方面对他人的信任度，是服用安慰剂受试者的 44 倍。

有一种普遍的误解，人们上了年纪以后就会失去对性的兴趣和性行为能力。但事实并非如此：老年人在性方面仍然很活跃，而且在超过 50 岁之后仍然认为性活动很重要，相当大比例的人在他们 70 岁、80 岁和 90 岁之后仍然如此。性欲望并不必然会随着年龄的增长而下降，人对性的态度不仅由生理因素决定，也受社会因素的控制，而生理机能可以通过药物、药膏和技术来调控。总的来说，在我们变老过程中，性行为是亲密关系和幸福感的重要组成部分。

我们的 TILDA 研究就是很好的证据。TILDA 研究报告显示，平均年龄为 64 岁的夫妇中，80% 的夫妇认为性生活很重要，60% 的夫妇表示，他们过性生活的频率是至少每周一次到每月两次。最近一项英国研究的数据提供了类似的结果。英国的老年人在性生活活跃时更享受生活，而那些性行为减少的人幸福感低于那些在晚年仍保持着性欲、性行为、性功能水平的人。

尽管性活跃度在很大程度上取决于是否有配偶或同居伴侣，但这并不是唯一的衡量因素。在单身或独居的老年人中，有十分之一的人表示自己有亲密伴侣，他们在平均年龄为 70 岁时，几乎都保持着性活跃状态。这突出反映了性行为和性快感不仅仅是年轻人的专利。斯泰西·林道最近的研究表明，老年人的性活动频率与 1992 年美国一项研究中调查的 18—59 岁的成年人相似。

那些性生活规律且对性生活感到满意的夫妇对生活的整体满意度较高，而且对变老的问题也持更积极的态度。有关性活动和生活愉快度的数据历来表明，性活跃的人生活质量更高、人际关系更好、感觉更幸福，抑郁的可能性较低，甚至寿命更长（一些研究展示了这一点）。性活跃的人群有更好的记忆力和注意力。性生活的满意度和频率标志着夫妻之间的沟通顺畅程度，及其性欲和性行为的同步程度。

众所周知，性爱有助于产生"感觉良好"的因素。这主要是因为，在性爱过程中，大脑除了释放催产素，还会释放内啡肽，令人产生快乐或兴奋的感觉。有性行为的人心理健康状况更好，较少感到抑郁和焦虑。内啡肽释放有利于巩固免疫系统，这与运动时释放的内啡肽对身体的有益效果相同。性行为能减少心脏病和癌症等疾病的发生，这种说法虽然尚无根据，但越来越多的间接证据表明：事实可能确实如此。

马斯特斯（Masters）和约翰逊（Johnson）是性研究领域的杰出

先驱。他们在 20 世纪 60 年代中期对性行为及其生物学后果进行了开创性的观察，他们的研究在当时是革命性的。公平地说，关于这些研究是否有价值，当时人们的看法存在很大分歧。现在我们知道，这些研究非常宝贵，而且为我们在这个领域的后续工作提供了指导。马斯特斯和约翰逊对 382 名 18—78 岁的女性志愿者和 312 名 21—89 岁的男性志愿者的生理活动进行了长达 11 年的观察。他们的研究证实，性活动是一种平均每分钟燃烧 4 卡路里热量的运动。在性活动中，呼吸频率逐渐增加到每分钟 40 次。心率大幅上升到每分钟 180 次，相当于在跑步机上快跑时的心率峰值，血压也会飙升到 80 毫米汞柱。以此为对比，如果不是在做剧烈运动，那么我们白天的血压变化只有约 20 毫米汞柱。这就解释了为什么性活动是一种运动，以及为什么它会释放出大量在运动中也会释放的神经递质或"感觉良好"的因素。

最近的一些研究使用可穿戴测量技术来测定性爱过程中的能量消耗，结果显示，性行为的能量消耗相当于在跑步机上进行 30 分钟中等强度的耐力跑，而且男性的能量消耗略高。

尽管规律的性活动有益于人们身心健康，但卫生保健专业人员甚至媒体都很少定期提供信息，来指导或鼓励老年人探索性活动。在很多情况下，一涉及老年人与性的问题时，医生、护士和其他一些人往往都会把头埋在沙子里，避而不谈。事实上，这种讨论本可以重新构建人们关于性行为的常规和期望，帮助人们过上更充实、更健康的老年生活。此外，大多数导致老年人性生活陷入麻烦的生理问题，都应该得到调查、治疗和讨论。在美国和英国的研究中，超过一半的性生活活跃者在他们 60 多岁、70 多岁和 80 多岁时都报告了性方面的问题。这就更有理由让医学界在任何可能的情况下与患者讨论性和性问题，因为大多数问题都是可以解决的。

———————————◆———————————

　　人年纪大了之后，进行性生活对大脑有好处吗？在一项对近7 000名年龄在50—90岁老人开展的研究中，受试者除了要完成智力测试，还被问及有关性行为的详细问题。这项研究包括了一系列对其他因素的评估，这意味着研究人员能够矫正性活动之外所有影响心理健康的因素，进而可以专门研究性行为对心智能力的影响。他们题为《大脑中的性》（*Sex on the Brain*）的研究论文证实，性生活活跃的老年人拥有更好的心智能力，如规划和记忆等。换句话说，性行为活跃是一种独特的好处，有益大脑健康。研究人员非常合理地推测，大脑之所以从中受益，是因为人在进行性生活时大脑会释放催产素、多巴胺和其他种类的内啡肽——它们是控制细胞间信息传递的关键大脑神经递质。在过去的十年中，其他一些对人类和动物的研究成果强调，频繁的性行为可能会促进大脑功能的发挥，特别是记忆力。

　　性活动对动物的大脑也有好处。2010年的一项研究发现，雄性老鼠的性行为与新脑细胞的生长之间存在联系。具体情况是：研究者将实验鼠分为两组，一组被允许在两周内每天都有性行为，另一组两周内只允许有一次性行为；结果发现，前者产生了更多的脑细胞。在此基础上，对雄性老鼠的进一步研究发现，每天都进行性行为不仅与新脑细胞的形成有关，而且与大脑功能增强有关。在此案例中，每天有性生活的老年鼠长出了新的脑细胞，在记忆测试中获得了更好的成绩。当老鼠不被允许进行性行为时，便不再形成新的脑细胞，在记忆测试中的成绩也变差了。作者的结论是，重复、持续的性行为对大脑有利。当然，这些实验并没有在人类身上进行，是否可以将老鼠实验结论外推至人类还有待证实。此外，我们还需对雌性老鼠的大脑进行研究，以理解性行为对它们大脑的影响！

为什么性行为会促进新的脑细胞形成和记忆力的提高？有很多可能的解释。在动物研究中，插入式性交是一种增强认知能力的身体活动。此外，性交行为获得的"奖励"可能是一种塑造新脑细胞的机制。奖励系统就是从建设性经历中学习经验、理解动机的能力。接触雄性信息素既能激活雌性的奖励系统，又能刺激新脑细胞的形成。而且，性行为还能减轻精神压力和抑郁（二者都会阻碍新脑细胞的形成）。最后，阴道性交能够提高血清素和催产素的水平，这两种神经递质都参与刺激新脑细胞的形成。

尽管女性在各个年龄段的性活跃度都低于男性，自慰频率也较低，但随着时间的推移，她们的性欲、性唤起频率和性能力的减弱程度都比男性小。原因何在尚不清楚，但这个现象可能与男性勃起功能障碍有关。此外，性行为活跃的80—90岁女性在性唤起、性高潮、阴道干燥和性交疼痛等方面的问题也较少。这可能反映了下列事实：最健康的妇女和最健康的伴侣能活到八九十岁，以及性行为能够维持人的性能力。

颇具影响力的加州流行病学家伊丽莎白·巴雷特·康纳（Elizabeth Barrett-Connor）和她的研究团队最先发现，女性在更年期性欲会升高，更年期过后性欲、性反应能力、性活动频率都会下降。然而，她们的性活动并没有消失，只是表现得不那么明显了。女性性交频率的下降是由雌激素和睾酮水平的降低造成的。雌激素由卵巢产生，随着卵巢的衰亡，雌激素水平下降。这会导致阴道干涩，阴唇、外阴和阴蒂萎缩，膀胱壁变薄，从而导致性交疼痛。性交后尿路感染也变得更加频繁。膀胱炎和尿路感染的症状包括性交疼痛、排尿疼痛、外阴瘙痒、尿频，有时是尿失禁。对尿失禁和膀脱炎的治疗可以使用抗生素，加上激素替代疗法或雌激素阴道子宫托。有时，如果其他干预措施不足，需要附加进一步的药物治疗，比如使用阿米替林或聚硫酸戊聚糖可能有助于治疗膀胱炎。至于预防措施，喝蔓越莓汁可以降低尿路感染的风险。定期的性行为也有助于预防这些症状发生，因为性交可以促进阴道的血液循环，保持阴道组织的健康。

性欲下降会影响女性的自尊和生活质量，有时会造成情绪低落，从而导致人际关系问题。因此，通过治疗减轻上述这些不适症状很重要。人们常常感到，"过了一定年龄"还讨论性，会非常尴尬。不要有这种感觉，医生不会觉得尴尬，他们愿意帮助你，也能够帮助你。

由于女性寿命更长，她们能遇到的同一年龄段的单身男性相对较少。但我们或许能从德国一项对单身女性的研究报告中发现新信息，该报告揭露了老年女性对非传统性关系的态度和经历。在 91 名 1895 年至 1936 年出生的女性中，六分之一的受访者曾与比自己年轻的男性发生过关系，4% 的人曾有女同性恋伴侣，十二分之一的人在晚年与已婚男性有过婚外情。

大多数对老年人晚年性活动的研究都很传统地聚焦于性功能障碍及其治疗上。然而，值得庆幸的是，这种做法正在改变，全球都开始关注性行为、健康和幸福。加州的一项大型研究调查了 1 300 名年龄在 40—100 岁的健康女性的性行为和性满意度。这些受过良好教育的中上阶层女性平均年龄 67 岁，她们在 40 岁后对自己的性生活越来越满意，并且在接受调查时已经绝经了平均 25 年。总体而言，三分之二的性生活活跃的受访女性对自己的性生活感到中等满意或非常满意。一半受访者在过去的一个月内有过性行为。对一些人来说，她们的高满意度源于高质量的性生活；对其他人来说，高满意度源于她们对性的欲望较少，因此对性生活的期望值也较低。她们中的大多数人即使在 80 岁以后，也仍然能够激起性欲，能在性爱中保持润滑并达到性高潮。事实上，许多人表示在 80 岁以后对自己的性生活完全满意。一些性行为不活跃的女性也会对自己的性生活表示满意，这表明亲密和爱抚在性满足中起了很大作用。

那么，为什么一些女性随着年龄增长，对自己的性生活越来越满意呢？有几种可能的解释：老年女性的性经验更丰富，对性生活的态度更放松；那些性行为不活跃的老年女性通过其他亲密行为（如抚摸和拥抱）就可以获得性满足，或者还有一些老年女性即使没有性行为和亲密接触也非常快乐。与年轻人相比，年长的女性不会去想性生活，不会提前计划性行为，也不会在一天中的某些时段渴望性行为，但她们确实会有自己满意的性行为。这些数据表明，如果你坚持下去，我们很多人最后都会有一段良好而令人满意的性关系。

相比女性，老年期的性行为对男性更为重要。在英国，60—69岁的男性中 85% 的人性行为活跃，而 70—79 岁的男性中这一比例为60%，80 岁及以上的男性中这一比例为 32%。在美国，对这些年龄段男性性行为的研究也得出了相似的结果。性行为活跃的男性通常一个月进行两次或更频繁的性生活，定期亲吻、爱抚或深拥会让他们感到生活更愉快。

困扰男性的主要问题是勃起功能障碍。勃起障碍是指无法勃起或有勃起却不能坚挺到足以进行性交。这种现象有时被称为阳痿，但这个术语现在已不太常用了。偶尔的勃起功能障碍并不少见，大多数男性都会在一生中的某个时候经历勃起功能障碍，它可能发生在任何年龄段。五分之一的男性有严重的勃起功能障碍。年龄越大的人群越常经历勃起功能障碍，所以此病的最初治疗方案是专门针对老年男性推出的。其中最著名的是万艾可（伟哥），它在 20 多年前被投入市场，用于治疗勃起功能障碍。从那时起，万艾可（伟哥）每年替其母公司辉瑞公司（Pfizer）赚取 10 亿美元的收入。最近，勃起功能障碍药物在年轻男性中越来越受欢迎，特别是常与娱乐性药物一起使用。

勃起过程的任何阶段都有可能出现问题，导致勃起功能障碍。勃起是流入阴茎的血液增多的结果。性幻想或直接接触阴茎通常会刺激血液流动。当男性性兴奋时，阴茎上的肌肉会放松。这使得血液通过阴茎动脉的流量增加，填充阴茎内部的两个腔室，腔内充血时，阴茎就会变硬。肌肉收缩时，勃起结束，积聚的血液通过阴茎静脉流出。

许多男性在压力大的时候会出现勃起功能障碍。它也可能是情感或两性关系出现问题的迹象，需要专业人士来帮助解决。但是，频繁的勃起功能障碍可能是健康出问题的信号，所以除了治疗勃起功能障碍，也要治疗具体的潜在健康问题。由于勃起主要涉及血管，老年男性勃起功能障碍最常见的原因是流向阴茎的血液受到了阻塞，比如动脉硬化或糖尿病，这一点不足为奇。另一个血管方面的原因可能是静脉缺陷，导致血液从阴茎流出过快。其他身体疾病及激素失衡也都可能导致勃起功能障碍，如高血压、高胆固醇、肥胖、神经紊乱、睾酮水平低等。还有许多药物会导致勃起功能障碍，包括治疗高血压和睡眠障碍的药物。过度饮酒也是勃起功能障碍的一个常见原因，因此，评估勃起功能障碍时，应将所有这些潜在的诱因都考虑在内。具体疗法要根据这些潜在病因决定，可能需要综合使用多种方法、多种药物。自从万艾可（伟哥）上市以来，市场上出现了许多类似的药物，它们都有帮助。有时，如果是睾酮水平较低引起的勃起功能障碍，睾酮治疗也许有效，但这种情况并不常见。

当75岁的黛安·基顿（Diane Keaton）在美国一档节目中承认她曾经"性受挫"时，在场的采访者和受访者都一起调侃她的许多前任情人，并讨论了她对未来情人的期望。世界已经变了，性对所有年龄段女性和男性的重要性都得到了承认和重视。值得庆幸的是，老年人的性行为已不再是一个禁忌话题。

第
十
一
章

关
爱
肌
肉

健
康
生
活

信不信由你，正是一辆名为"路主"的双层巴士，为心脏病的开创性研究奠定了基础。故事是这样的：1954 年"路主"首次出现就成为伦敦街头的亮丽标志，自其初版亮相以来，风格几乎没有改变。那时每辆公共汽车都有一个司机和一个售票员，售票员负责在车厢和楼梯上来回走动，卖票和检票，司机则整天都坐在驾驶室里，大部分时间都不活动。

20 世纪 50 年代，中年男性突发心脏病猝死的人数非常多，此现象被称为"心脏病大流行"。我们现在已经很少对死亡人员做常规验尸，而在 20 世纪 50 年代，对所有突然死亡的人员进行验尸是常规做法。两位伦敦的病理学家杰里·莫里斯（Jerry Morris）和玛格丽特·克劳福德（Margaret Crawford）注意到，他们的验尸对象似乎多为公共汽车司机而非售票员、多为邮局办公室工作人员而非邮递员。他们意识到，从事不活跃工作的人可能更容易患心脏病。鉴于公共汽车售票员和邮递员活动身体的机会比公共汽车司机和办公室工作人员多得多，他们提出，久坐的工作可能是心脏病流行的一个原因。因此，为了探究他们的假设，莫里斯和克劳福德联系了英国所有的病理学家，要求提供所有男性死亡的尸检细节和职业史信息。几乎90%的病理学家都答应了，这一非常高的回复率彰显了他们同行之间的合作，而这种规模的配合是现代社会不可能达到的！

得到这么有力的配合支持后，莫里斯和克劳福德开始研究5 000名男性的尸检记录和职业史等细节。这证实了他们的怀疑，表明久坐的职业与早逝相关，死因是心脏动脉阻塞导致心脏病发作。我们第一次有了清晰的证据，表明久坐不动的工作比有规律进行体力活动（如步行）的工作更有可能导致死亡。这一发现开启了一个全新的研究领域，从那时延续至今，我们仍在继续深入探索身体活动与心脏病关联背后的生物学因素。

自从莫里斯和克劳福德在这一领域的开创性发现问世以来，医学界已经发表了成千上万篇的论文，讨论运动和心脏病之间的关系。例如，一项为期20年对近100万人的跟踪调查分析发现，比起经常运动的人，不运动的人早逝的可能性要高40%。所以，感谢"路主"带我们开辟出了这条重要的新路线！

关于锻炼和心脏病的信息很吸引人，只要一有机会，我就会滔滔不绝地谈论它，但在一次电台采访中，当我开始发表精心排练过的发言时，记者突然打断我，说："我厌倦了听什么锻炼和饮食。人们对此感到厌烦。我个人认为它们不像你们这些医护人员宣扬得那么重要。"我明白他的意思，这都是陈词滥调了。在那之后，我决定在谈论健康行为时采取一种新的方式。仅仅提出建议是不够的，还需要解释建议背后的原因来证明推理的合理性。或者换句话说，要从最基本的原则和生物学原理入手，解释各种健康行为（包括锻炼在内）为什么会奏效。我们就从这里开始吧。

锻炼对心脏有很多好处。它能促进血液循环，从而降低动脉结块的风险。心脏也是由肌肉构成的，同身体其他部位相似，所以定期锻炼有助于它保持强健有力的状态。当心脏变得更强壮时，心率会降低，因为向全身泵送相同数量的血液所需的跳动次数减少了。这会减轻心脏的压力。强健的心脏能用更少的力气泵出更多的血液。如果心脏在泵血时消耗的力量更少，动脉的压力就会减少，血压就会降低。较低的血压更有益于心脏健康，因为高血压会给心脏肌肉带来不必要的压力。此外，"好胆固醇"或称高密度脂蛋白胆固醇对人体有益，因为它能降低动脉增厚的风险。动脉增厚最终会造成阻塞，导致心脏病发作。而运动会促进这种好胆固醇的产生，有益身体健康。

有规律的身体活动也能改善心理健康、提高幸福感、预防或减轻抑郁，让人增加活力、保持乐观。大脑会将锻炼识别为精神开始紧张的时刻，并认为人要么在对抗敌人，要么在逃离敌人。它的反应是释放一种叫作脑源性神经营养因子（BDNF）的蛋白质。这种蛋白质可以抵抗精神压力，保护我们。这在一定程度上解释了为什么运动过后我们经常感觉很放松、更快乐，并且解决疑难问题的思路更清晰。运动时释放的脑源性神经营养因子能促进新的神经细胞的生长，进一步增强大脑功能、促进大脑健康、增加感觉良好的因素、提高认知能力。

早在 1905 年，《美国精神错乱杂志》（*American Journal of Insanity*，刊名起得很残忍！）上发表的一篇文章就描述了运动对治疗抑郁症的好处。自那时起，人们发现大脑在运动时释放的一些化学物质对抑郁症和焦虑症的预防和治疗都十分重要。运动还能额外地对心理有好处，例如，强化人的自尊心、成就感、掌控感和目标感。运动使人的生活更加丰富多彩，在某些情况下还融入了人际交往和朋友互动。我们大多数人都有过这样的经历：感到自己累得动不了了，于是幸福地瘫坐在电视机前，得鼓足十二分勇气才能出去散散步；散步归来，我们却感到满血复活、精神焕发。运动让我们感觉良好，即使在心情沮丧时运动一番也会产生同样效果。有证据表明运动可以预防抑郁症，我们的 TILDA 研究也显示，患有抑郁症的成年人的身体活动水平很低。这或许是因为抑郁症常常伴随缺乏动力。因此，必须更有力地传达这样的信息：即使是少量的身体活动，如每周步行至少150 分钟，也能起到预防抑郁的作用，而高强度的运动，如慢跑、骑自行车、游泳和划船，益处会更大。

大脑科学中最令人兴奋的发现之一是认识到我们可以培育新的神经细胞。到目前为止，人们一直认为，我们生来就有特定数量的脑细胞，随着年龄的增长，脑细胞会逐渐消失，直到一些人最终患上阿尔茨海默病。事实未必如此。人们其实早就知道，运动能提高某些认知技能。在过去的 20 年里，我们已经开始从根本上探究这一切是如何发生的。

值得注意的是，运动可以增加海马体的体积，海马体是大脑中负责学习和记忆的区域。正常情况下，人进入老龄期后海马体就会萎缩，也就是说，神经细胞的数量会减少，导致记忆受损，最终增加患阿尔茨海默病的风险。体力活动可以减缓海马体萎缩。研究表明，即使是老年人，参加有氧运动训练也能增大海马体，从而改善记忆力。运动训练可以逆转老年性肌肉萎缩，使之恢复到两年前的效果——这是其他方法无法比拟的显著成效！海马体体积的增加也会增加脑源性神经营养因子的释放，形成良性循环。此外，有氧运动训练也能促进参与主要认知任务的其他脑区细胞的增长，如计划复杂任务的能力、为之做准备的能力、反应能力。

组织蛋白酶 B 是另一个新发现，它由运动触发，能够增强大脑功能。跑步尤其能提高由肌肉细胞分泌的组织蛋白酶 B 的含量，促进和加速新神经的生长。我希望在不久的将来，人们能了解更多关于组织蛋白酶 B 与运动的信息。

内啡肽是大脑在运动时释放的化学物质之一，以令人感觉良好而广为人知。它们还能极大地减少运动带来的不适感，并阻断疼痛感。运动带给人的愉悦感与脑源性神经营养因子及内啡肽都有关。有点可怕的是，它们对人体的作用与吗啡、海洛因或尼古丁非常相似，都会使人上瘾。当然，最大的区别是这种上瘾对我们的健康很有好处。

在变老问题上，人们最惧怕的情况之一是患上阿尔茨海默病。越来越多的人认为，中年时期进行运动可以预防或延缓阿尔茨海默病的发生。一些研究表明，中年时期锻炼很有效果，可以降低 30% 的阿尔茨海默病患病风险——换句话说，经常运动的人患阿尔茨海默病的可能性要低三分之一。不过，到目前为止，还无法确凿无疑地证明这一点，因为与阿尔茨海默病相关的许多其他因素也会受到运动的影响，如体重、血压、教育、职业、糖尿病等。大多数研究运动和阿尔茨海默病之间关系的课题，要么是回顾一个人一生中的定期运动量——这取决于受试者准确回忆细节的能力，要么是从研究对象四五十岁时开始，并在此后跟踪记录他们的运动数据。后者是真正恰当地解答这个问题的最佳研究类型，但显然这样的研究周期很长，以至于大多数研究仍在进行中。

老鼠是研究运动和阿尔茨海默病之间关系很好的样本，可以更快地为我们提供结论。老鼠的寿命为两到三年。为了便于研究，它们的基因会经过修改，使它们更容易患上阿尔茨海默病。研究者发现，在这些老鼠中，运动可以预防阿尔茨海默病，而脑源性神经营养因子是关键。

随着身体活动对大脑功能各种益处的数据不断积累，临床医生已经开始给患有帕金森病、阿尔茨海默病，以及癫痫、焦虑等其他脑部疾病的患者开出运动处方。许多用运动干预老年性脑疾病的临床试验正在进行。如果取得积极的结果，医患双方或许会进一步受到鼓励，将运动作为一种神经疗法加以应用。

你还记得吗？我们在前文讨论过炎症在细胞老化过程中的重要作用，已知低度背景炎症或无背景炎症能减缓衰老，而高度背景炎症会加速衰老。运动不仅对心脏、血管、大脑有好处，它还能降低身体的背景炎症状态，从而减少所有那些随着我们衰老而变得越来越常见的与炎症有关的疾病。这些常见疾病包括关节炎、癌症、糖尿病、中风。我将在此背景下解释炎症与加速衰老的关系。

如果我们受到感染，身体就会产生炎症反应，"吞噬"感染因子。这是好事，也是我们所希望的。一旦身体战胜了感染，炎症反应就会消退。然而，如果炎症反应继续在背景中活跃，会对细胞有害，并导致有毒蛋白质的释放，这将进一步加重炎症。所以，只有当我们的身体受到感染或其他侵害时，发炎才是合适的，在其他情况下它应该休眠，而不应打扰我们身体的各个系统。

背景炎症与体脂密切相关。脂肪细胞会产生引发炎症的有毒蛋白质。最有可能产生这些有毒蛋白质的脂肪是白色脂肪，它堆积在我们的腹部和内脏周围——这就是为什么肚子大是坏事。随着我们年龄的增大，肌肉质量下降，脂肪质量增加，这些有毒蛋白质也会随之增多，从而导致慢性低度炎症。有规律的体育活动可以减少脂肪，包括最容易引起炎症的脂肪。

　　脂肪细胞也会降低免疫反应的效率。我们在新冠病毒感染疫情中看到，肥胖是导致重症（包括死亡）的主要风险因素之一。法国最近的一项研究对此给出了引人注目的证明。该研究显示，在重症监护病房（ICU）中，肥胖（体重指数 BMI 大于 35 公斤 / 米）的新冠病毒感染患者对机械通气的需求率比体重指数低（大于 25 公斤 / 米）的患者高出 7 倍。我有两位临床医生同事，我刚认识他们的时候，他俩就一直超重或肥胖。但他们在新冠病毒感染流行初期意识到了这种关联，所以几个月后我们再一次见面时，我几乎认不出他们来了——他们特意减掉了很大一部分体重。

　　目前，明确如何预防感染是全球各地的第一要务。病毒性和细菌性的上呼吸道感染在经常运动的人身上发病率较低，因为体育活动能增强免疫系统，并引发规律性的炎症反应。身体活动对这些防御系统有益。锻炼肌肉还能释放一种叫作肌因子的酶，这种酶能短暂抑制有害的炎症蛋白，并促进其他抗炎蛋白的释放，从另一方面对导致人体衰老的慢性背景炎症进行强力反击。

　　很多人认为"现在开始锻炼已经太晚了"，或者"我已经错失良机了"，这种想法是不对的。在任何年龄开始运动都能改善免疫反应。有强有力的证据支持这一事实：开始锻炼或加强锻炼永远不会太迟。许多研究表明，在 6 周到 10 个月的时间里，每周进行一到六次锻炼，对免疫系统和炎症有多种积极作用——老年人也是一样。

　　人们在冬季感染疾病的一个常见原因是流行性感冒，简称"流感"。流感是一种病毒感染，它会攻击呼吸系统、鼻子、喉咙和肺部。65 岁以上的人不仅容易患流感，而且还容易出现严重的流感并发症。可喜的是，运动不仅可以提高身体对流感的抵抗力，还能增强对流感疫苗的反应。所有年龄的保健工作者、任何因患有其他疾病而易受感染的人群都应接种流感疫苗。此外，建议所有 60 岁以上的人也接种流感疫苗。不幸的是，疫苗对老年人的效果根本没有在年轻人身上体现得那样显著：它对 90% 的年轻人有效，但只对 50% 的 65 岁以上老年人有效。任何能够改善疫苗应答的方法都很重要，运动就能做到这一点。一项设计精巧的研究显示，接种流感疫苗前进行 3 个月的有氧运动，尤其显著地增强了疫苗应答。

尽管规律的体育运动对身体健康大有裨益，但是年龄增长会让人进行体力活动的时长和强度急剧下降，因此大多数成年人都完成不了世界卫生组织（WHO）健身指南中建议的每周 150 分钟的有氧运动。坦率地说，爱尔兰和英国的数据很丢脸：50 岁及以上人群中有近三分之二没有达到世卫组织建议的标准。

在中国，尽管人口老龄化发展迅速，但人们的身体活动水平却似乎在上升。中国健康与养老追踪调查研究发现，2011 年至 2015 年，缺乏运动人群的比例从 23% 降至 19%。考虑到中国庞大的人口数量，且有那些高度发达的国家作对比，这一数值变动的意义十分重要。在欧洲，缺乏运动的人群比例达到 35%；在美国，这个比例则高达 43%。中国农村人口的身体活动程度较高，部分原因可能是 80 岁以上的农村人口中有 20% 仍在劳作。

英国的一项大型研究显示，40 岁及以上的成年人称自己每周上厕所的时间超过走路的时间——上厕所的时间平均为 3 小时 9 分钟，而走路的时间为 1 小时 30 分钟。你很有理由好奇，是谁在这项惊人的研究中计算时间呢？此外，只有十分之一的英国成年人知道，有哪些时段适合进行体育锻炼。工作是开展体育锻炼的最大障碍，20% 的人称不运动是因为"工作太忙了"。然而，锻炼之后的工作效率其实更高。另一个相关问题是，我们中有三分之二的人每天至少坐 6 个小时，这也是一个显著增加早亡风险的因素。

◆

查尔斯·厄格斯特（Charles Eugster）是位退休牙医。他95岁高龄时在 TED 讲台上就锻炼与老化的话题做了一次鼓舞人心的演讲。他描述了自己是如何在87岁时开始健身的。87岁之前，他的人生故事并不特别。厄格斯特年轻时曾是短跑冠军，但随着年龄的增长，身体活动越来越少。年轻时辉煌的运动时光被婚后久坐不动的生活常态所取代。夏天的划船和拳击运动慢慢变成了在电视机前度过的夜晚——这是个普普通通的故事。40 年里，厄格斯特随着孩子们的成长和牙科事业的发展，搁置了自己的运动追求。但这位英国短跑冠军并不喜欢懒散，所以他在60多岁时开始重新磨炼自己的运动技能。厄格斯特又开始滑雪、划船，重新在竞技运动中崭露头角。接下来的 20 年里，他一直在高龄赛艇比赛中占据优势，赢得了 36 枚大师赛金牌。

厄格斯特的努力得到了回报。尽管如此，他却注意到自己的身体在变坏。他85岁那年，第二任妻子去世了，他的肌肉也松弛了很多。用他自己的话说，他有了一个"薄煎饼屁股"，这促使他开始了一项新的追求：健身。厄格斯特希望拥有肌肉和阿多尼斯般的身材，渴望强壮和长寿。因此，他在87岁时开始进行举重和短跑训练，并补充乳清蛋白。成功随之而来。他赢得了三个健美赛世界冠军，并打破了95 岁以上年龄组 200 米和 60 米短跑赛世界纪录。他周游世界，告诉各个年龄段的人们健美、健康饮食、积极生活的好处。他号召他的听众，永远不要停歇，要启动自己的身体和心灵，永远追求卓越。

从 50 岁开始，我们的肌肉每年都在减少。肌肉的减少等于肌肉质量和肌肉力量的损失。除了加强锻炼外，还需要补充蛋白质，以达到最佳效果。我们的身体是狩猎—采集者的身体，是为运动设计的。有项评估认为，对照狩猎—采集时代的体力消耗看，现代人的活动量要达到每天步行或跑步 20 公里才与之相符，而且要经常蹲着，而不是坐着。狩猎—采集者必须一直寻找食物，并保持大脑活跃。因此，除了锻炼之外，目前的建议是尽可能保持站立姿势；若长时间处于坐姿，则每隔 45 分钟就要站起来一次。这有助于"唤醒"我们的生理系统，改善大脑血液流动。总之，最好将有氧运动和肌肉强化运动相结合，再加上久坐过程中的定期站立，这也是最符合我们进化过程的运动方式。

骨骼肌减少症在医学上是一个相对较新的概念，但对它的研究发展势头很猛。骨骼肌减少症是我在诊治老年患者时每天常见的情况，特别是那些长期感到身体不适或跌倒过的人。骨骼肌减少症与身体活动和锻炼情况密切相关。它的名字来自希腊语单词 sarx 和 penia，意思是"肉的流失"，这清楚地表明了该病症的核心特征——骨骼肌的丧失。这是一种渐进性和全身性的肌肉老化疾病，其特征是肌肉量减少、肌肉力量减弱和脂肪渗入肌肉。

导致骨骼肌减少症的主要原因是衰老、慢性疾病、体力活动不足、营养不良。我们在 50 岁之后，每 10 年就会因为肌肉量的下降而失去 15% 的肌肉力量，70 岁之后，肌肉力量的丧失会加速。这就是为什么随着我们年龄的增长，重要的是增加而不是减少运动量，而且还要确保既做有氧运动又做抗阻运动。我们必须在 50 岁之后增加运动量，到了 70 岁再次增加，以防止患上老年性骨骼肌减少症。关于骨骼肌减少症具体有多常见，不同研究得出的结论各不相同，但有研究者估计，70 岁以上人群中有三分之二的人患有此病。当然，一旦出现骨骼肌减少症，就很难恢复，体力活动也会进一步减少，从而形成恶性循环。这使人更难以抵抗老龄导致的骨骼肌衰弱或逆转骨骼肌减少症。因此，如果你患了重感冒，卧床休息了几天，要注意在床上努力保持肌肉活动；一旦身体恢复一些，就要开始强肌锻炼计划。

如何预防或逆转骨骼肌减少症？解决办法是运动锻炼和调节饮食。运动的类型很重要。虽然有氧运动是必需的，但仅做有氧运动并不够，要从中年期开始增加抗阻运动。这是因为肌肉量通常是逐渐流失的，并且早在 30 岁就开始了，到了 60 岁之后就会加速，所以那些很早就开始运动的人比不运动的人更占优势。在我们的身体开始衰退之前，肌肉量越高，储备能力就越高，未来肌肉流失造成的影响就越小。但是，我要重申，任何时候开始运动都不晚，我们无论哪个年龄段开始抗阻运动，都能从中获益。

衰老会影响为骨骼肌提供营养的神经，也会影响骨骼肌本身。抗阻运动可以减轻这些影响。设计适当的训练计划可以增强肌肉强度和控制力。在细胞层面，抗阻训练能缓解氧化压力，并提升肌肉细胞的"能量发电站"——线粒体的功能，使之更有效地发挥作用。抗阻运动训练计划应该包括一个适合个体的、周期性的方法，每个主要肌肉群进行 2—3 组，每组 1—2 项多关节的运动，每周运动 2—3 次。计划应当是循序渐进的，越早开始训练越好，但无论从什么年龄开始，你都会感受到运动的益处。如果训练暂停或停止，肌肉强度就会退步，脂肪组织就会渗透到肌肉中。所以，试着坚持下去，如果你暂停了——这种情况几乎会出现在所有人身上——就要尽快重新开始。

尽管抗阻运动训练的好处众所周知，但在美国，75 岁以上的成年人中只有 8% 的人在闲暇时间参加强肌训练和抗阻训练。报告指出，妨碍老年人参与此种运动的原因有：恐惧、健康问题、疼痛、疲劳、缺乏社会支持，当然还有缺乏对其益处的认知。我定期在体能教练的监督下进行训练。这样，我才最有动力，而他则确保了我的抗阻运动计划如期开展。如果人们更加认可和支持有教练督导的训练，成年人也能更容易参加一些他们负担得起的课程，这不是很好吗？如果受训者认真练习，达到训练所需水平，他们所获得的长期收益会超过他们为受训支付的成本。

如果你目前没做抗阻运动来配合有氧运动，那么我建议你要开始采取措施，预防或降低骨骼肌减少症造成的后果。这正是87岁高龄的查尔斯·厄格斯特认识到并宣传倡导的东西——抗阻运动的价值。多项研究证实了厄格斯特的观点是正确的，而且表明了这一点，即使是90岁及以上的人，进行抗阻运动也是可行的，这类运动能够提升他们的肌肉强度和整体健康。

用补充剂增强肌肉力量并不是年轻健美运动员的专利。考虑到蛋白质的产生机制会在衰老过程中受损，而各种蛋白质是肌肉强度的关键，且肌肉萎缩（及骨骼肌减少症）会随着年龄变老而加速，我们应该服用蛋白质补充剂来配合抗阻锻炼计划。最合适的补充剂应该以蛋白质合成为目标，从而提升肌肉代谢和肌肉强度。乳清蛋白就是个好例子。最近，一项试验对380名骨骼肌减少症患者进行了研究。这380名患者都是成年人，他们的肌肉力量小，肌肉量也很少。结果显示，受试患者连续三个月每天服用乳清蛋白——亮氨酸（一种氨基酸）和维生素D后，在肌肉量和力量方面都有显著改善，而且没有表现出副作用。这是在肌肉已经萎缩的情况下进行的试验，所以试验结果的前景非常光明。就我个人而言，我在每次抗阻运动训练后，都会喝一杯乳清蛋白饮料。

维生素E分子具有抗氧化和抗炎作用，也能促进肌肉再生和缓解骨骼肌减少症。动物和人体实验研究表明，维生素E有利于新肌肉的形成，增强肌肉强度。所以，改善肌肉功能的答案就藏在维生素 D、维生素 E、ω 脂肪酸、氨基酸，尤其是亮氨酸（氨基酸的一种）中，但这些成分似乎在有氧运动和抗阻运动的配合下才会生效。

　　运动和饮食是影响生理老化进程的最重要可变因素。你现在已经懂得，有许多不同的运动方式和健康饮食方式可供选择。我们的年龄日益增长，生活节奏会逐年放缓。但我的建议是，设定一个目标，指引我们每年都努力多做一点运动。

———————◆———————

　　我希望你享受阅读本书的过程，正如我享受向你讲述我 35 年来在这个精彩的领域从事临床实践和研究探索的心得体会，特别是我所创建、领导的爱尔兰老龄化追踪研究项目（TILDA），以及中国健康与养老追踪调查（CHARLS）等其他全球长期跟踪研究的成果。我想，读者中会有人非常好奇：与实际年龄相当的人相比，自己是如何处理各种性能任务的。为此，我在书后附上一些测试问卷，其中的问题涵盖了我们讨论过的各个主要领域。每个测试后面都有一个图表，列出了爱尔兰老龄化追踪研究中相关数据的正态分布情况，以便你参考并对比同性别同年龄人们的测试结果，从而评估你自己的表现。祝测试愉快！

自
我
测
评

TILDA 是指爱尔兰老龄化跟踪研究。"跟踪"指项目的研究者在一段时间内反复观察和记录相同的事情，以确定趋势和波动。TILDA 已经对 9 000 名受访者进行了 12 年的研究，每两年对他们进行一次详细测试。受试样本是在项目开始时以一种特定方式随机选取的，以便他们成为爱尔兰 50 岁及以上人群的"代表性"样本。因此，我们可以将研究结果推广到整个人群，进而从数据中生成"规范的"图表。

现在，你有机会尝试 TILDA 为了评估衰老进程所应用的一些测试，并将测试结果与总体统计图表对比，评估你在同龄人中的机能表现。虽然这些图表适用于 50 岁及以上的人，但 50 岁以下的年轻读者也可以进行自我测试，得分应该接近图上的长虚线。在幸福感方面，你可以参比老年人的分数，看看你的得分情况。如果你在任意生活质量方面的得分都低于平均水平，即很接近短虚线，那么你应该好好考虑一番本书在友谊、欢笑、停工时光、饮食、性生活、冷水浴几章中讨论过的元素，来提高你的得分等级。我选择的测试可以用来评估生活质量、对衰老的感知、担忧、抑郁、焦虑、孤独、目标感，乃至你单腿站立的时长！所有这些都是衡量人体老化程度的重要指标。

生活质量-CASP-12

你如何评价自己的生活质量？本项评估选取的重要因素决定着我们在自己的人生中感受到多少收获。这些重要因素是：掌控力、自主权、快乐／幸福感、潜能实现程度。你在每个维度上的得分越高，意味着你的生活质量越高。请在每个部分进行单独测试，然后将各部分的得分相加，计算总分。你每个部分的得分都可以与总体统计值进行比较，如果你的得分接近长虚线，表示测试结果良好。

本项测试衡量的是生活质量的不同方面。

圈出你对每个问题的答案，然后把数字相加，得出你在每个部分的总分。请不要将任何问题留空。

掌控力——积极融入环境的能力

我的年龄使我无法做我喜欢的事情。

经常	有时	不经常	从不
3	2	1	0

我觉得发生在我身上的事是我无法控制的。

经常	有时	不经常	从不
3	2	1	0

我能自由规划自己的未来。

经常	有时	不经常	从不
3	2	1	0

我觉得自己与周围格格不入。

经常	有时	不经常	从不
3	2	1	0

总分：_____

自主权——个人免受不必要干扰的权利

我觉得可以随意做自己能做的事情。

经常	有时	不经常	从不
3	2	1	0

我的健康状况使我无法做自己想做的事情。

经常	有时	不经常	从不
3	2	1	0

缺钱使我无法做自己想做的事。

经常	有时	不经常	从不
3	2	1	0

总分：_____

快乐感——从生活中获得幸福或享受的感觉

我期待着每天的到来。

经常	有时	不经常	从不
3	2	1	0

我觉得我的生活有意义。

	经常	有时	不经常	从不
	3	2	1	0

我喜欢和其他人在一起。

	经常	有时	不经常	从不
	3	2	1	0

总分：＿＿＿＿＿＿＿

自我实现——个人潜能的实现

我对我的生活现状感到满意。

	经常	有时	不经常	从不
	3	2	1	0

我觉得生活中充满了各种机遇。

	经常	有时	不经常	从不
	3	2	1	0

总分：＿＿＿＿＿＿＿

得分总和

把上面这四个小项——掌控力、自主权、快乐感和自我实现的得分加起来，就得到了你的总分数。

得分总和：＿＿＿＿＿＿＿

比比看，你处于什么水平？

在横轴上找出你的年龄，在纵轴上找出你在各类项目上的总分，看看你在量表上的位置。最接近实线的分数是平均值；接近长虚线（第 95 个百分位）的分数高于平均值；接近短虚线（第 5 个百分位）的分数低于平均值。90% 的人得分在长虚线和短虚线之间。

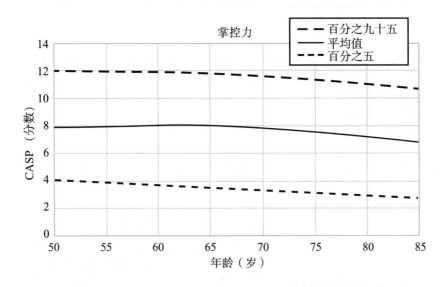

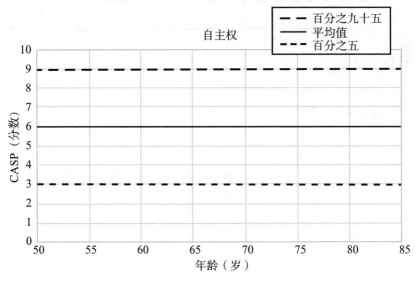

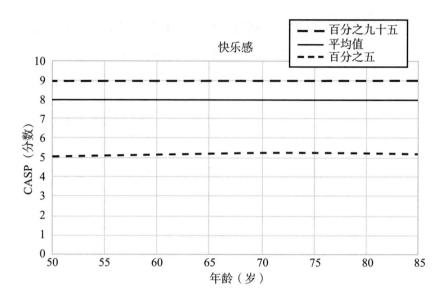

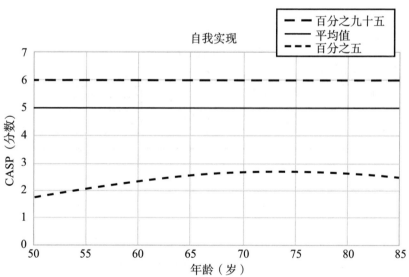

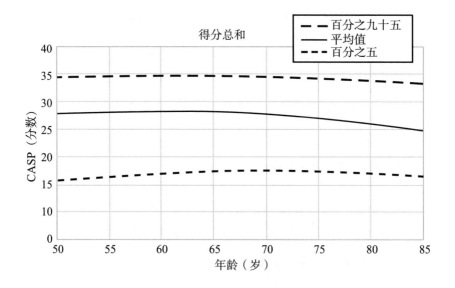

得分总和

CASP（分数）

年龄（岁）

图例：
- 百分之九十五
- 平均值
- 百分之五

宾夕法尼亚大学忧虑调查问卷（PSWQ-A）

你是一个爱发愁的人吗？本测试测量了担忧和焦虑的不同方面。分数越高，意味着越害怕或担心。如果你的得分高于平均水平——接近短虚线，那么你应该考虑我们在第六章中讨论过的减压机制。在本测试中，较低的分数意味着你的恐惧和担心较少，更接近长虚线。

得分方法：圈出你的答案，然后把数字相加，得出总分。请不要将任何项目留空。

我会深深陷入焦虑之中。

非常不符合　　　有些符合　　　非常符合
1　　　2　　　3　　　4　　　5

很多事情都让我发愁。

非常不符合　　　有些符合　　　非常符合

1　　2　　3　　4　　5

我知道不该担心什么但我就是止不住地发愁。

非常不符合　　　有些符合　　　非常符合

1　　2　　3　　4　　5

我一遇到压力就非常愁闷。

非常不符合　　　有些符合　　　非常符合

1　　2　　3　　4　　5

我时时刻刻都在为某事发愁。

非常不符合　　　有些符合　　　非常符合

1　　2　　3　　4　　5

我刚完成了一项任务，就开始发愁其他必须做的事情。

非常不符合　　　有些符合　　　非常符合

1　　2　　3　　4　　5

我一辈子都是个爱发愁的人。

非常不符合　　　有些符合　　　非常符合

1　　2　　3　　4　　5

我一直在为各种事情发愁。

非常不符合　　　有些符合　　　非常符合

1　　2　　3　　4　　5

总分：＿＿＿＿＿＿

比比看，你处于什么水平？

选择你的年龄和总分，看看你在量表上处于什么位置。最接近实线的得分是平均值；接近长虚线（第 95 个百分位）的得分高于平均值；接近短虚线（第 5 个百分位）的得分低于平均值。90% 的人得分在长虚线和短虚线之间。

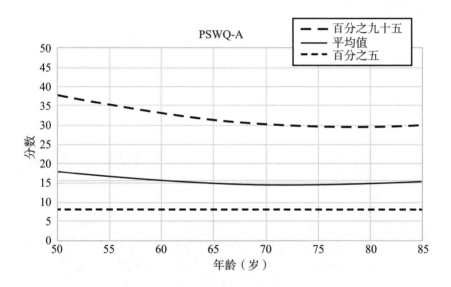

对衰老的感知

在第一章中，我们讨论了人对自己衰老的感知会如何影响未来的衰老速度。你越认为自己年轻，衰老的速度就越慢。下面的测试衡量的是你对衰老的感知。得分离短虚线越近，表示你对衰老的认知越好。这些测试衡量的是你对衰老益处认知（时间线）的变化、你对衰老益处的掌控、你对衰老坏处的感知、你是否认为自己能够控制这些"坏处"，以及你的各种负面看法是否会随着时间的推移而变化。

你如何看待衰老？这项测试从不同方面衡量了人们对衰老的认

知。得分越高，说明人们对衰老的具体看法就越一致。

圈出你对每个问题的答案，然后把数字相加，得出每个部分的总分。请不要将任何问题留空。

时间轴　急剧 / 舒缓——对自己衰老的感知很稳定

我意识到自己一直在变老。

非常不同意	不同意	无感	同意	非常同意
1	2	3	4	5

我始终知晓自己的年龄。

非常不同意	不同意	无感	同意	非常同意
1	2	3	4	5

我一直把自己归入老年人行列。

非常不同意	不同意	无感	同意	非常同意
1	2	3	4	5

我一直很清楚这个事实：我在变老。

非常不同意	不同意	无感	同意	非常同意
1	2	3	4	5

我在做各种事时都感到自己老了。

非常不同意	不同意	无感	同意	非常同意
1	2	3	4	5

总分：_____

积极结果——懂得变老的好处

我年龄越大越富有智慧。

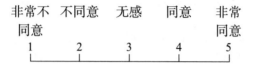

非常不同意	不同意	无感	同意	非常同意
1	2	3	4	5

我的年龄在变大，我的人格也在持续成长。

非常不同意	不同意	无感	同意	非常同意
1	2	3	4	5

我年龄越大，对事物的理解越全面。

非常不同意	不同意	无感	同意	非常同意
1	2	3	4	5

总分：_____

情绪表现——对衰老的情绪反应

一想到衰老可能会对我所能做的事情产生各种影响，我就感到沮丧。

非常不同意	不同意	无感	同意	非常同意
1	2	3	4	5

一想到衰老可能对我的社交活动产生影响，我就感到沮丧。

非常不同意	不同意	无感	同意	非常同意
1	2	3	4	5

一想到衰老这件事，我就很沮丧。

非常不同意	不同意	无感	同意	非常同意
1	2	3	4	5

我担心衰老会对我与他人的关系产生影响。

非常不同意	不同意	无感	同意	非常同意
1	2	3	4	5

我一想到自己在衰老，就会生气。

非常不同意	不同意	无感	同意	非常同意
1	2	3	4	5

总分：_____

积极掌控力——感到自己能够掌控衰老的益处

我晚年的社会生活质量由我自己决定。

非常不同意	不同意	无感	同意	非常同意
1	2	3	4	5

我晚年与他人关系的质量由我自己决定。

非常不 同意	不同意	无感	同意	非常 同意
1	2	3	4	5

我是否继续充分享受生活由我自己决定。

非常不 同意	不同意	无感	同意	非常 同意
1	2	3	4	5

我越来越年长，可以做很多事情来保持我的独立性。

非常不 同意	不同意	无感	同意	非常 同意
1	2	3	4	5

衰老是否有好处，由我自己说了算。

非常不 同意	不同意	无感	同意	非常 同意
1	2	3	4	5

总分：_____

消极结果——懂得衰老的坏处

年龄的增长限制了我的做事能力。

非常不 同意	不同意	无感	同意	非常 同意
1	2	3	4	5

我年龄越大，独立性越差。

非常不 同意	不同意	无感	同意	非常 同意
1	2	3	4	5

我年龄增大了，一切都变得很困难了。

非常不 同意	不同意	无感	同意	非常 同意
1	2	3	4	5

我年龄越大，能参加的活动就越少了。

非常不 同意	不同意	无感	同意	非常 同意
1	2	3	4	5

我年龄增大了，不能很好地处理新问题了。

非常不 同意	不同意	无感	同意	非常 同意
1	2	3	4	5

总分：＿＿＿＿＿＿＿

消极掌控力——感知对衰老过程中消极经历的掌控

年纪大了，节奏变慢，这我改变不了。

非常不 同意	不同意	无感	同意	非常 同意
1	2	3	4	5

我晚年的行动能力如何并不能由我自己来决定。

非常不　不同意　　无感　　　同意　　非常
同意　　　　　　　　　　　　　　　　同意
1　　　　2　　　　3　　　　4　　　　5

我无法控制自己会不会在衰老过程中失去活力或对生活的热情。

非常不　不同意　　无感　　　同意　　非常
同意　　　　　　　　　　　　　　　　同意
1　　　　2　　　　3　　　　4　　　　5

我无法控制年龄增长对我社交活动的影响。

非常不　不同意　　无感　　　同意　　非常
同意　　　　　　　　　　　　　　　　同意
1　　　　2　　　　3　　　　4　　　　5

总分：＿＿＿＿＿＿＿＿＿

周期性时间线——对衰老认识的变化程度

我对衰老的体验经历过变好和变糟的周期。

非常不　不同意　　无感　　　同意　　非常
同意　　　　　　　　　　　　　　　　同意
1　　　　2　　　　3　　　　4　　　　5

我对衰老的感觉周期性地时有时无。

非常不　不同意　　无感　　　同意　　非常
同意　　　　　　　　　　　　　　　　同意
1　　　　2　　　　3　　　　4　　　　5

我对衰老的感觉可分为不同的阶段。

非常不同意	不同意	无感	同意	非常同意
1	2	3	4	5

我对自己衰老的感知每天都在发生很大变化。

非常不同意	不同意	无感	同意	非常同意
1	2	3	4	5

我把自己看作老人，这事经历了不同阶段。

非常不同意	不同意	无感	同意	非常同意
1	2	3	4	5

总分：＿＿＿＿＿＿＿

比比看，你处于什么水平？

在横轴上找出你的年龄，在纵轴上找出你在各类项目上的总分，看看你在量表上的位置。最接近实线的分数是平均值；接近长虚线（第 95 个百分位）的分数高于平均值；接近短虚线（第 5 个百分位）的分数低于平均值。90% 的人得分在长虚线和短虚线之间。

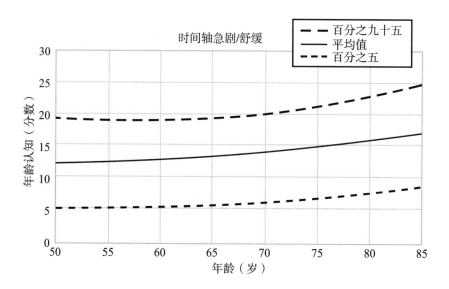

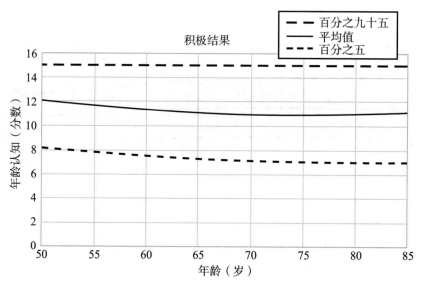

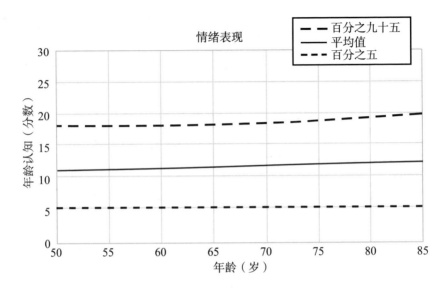

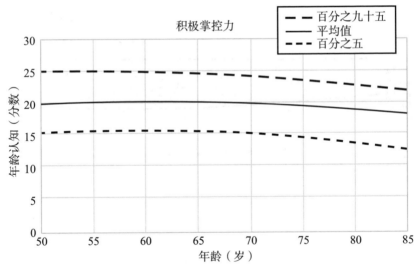

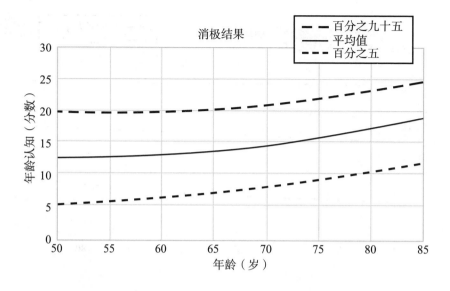

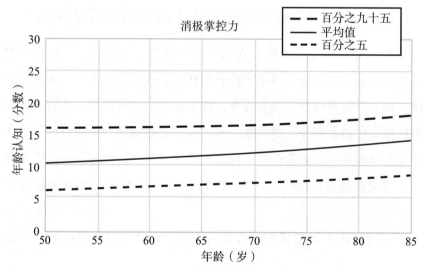

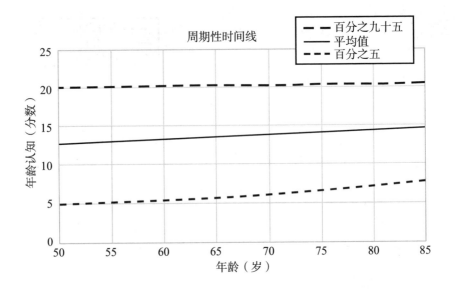

周期性时间线

莱福（Ryff）心理健康量表中的生活目标子量表

人生有目标对于成功步入老年十分重要。大多数成功的高寿者都有自己的人生目标。科学工作者们认为，我们可以为每一天树立目标。这个目标可以是一项大任务，比如就业，也可以是一项有意义的小任务，比如做家务、帮助邻居和朋友、志愿服务、园艺，以及发明创造等其他爱好。照看孙辈给许多人带来了巨大的回报和目标感（你的分数应该接近长虚线）。算出总分之后，请把它与你的年龄标在图表上。

本测试给出了测量生活目标的方法，它是心理健康的测量方法之一。

圈出你对每个问题的答案，然后把数字加起来，得出你的总分。请不要将任何问题留空。

我喜欢为未来制订计划，并努力使之成为现实。

非常不同意	不同意	有点不同意	同意	有点同意	非常同意
1	2	3	4	5	6

我觉得自己的日常活动常常显得很琐碎、不重要。

非常不同意	不同意	有点不同意	同意	有点同意	非常同意
1	2	3	4	5	6

我是一个积极执行自己计划的人。

非常不同意	不同意	有点不同意	同意	有点同意	非常同意
1	2	3	4	5	6

我不清楚自己想在生活中实现什么。

非常不同意	不同意	有点不同意	同意	有点同意	非常同意
1	2	3	4	5	6

我有时觉得我好像已经完成了生命中所有该做的事。

非常不同意	不同意	有点不同意	同意	有点同意	非常同意
1	2	3	4	5	6

我从容过好生活中的每一天，不去想未来。

非常不同意	不同意	有点不同意	同意	有点同意	非常同意
1	2	3	4	5	6

我在生活中有方向感、目标感。

非常不 同意	不同意	有点 不同意	同意	有点 同意	非常 同意
1	2	3	4	5	6

总分：_____

比比看，你处于什么水平？

在横轴上找出你的年龄，在纵轴上找出你在上述问题上的总分，看看你在量表上处于什么位置。最接近实线的分数是平均值；接近长虚线（第95个百分位）的分数高于平均值；接近短虚线（第5个百分位）的分数低于平均值。90%的人得分在长虚线和短虚线之间。

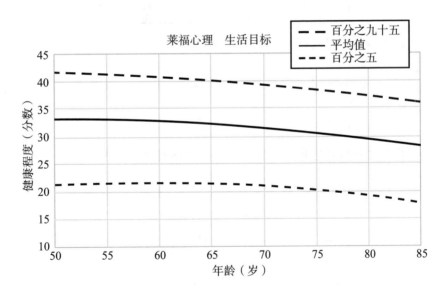

加州大学洛杉矶分校（UCLA）孤独量表

本测试测量的是孤独程度。得分越高，孤独感越强烈。

这些问题是关于你对生活各方面的感受。对于每个问题，请说出你有这种感觉的频率。

圈出你对每个问题的答案，然后把数字相加，得出每个部分的总分。请不要将任何问题留空。

你是否经常觉得自己缺少陪伴？

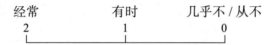

经常	有时	几乎不 / 从不
2	1	0

你是否经常觉得自己被冷落了？

经常	有时	几乎不 / 从不
2	1	0

你是否经常觉得与他人很疏远？

经常	有时	几乎不 / 从不
2	1	0

你是否经常觉得自己和周围的人很合拍？

经常	有时	几乎不 / 从不
2	1	0

你是否经常感觉孤独？

经常	有时	几乎不 / 从不
2	1	0

总分：＿＿＿＿＿＿

比比看，你处于什么水平？

在横轴上找出你的年龄，在纵轴上找出你的总分，看看你在量表上处于什么位置。最接近实线的分数是平均值；接近长虚线（第 95 个百分位）的分数高于平均值；接近短虚线（第 5 个百分位）的分数低于平均值。90% 的人得分在长虚线和短虚线之间。

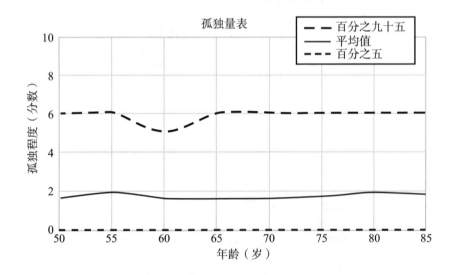

流行病学研究中心抑郁简易量表

本测试测量抑郁症状。得分越高，抑郁感就越强烈。

圈出你对每个问题的答案，然后把数字相加，得出每个部分的总分。请不要将任何问题留空。

我感到沮丧。

极少 / 从不 （不超过 1 天）	短时 / 偶尔 （1—2 天）	有时 / 不算长 （3—4 天）	总会 （5—7 天）
0	1	2	3

我感到做每件事都很费劲。

极少 / 从不 （不超过 1 天）	短时 / 偶尔 （1—2 天）	有时 / 不算长 （3—4 天）	总会 （5—7 天）
0	1	2	3

我睡不着觉。

极少 / 从不 （不超过 1 天）	短时 / 偶尔 （1—2 天）	有时 / 不算长 （3—4 天）	总会 （5—7 天）
0	1	2	3

我感到很开心。

极少 / 从不 （不超过 1 天）	短时 / 偶尔 （1—2 天）	有时 / 不算长 （3—4 天）	总会 （5—7 天）
0	1	2	3

我感到孤独。

极少 / 从不 （不超过 1 天）	短时 / 偶尔 （1—2 天）	有时 / 不算长 （3—4 天）	总会 （5—7 天）
0	1	2	3

我享受生活。

极少 / 从不 （不超过 1 天）	短时 / 偶尔 （1—2 天）	有时 / 不算长 （3—4 天）	总会 （5—7 天）
0	1	2	3

我感到悲伤。

极少 / 从不 （不超过 1 天）	短时 / 偶尔 （1—2 天）	有时 / 不算长 （3—4 天）	总会 （5—7 天）
0	1	2	3

我不能"说干就干"。

极少 / 从不 （不超过 1 天）	短时 / 偶尔 （1—2 天）	有时 / 不算长 （3—4 天）	总会 （5—7 天）
0	1	2	3

总分:＿＿＿＿＿＿＿＿

比比看，你处于什么水平?

在横轴上找出你的年龄，在纵轴上找出你的总分，看看你在量表上处于什么位置。最接近实线的分数是平均值；接近长虚线（第95个百分位）的分数高于平均值；接近短虚线（第5个百分位）的分数低于平均值。90% 的人得分在长虚线和短虚线之间。

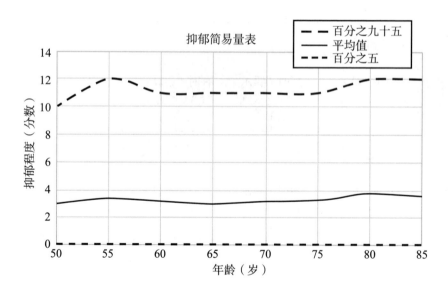

单腿站立

本测验测量平衡能力。坚持时间越长，表示平衡能力越好、生理年龄越年轻。必须在稳定的平面上进行本测试。

睁眼单腿站立

一条腿站立，另一条腿离地几英寸。尽可能这样站立 30 秒。你的手臂可以自由移动，但注意不要把一条腿钩在或搭在另一条腿上。你可以选择左腿或右腿站立来完成这个测试。

闭眼单腿站立

如果你能睁着眼睛完成单腿站立 5 秒及以上，才可以进行这部分测试。

闭上眼睛，将身体重心放在一条腿上，将另一条腿抬离地面几英寸，尽可能这样站立 30 秒。你的手臂可以自由移动，但注意不要把一条腿钩在或搭在另一条腿上。你可以选择左腿或右腿站立来完成这个测试。

闭着眼睛单腿站立，以秒为单位记录你能坚持的时间。

时长（秒）:＿＿＿＿＿＿＿

比比看，你处于什么水平？

在横轴上找到你的年龄，在纵轴上找到以秒为单位的总时长。实线是平均值。

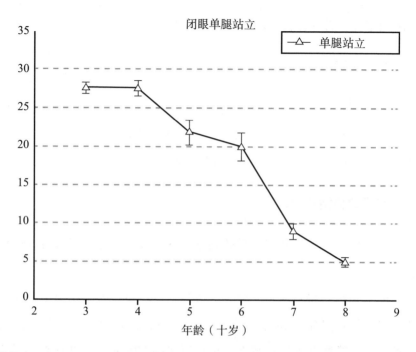

闭眼单腿站立

数据来源：Luc Vereeck, Floris Wuyts, Steven Truijen和Paul Van de Heyning（2008）平衡的临床评估：常规数据，性别和年龄的影响，国际听力学杂志，47:2, 67–75, DOI: 10.1080/14992020701689688 (Luc Vereeck, Floris Wuyts, Steven Truijen and Paul Van de Heyning (2008) Clinical assessment of balance: Normative data, and gender and age effects, International Journal of Audiology, 47:2, 67–75, DOI: 10.1080/14992020701689688)

参
考
文
献

第一章

- Stringhini, S., et al., *Socioeconomic status, non-communicable disease risk factors, and walking speed in older adults: multi-cohort population based study.* BMJ, 2018. **360**: p. k1046.
- McCrory, C., Kenny, R.A., et al., *The lasting legacy of childhood adversity for disease risk in later life.* Health Psychol, 2015. **34**(7): p. 687-96.
- Stringhini, S., et al., *Socioeconomic status and the 25 × 25 risk factors as determinants of premature mortality: a multicohort study and meta-analysis of 1·7 million men and women.* The Lancet, 2017. **389**(10075): p. 1229-1237.
- Chignon, A., et al., *Single-cell expression and Mendelian randomization analyses identify blood genes associated with lifespan and chronic diseases.* Commun Biol, 2020. **3**(1): p. 206.
- Kenyon, C.J., *The genetics of ageing.* Nature, 2010. **464**(7288): p. 504-12.
- Milman, S., et al., *Low insulin-like growth factor-1 level predicts survival in humans with exceptional longevity.* Aging Cell, 2014. **13**(4): p. 769-771.
- El Khoury, L.Y., et al., *Systematic underestimation of the epigenetic clock and age acceleration in older subjects.* Genome Biology, 2019. **20**(1): p. 283.
- McCrory, C., Kenny, R. A., et al., *Association of 4 epigenetic clocks with measures of functional health, cognition, and all-cause mortality in The Irish Longitudinal Study on Ageing (TILDA).* bioRxiv, 2020: p. 2020.04.27.063164.
- Stringhini, S., et al., *Socioeconomic status, non-communicable disease risk factors, and walking speed in older adults*
- McCrory, C., Kenny, R. A., et al., *The lasting legacy of childhood adversity for disease risk in later life*

- Stringhini, S., et al., *Socioeconomic status and the 25 × 25 risk factors as determinants of premature mortality*
- Belsky, D., et al., *Quantification of the pace of biological aging in humans through a blood test: a DNA methylation algorithm.* bioRxiv, 2020: p. 2020.02.05.927434.
- Mouratidis, Y. *We Are More Than Our DNA.* [Science 2018 Nov 17, 2018 July 16, 2020]; Available from: https://www.forbes.com/sites/yiannismouratidis/2018/11/17/we-are-more-than-our-dna/#385d42a52e9c.
- McCrory, C., Kenny, R. A., et al., *Epigenetic Clocks and Allostatic Load Reveal Potential Sex-Specific Drivers of Biological Aging.* J Gerontol A Biol Sci Med Sci, 2020. 75(3): p. 495-503.
- Marioni, R.E., et al., *DNA methylation age of blood predicts allcause mortality in later life.* Genome Biol, 2015; 16(1): 25.
- Lupien, S.J., et al., *Stressinduced declarative memory impairment in healthy elderly subjects: relationship to cortisol reactivity.* J Clin Endocrinol Metab, 1997. 82(7): p. 2070-5.
- Lupien, S.J., et al., *Effects of stress throughout the lifespan on the brain, behaviour and cognition.* Nat Rev Neurosci, 2009. 10(6): p. 434-45.
- Caspi, A., et al., *Longitudinal Assessment of Mental Health Disorders and Comorbidities Across 4 Decades Among Participants in the Dunedin Birth Cohort Study.* JAMA Netw Open, 2020 Apr; 3(4): p. e203221-e203221.
- Elliott, M.L., et al., *Brain-age in midlife is associated with accelerated biological aging and cognitive decline in a longitudinal birth cohort.* Mol Psychiatry, 2019 Dec 10:10.1038/s41380-019-0626-7.
- Belsky, D.W., et al., *Eleven Telomere, Epigenetic Clock, and Biomarker-Composite Quantifications of Biological Aging: Do They Measure the Same Thing?* Am J Epidemiol, 2018. 187(6): p. 1220-1230.
- Elliott, M.L., et al., *Disparities in the pace of biological aging among midlife adults of the same chronological age have implications for future frailty risk and policy.* Nat Aging, 2021. 1(3): p. 295-308.
- Belsky, D., et al., *Quantification of the pace of biological aging in humans through a blood test*
- Caspi, A., et al., *Longitudinal Assessment of Mental Health Disorders and Comorbidities*
- Shalev, I., et al., *Retinal vessel caliber and lifelong neuropsychological functioning: retinal imaging as an investigative tool for cognitive epidemiology.* Psychol Sci, 2013. 24(7): p. 1198-207.
- Wong, T.Y. and P. Mitchell, *Hypertensive retinopathy.* N Engl J Med, 2004. 351(22): p. 2310-7.
- Ikram, M.A., et al., *The Rotterdam Study: 2018 update on objectives, design and main results.* Eur J Epidemiol, 2017. 32(9): p. 807-850.
- Nolan, J.M., Kenny, R.A., et al., *Education is positively associated with macular pigment: the Irish Longitudinal Study on Ageing (TILDA).* Invest Ophthalmol Vis Sci, 2012. 53(12): p. 7855-61.
- Connolly, E., Kenny, R.A., et al., *Prevalence of age-related macular degeneration associated genetic risk factors and 4-year progression data in the Irish population.* Br J Ophthalmol, 2018. 102(12): p. 1691-1695.
- Feeney, J., Kenny, R.A., et al., *Low macular pigment optical density is associated with lower cognitive performance in a large, population-based sample of older adults.* Neurobiol Aging, 2013.

34(11): p. 2449-56.

• Belsky, D.W., *Reply to Newman: Quantification of biological aging in young adults is not the same thing as the onset of obesity.* Proc Natl Acad Sci USA, 2015. **112**(52): E7164-E7165.

• Snowdon, D., *Aging with Grace: What the Nun Study Teaches Us About Leading Longer, Healthier, and More Meaningful Lives.* 2002: Bantam.

• Weiss, D. and F. Lang, *"They" Are Old But "I" Feel Younger: Age-Group Dissociation as a Self-Protective Strategy in Old Age.* Psychol Aging, 2012. **27**: p. 153-63.

• Wurm, S. and Y. Benyamini, *Optimism buffers the detrimental effect of negative selfperceptions of ageing on physical and mental health.* Psychol Health, 2014. **29**(7): p. 832-48.

• Wurm, S., et al., *How do negative self-perceptions of aging become a self-fulfilling prophecy?* Psychol Aging, 2013. **28**(4): p. 1088-97.

• Robertson, D.A., Kenny, R.A., et al., *Negative perceptions of aging and decline in walking speed: a self-fulfilling prophecy.* PLoS One, 2015. **10**(4): e0123260.

• Robertson, D.A. and R.A. Kenny, *Negative perceptions of aging modify the association between frailty and cognitive function in older adults.* Pers Individ Differ, 2016. **100**: 120-125.

• Robertson, D.A., B.L. King-Kallimanis, and Kenny, R. A., *Negative perceptions of aging predict longitudinal decline in cognitive function.* Psychol Aging, 2016. **31**(1): p. 71-81.

• McGarrigle C, Ward M, and Kenny, R.A., (In Press). *Negative Ageing Perceptions and Cognitive and Functional Decline: Are You As Old As You Feel?* JAGS.

• Weiss, D. and F. Lang, *"They" Are Old But "I" Feel Younger: Age-Group Dissociation as a Self-Protective Strategy*

• Wurm, S. and Y. Benyamini, *Optimism buffers the detrimental effect of negative selfperceptions of ageing on physical and mental health*

• Wurm, S., et al., *How do negative self-perceptions of aging become a self-fulfilling prophecy?*

• Levy, B.R., et al., *Reducing cardiovascular stress with positive self-stereotypes of aging.* J Gerontol B Psychol Sci Soc Sci, 2000. **55**(4): p. P205-P213.

• Levy, B.R., et al., *Age stereotypes held earlier in life predict cardiovascular events in later life.* Psychol Sci, 2009. **20**(3): p. 296-298.

• Lang, P.O., J.P. Michel, and D. Zekry, *Frailty syndrome: a transitional state in a dynamic process.* Gerontology, 2009. **55**(5): p. 539-49.

• Levy, B., *Improving memory in old age through implicit self-stereotyping.* J Pers Soc Psychol, 1996. **71**(6): p. 1092-1107.

• Levy, B.R., et al., *Subliminal strengthening: improving older individuals' physical function over time with an implicit-age-stereotype intervention.* Psychol Sci, 2014. **25**(12): p. 2127-35.

• Levy, B.R., et al., *Reducing cardiovascular stress with positive self-stereotypes of aging.*

• Levy, B., *Improving memory in old age through implicit self-stereotyping.*

• Robertson, D.A., Kenny, R.A., et al., *Negative perceptions of aging and decline in walking speed.*

• Robertson, D.A. and Kenny R.A., *Negative perceptions of aging modify the association between frailty and cognitive function in older adults.*

• Robertson, D.A., B.L. King-Kallimanis, and Kenny R.A., *Negative perceptions of aging predict longitudinal decline in cognitive function.*

- Robertson, D.A. and R.A. Kenny, *Negative perceptions of aging modify the association between frailty and cognitive function in older adults.*
- *Sexual activity in the over 50s population in Ireland.* Orr, J., McGarrigle, C., Kenny, R.A., On behalf of the TILDA team February 2017 Copyright © The Irish Longitudinal Study on Ageing 2017 The Irish Longitudinal Study on Ageing Trinity College Dublin. https://tilda.tcd.ie/publications/reports/pdf/Report_SexualActivity.pdf.
- Orr, J., R. Layte, N. O'Leary Kenny, R. A.,, *Sexual Activity and Relationship Quality in Middle and Older Age: Findings From The Irish Longitudinal Study on Ageing (TILDA).* J Gerontol B Psychol Sci Soc Sci, 2019. **74**(2): p. 287-297.
- Levy, B., *Stereotype Embodiment:A Psychosocial Approach to Aging.* Curr Dir Psychol Sci, 2009 Dec 1; **18**(6): 332-336.
- Jang, Y., L.W. Poon, and P. Martin, *Individual Differences in the Effects of Disease and Disability on Depressive Symptoms: The Role of Age and Subjective Health.* Int J Aging Hum Dev, 2004. **59**(2): p. 125-137.
- Kim, S.H., *Older people's expectations regarding ageing, health-promoting behaviour and health status.* J Adv Nurs, 2009. **65**(1): p. 84-91.
- Moor, C., et al., *Personality, aging self-perceptions, and subjective health: a mediation model.* Int J Aging Hum Dev, 2006. **63**(3): p. 241-57.
- Levy, B.R., et al., *Reducing cardiovascular stress with positive self-stereotypes of aging.*
- Levy, B.R., et al., *Age stereotypes held earlier in life predict cardiovascular events in later life.*
- Levy, B., *Improving memory in old age through implicit self-stereotyping.*
- Robertson, D.A., Kenny, R.A., et al., *Negative perceptions of aging and decline in walking speed.*
- Robertson, D.A. and Kenny, R.A., *Negative perceptions of aging modify the association between frailty and cognitive function in older adults.*
- Robertson, D.A., B.L. King-Kallimanis, and Kenny R.A., *Negative perceptions of aging predict longitudinal decline in cognitive function.*
- McGarrigle C, Ward M, and Kenny, R.A., *Negative Ageing Perceptions and Cognitive and Functional Decline*
- Wikipedia contributors. *As Young As You Feel.* [2020 10 May 2020 July 16, 2020]; Available from: https://en.wikipedia.org/w/index.php?title=As_Young_as_You_Feel&oldid=955839774
- Till von Wachter, *The End of Mandatory Retirement in the US: Effects on Retirement and Implicit Contracts.* 2002: Columbia University. p. 60.
- Aegon Centre for Longevity and Retirement (ACLR) Survey. *Aegon Retirement Readiness Survey 2015: Inspiring a World of Habitual Savers.* [2015 May 27, 2015 July 16, 2020]; Available from: https://www.aegon.com/research/reports/annual/aegon-retirement-readiness-survey-2015-inspiring-a-world-of-habitualsavers/
- Eurofound, *European Quality of Life Survey 2016: Quality of Life, quality of public services, and quality of society,.* 2017: Publications Office of the European Union, Luxembourg. p. 122.
- Nikolova, M. and C. Graham, *Employment, late-life work, retirement, and well-being in Europe and the United States.* IZA J Labor Stud 3, 5 (2014).
- Walker, J.W. and H.L. Lazer, *The End of Mandatory Retirement: Implications for Management.*

1978, Chichester, New York: Wiley & Sons.

- OECD, *Pensions at a Glance 2017: OECD and G20 Indicators*. 2017, OECD Publishing, Paris.
- Lupien, S.J. and N. Wan, *Successful ageing: from cell to self*. Philos Trans R Soc London (Biol), 2004. **359**(1449): p. 1413-1426.
- World Health Organization. *Ageism*. [2020 July 16, 2020]; Available from: https://www.who.int/ageing/ageism/en/
- Layte, R., E. Sexton, G. Savva, Kenny, R. A., *Quality of life in older age: evidence from an Irish cohort study*. J Am Geriatr Soc, 2013. **61 Suppl 2**: p. S299-305.
- Royal Society for Public Health (RSPH), *That Age Old Question: How Attitudes To Ageing Affect Our Health and Wellbeing*. 2018: RSPH, London.
- Abrams, D., Eilola T, and H. Swift, *Attitudes to age in Britain 2004-2008*. 2009, University of Kent: UK.
- ESS9. *European Social Survey 2018*. [2018 July 30, 2020]; Available from: https://www.europeansocialsurvey.org/data/download.html?r=9
- Jackson, S., R. Hackett, and A. Steptoe, *Associations between age discrimination and health and wellbeing: cross-sectional and prospective analysis of the English Longitudinal Study of Ageing*. Lancet Public Health, 2019:e200-e208.
- Hill, A. *Favouring young over old in COVID-19 treatment justifiable, says ethicist*. [2020 22 April, [2020 July 30, 2020]; Available from: https://www.theguardian.com/world/2020/apr/22/favouring-young-over-old-in-covid-19-treatment-justifiable-says-ethicist
- Chappelow, J. *Baby Boomer*. [Economics 2020 Feb 28, 2020 July 30, 2020]; Available from: https://www.investopedia.com/terms/b/baby_boomer.asp
- Porter M.E., Stern S, and Green M, *The Social Progress Index 2017*. 2017: Washington DC.
- Parkinson, J., *A heart-warming lesson from Denmark*. 2015.
- Avers, D., et al., *Use of the Term "Elderly"*. J Geriatr Phys Ther, 2011. **34**(4): p. 153-154.
- Sarkisian, C.A., et al., *The relationship between expectations for aging and physical activity among older adults*. J Gen Intern Med, 2005. **20**(10): p. 911-5.
- Sarkisian, C.A., et al., *Development, reliability, and validity of the expectations regarding aging (ERA-38) survey*. Gerontologist, 2002. **42**(4): p. 534-42.
- Sarkisian, C.A., et al., *Correlates of attributing new disability to old age. Study of Osteoporotic Fractures Research Group*. J Am Geriatr Soc, 2001. **49**(2): p. 134-41.
- Kim, S.H., *Older people's expectations regarding ageing, health-promoting behaviour and health status*.
- Palmore, E., *Ageism: Negative and Positive*,. 2nd ed. 1999: Springer Publishing Company.
- Nemmers, T.M., *The Influence of Ageism and Ageist Stereotypes on the Elderly*. Phys Occup Ther Geriatr, 2005. **22**(4): p. 11-20.
- European Commission DG for Employment Social Affairs and Inclusion and DG Communication. *Special Eurobarometer 378 on Active ageing*. [2012 17 May 2012 September 9, 2020]; Available from: https://ec.europa.eu/eip/ageing/library/special-eurobarometer-378-active-ageing_en
- Walker, A. and G.B.E. Gemeinschaften, *Age and attitudes: main results from a Eurobarometer survey*. 1993: Commission of the European Communities.

- UN Committee on Economic Social and Cultural Rights (CESCR), *General Comment No. 6: The Economic, Social and Cultural Rights of Older Persons*. 1995. p. 11.
- Dahmen, N. and R. Cozma, *Media takes: on aging*. 2008: International Longevity Center (USA) (ILC).
- Kleinspehn-Ammerlahn, A., D. Kotter-Grühn, and J. Smith, *Self-perceptions of aging: do subjective age and satisfaction with aging change during old age?* J Gerontol B Psychol Sci Soc Sci, 2008. **63**(6): p. P377-85.
- Kotter-Grühn, D., et al., *Self-perceptions of aging predict mortality and change with approaching death: 16-year longitudinal results from the Berlin Aging Study*. Psychol Aging, 2009. **24**(3): p. 654-67.
- Levy, B.R. and L.M. Myers, *Preventive health behaviors influenced by self-perceptions of aging*. Prev Med, 2004. **39**(3): p. 625-9.
- Tomasulo, D., *Learned Hopefulness: The Power of Positivity to Overcome Depression*. 2020: New Harbinger Publications. 192.
- Tomasulo, D. *Proof Positive: Can Heaven Help Us? The Nun Study - Afterlife*. 2010 13 May 2021]; Available from: https://psychcentral.com/blog/proof-positive-can-heaven-help-usthe-nun-study-afterlife#1

第二章

- Poulain, M., et al., *Identification of a geographic area characterized by extreme longevity in the Sardinia island: the AKEA study*. Exp Gerontol, 2004. **39**(9): p. 1423-9.
- Poulain, M., A. Herm, and G. Pes, *The Blue Zones: areas of exceptional longevity around the world*. Vienna Yearbook of Population Research, 2013. **11**: p. 87-108.
- Buettner, D., *The Blue Zones. Lessons for living longer from the people who've lived the longest*. First Paperbacked. ed. 2009, Washington DC: National Geographic.
- Hill, P.L. and N.A. Turiano, *Purpose in Life as a Predictor of Mortality Across Adulthood*. Psychol Sci, 2014. **25**(7): p. 1482-1486.
- Wallace, L.E., et al., *Does Religion Stave Off the Grave? Religious Affiliation in One's Obituary and Longevity*. Soc Psychol Personal Sci, 2019. **10**(5): p. 662-670.
- Buettner, D., *The Secrets of a Long Life, in National Geographic*. 2005, National Geographic.
- Wikipedia contributors. *Okinawa Island*. [2020 21 July 2020 July 28, 2020]; Available from: https://en.wikipedia.org/w/index.php?title=Okinawa_Island&oldid=968792880
- Wikipedia contributors. *Icaria*. [2020 6 July 2020 July 28, 2020]; Available from: https://en.wikipedia.org/w/index.php?title=Icaria&oldid=966277626
- Leaf, A., *Every day is a gift when you are over 100., in National Geographic Magazine. Vol 143. No. 1, pp. 92-119*. 1973, National Geographic Society.: Washing D.C. p. 92-119.
- Leaf, A., *Statement Regarding the Purported Longevous Peoples of Vilcabamba, in In Controversial Issues in Gerontology, ed by H. Hershow*. 1981, Springer. p.25-26: New York. p. 25-26.
- Mazess, R.B. and S.H. Forman, *Longevity and age exaggeration in Vilcabamba, Ecuador*. J Gerontol, 1979. **34**(1): p. 94-8.

- Zak, N, *Jeanne Calment: the secret of longevity.* 2018. DOI: 10.13140/RG.2.2.29345.04964.
- Zak, N., *Evidence That Jeanne Calment Died in 1934-Not 1997.* Rejuvenation Res, 2019. **22**(1): p. 3-12.
- Robine, J.M., et al., *The Real Facts Supporting Jeanne Calment as the Oldest Ever Human.* J Gerontol A Biol Sci Med Sci, 2019. **74**(Supplement_1): p. S13-S20.
- Robine, J.M., Allard M, *Validation of the exceptional longevity case of a 120 years old woman.*, in *Facts and Research in Gerontology. pp363-367.*
- Desjardins, B., *Validation of extreme longevity cases in the Past: The French-Canadian Experience.*, in *Validation of Exceptional Longevity*, B. Jeune and J.W. Vaupel, Editors. 1999, Odense University Press: Denmark.
- Beyea, J.A., et al., *Growth hormone (GH) receptor knockout mice reveal actions of GH in lung development.* Proteomics, 2006. **6**(1): p. 341-348.
- Stibich, M. *What is the genetic theory of aging? How genes affect aging and how you may "alter" your genes.* [2020 January 26, 2020 April 1, 2020.]; Available from: https://www.verywellhealth.com/the-genetic-theory-of-aging-2224222
- Zeliadt N. *Live Long and Proper: Genetic Factors Associated with Increased Longevity Identified.* [2010 July 1, 2010 July 28, 2020]; Available from: https://www.scientificamerican.com/article/genetic-factors-associated-with-increased-longevity-identified/
- Parker-Pope, T. *Twins and the wrinkles of aging.* [2009 Feb 5 April 2, 2020.]; Available from: https://well.blogs.nytimes.com/2009/02/05/twin-studies-explain-wrinkles-of-aging/
- Dorshkind, K., E. Montecino-Rodriguez, and R.A. Signer, *The ageing immune system: is it ever too old to become young again?* Nat Rev Immunol, 2009. **9**(1): p. 57-62.
- Gudmundsson, H., et al., *Inheritance of human longevity in Iceland.* Eur J Hum, 2000. **8**(10): p. 743-749.
- Sebastiani, P., et al., *Genetic signatures of exceptional longevity in humans.* PLoS One, 2012; **7**(1): e29848.
- Puca, A.A., et al., *A genome-wide scan for linkage to human exceptional longevity identifies a locus on chromosome 4.* Proc Natl Acad Sci U S A, 2001. **98**(18): p. 10505-8.
- Stibich, M. *What is the genetic theory of aging?*
- Kumsta, C., et al., *The autophagy receptor p62/SQST-1 promotes proteostasis and longevity in C. elegans by inducing autophagy.* Nat Commun, 2019. **10**(1): 5648.
- Jin, K., *Modern Biological Theories of Aging.* Aging Dis, 2010. **1**(2): p. 72-74.
- Fox, K., et al., *Resting Heart Rate in Cardiovascular Disease.* Journal of the American College of Cardiology, 2007. **50**(9): p. 823-830.
- Eldridge, L., *Free Radicals: Definition, Causes, Antioxidants, and Cancer - What Exactly Are Free Radicals and Why Are they Important?* February 02, 2020 Accessed Oct 18 2021; Available from https://www.verywellhealth.com/ information-about-free-radicals-2249103
- European Centre for Disease Prevention and Control (ECDC). *COVID-19 pandemic.* [2020 July 28, 2020]; Available from: https://www.ecdc.europa.eu/en/covid-19/latest-evidence/epidemiology
- Dorshkind, K., E. Montecino-Rodriguez, and R.A. Signer, *The ageing immune system.*
- Science Advice for Policy by European Academies (SAPEA), *Transforming the Future of Ageing.*

Michel, JP., Kuh, D., Kenny, R.A., et al., 2019: Berlin.
- World Health Organization, *World Report on Ageing and Health*. 2015, WHO.
- Olshansky, S.J., L. Hayflick, and B.A. Carnes, *Position statement on human aging.* J Gerontol A Biol Sci Med Sci, 2002. **57**(8): p. B292-7.

第三章
- Gladwell, M., *Outliers: The Story of Success*. 2008: Penguin.
- Oransky, I., *Stewart Wolf.* The Lancet, 2005. **366**(9499): p. 1768.
- Wolf, S. and J.G. Bruhn, *The Power of Clan: Influence of Human Relationships on Heart Disease*. 1998: Routledge.
- Grossman, R. and C. Leroux. *A New "Roseto Effect"*. [1996 October 11, 1996 August 17, 2020]; Available from: https://www.chicagotribune.com/news/ct-xpm- 1996-10-11-9610110254-story.html.
- Mattison, J.A., et al., *Caloric restriction improves health and survival of rhesus monkeys*. Nat Commun 2017. **8**(1): p. 14063.
- Christakis, N.A. and P.D. Allison, *Mortality after the hospitalization of a spouse*. N Engl J Med, 2006. **354**(7): p. 719-30.
- Holt-Lunstad, J., T.B. Smith, and J.B. Layton, *Social relationships and mortality risk: a meta-analytic review.* PLoS Med, 2010 Jul 27; **7**(7): e1000316.
- House, J.S., K.R. Landis, and D. Umberson, *Social relationships and health.* Science, 1988. **241**(4865): p. 540-5.
- Seeman, T.E., *Social ties and health: the benefits of social integration.* Ann Epidemiol, 1996. **6**(5): p. 442-51.
- Brent, L.J.N., A. Ruiz-Lambides, and M.L. Platt, *Family network size and survival across the lifespan of female macaques.* Proc Biol Sci, 2017. **284**(1854).
- Ellis, S., et al., *Deconstructing sociality: the types of social connections that predict longevity in a group-living primate.* Proc Royal Soc B, 2019. **286**(1917): 20191991.
- House, J.S., K.R. Landis, and D. Umberson, *Social relationships and health.*
- Archie, E.A., et al., *Social affiliation matters: both same-sex and opposite-sex relationships predict survival in wild female baboons.* Proc Royal Soc B, 2014. **281**(1793): 20141261.
- Silk, J.B., et al., *Strong and consistent social bonds enhance the longevity of female baboons.* Curr Biol, 2010. **20**(15): p. 1359-61.
- Stanton, M.A. and J. Mann, *Early social networks predict survival in wild bottlenose dolphins.* PLoS One, 2012; **7**(10): e47508.
- Yee, J.R., et al., *Reciprocal affiliation among adolescent rats during a mild group stressor predicts mammary tumors and lifespan.* Psychosomatic medicine, 2008. **70**(9): p. 1050-1059.
- p. 1-17.
- Almeling, L., et al., *Motivational Shifts in Aging Monkeys and the Origins of Social Selectivity.* Curr Biol, 2016. **26**(13): p. 1744-1749.
- Brent, L.J.N., et al., *Ecological knowledge, leadership, and the evolution of menopause in killer whales.* Curr Biol, 2015. **25**(6): p. 746-750.

- Nussey, D.H., et al., *Senescence in natural populations of animals: widespread evidence and its implications for bio-gerontology*. Ageing Res Rev, 2013. **12**(1): p. 214-25.
- Holt-Lunstad, J., T.B. Smith, and J.B. Layton, *Social relationships and mortality risk*.
- Giles, L.C., et al., *Effect of social networks on 10 year survival in very old Australians: the Australian longitudinal study of aging*. J Epidemiol Community Health, 2005. **59**(7): p. 574-9.
- Steptoe, A., et al., *Social isolation, loneliness, and all-cause mortality in older men and women*. Proc Natl Acad Sci U S A, 2013. **110**(15): p. 5797-801.
- Luo, Y., et al., *Loneliness, health, and mortality in old age: a national longitudinal study*. Soc Sci Med, 2012. **74**(6): p. 907-14.
- Yang, Y.C., et al., *Social relationships and physiological determinants of longevity across the human life span*. Proc Natl Acad Sci USA, 2016. **113**(3): p. 578-583.
- Berkman, L.F. and S.L. Syme, *Social networks, host resistance, and mortality: a nine-year follow-up study of Alameda County residents*. Am J Epidemiol, 1979. **109**(2): p. 186-204.
- Christakis, N.A. and P.D. Allison, *Mortality after the hospitalization of a spouse*.
- Holt-Lunstad, J., T.B. Smith, and J.B. Layton, *Social relationships and mortality risk*.
- House, J.S., K.R. Landis, and D. Umberson, *Social relationships and health*.
- Seeman, T.E., *Social ties and health*.
- Giles, L.C., et al., *Effect of social networks on 10 year survival in very old Australians*.
- Steptoe, A., et al., *Social isolation, loneliness, and all-cause mortality in older men and women*.
- Luo, Y., et al., *Loneliness, health, and mortality in old age*
- Kim, D.A., et al., *Social connectedness is associated with fibrinogen level in a human social network*. Proc Biol Sci, 2016. **283**(1837): 20160958.
- Vandeleest, J.J., et al., *Social stability influences the association between adrenal responsiveness and hair cortisol concentrations in rhesus macaques*. Psychoneuroendocrinology, 2019. **100**: p. 164-171.
- Capitanio, J.P., S. Cacioppo, and S.W. Cole, *Loneliness in monkeys: Neuroimmune mechanisms*. Curr Opin Behav Sci, 2019. **28**: p. 51-57.
- Denworth, L., *Friendship: The Evolution, Biology, and Extraordinary Power of Life's Fundamental Bond*. 2020: W. W. Norton & Company.
- Brent, L.J., et al., *Genetic origins of social networks in rhesus macaques*. Sci Rep, 2013. **3**: 1042.
- Brent, L.J.N., J. Lehmann, and G. Ramos-Fernández, *Social network analysis in the study of nonhuman primates: a historical perspective*. American journal of primatology, 2011. **73**(8): p. 720-730.
- Fehr, B., *Friendship Processes*. 1996: SAGE Publications, Inc: 1 edition.
- Denworth, L., *Friendship*.
- Settle, J.E., et al., *Friendships Moderate an Association Between a Dopamine Gene Variant and Political Ideology*. J Politics, 2010. **72**(4): p. 1189-1198.
- Christakis, N.A. and J.H. Fowler, *Friendship and natural selection*. Proc Natl Acad Sci USA, 2014. **111**(Supplement 3): p. 10796-10801.
- Domingue, B.W., et al., *Genetic and educational assortative mating among US adults*. Proc Natl Acad Sci USA, 2014. **111**(22): p. 7996-8000.

- Christakis, N.A. and J.H. Fowler, *Friendship and natural selection.*
- Fowler, J.H., J.E. Settle, and N.A. Christakis, *Correlated genotypes in friendship networks.* Proc Natl Acad Sci USA, 2011;108(5): p.1993-1997.
- Cacioppo, J.T., J.H. Fowler, and N.A. Christakis, *Alone in the crowd: the structure and spread of loneliness in a large social network.* J Pers Soc Psychol, 2009. **97**(6): p. 977-991.
- Christakis, N.A. and J.H. Fowler, *Friendship and natural selection.*
- Murthy, V., *Together - The Healing Power of Human Connection in a Sometimes Lonely World.* 2020: Harper Wave.
- Tara John. *How the World's First Loneliness Minister Will Tackle "the Sad Reality of Modern Life".* [2018 April 25, 2018 August 17, 2020]; Available from: https://time.com/5248016/ tracey-crouch-uk-loneliness-minister/
- Ward M, Kenny, R.A., et al., *Loneliness and social isolation in the COVID-19 Pandemic among the over 70s: Data from The Irish Longitudinal Study on Ageing (TILDA) and ALONE.* 2020, TILDA, Trinity College Dublin.
- Onishi, N. *A Generation in Japan Faces a Lonely Death.* [2017 Nov 30, 2017 August 17, 2020]; Available from: https://www.nytimes.com/2017/11/30/world/asia/japan- lonely-deaths-the-end.html
- Suzuki Hikaru, *Death and Dying in Contemporary Japan.* 1 ed. 2012: Routledge, 1 edition.
- Wikipedia contributors. *Kodokushi.* [2020 4 August 2020 August 18, 2020]; Available from: https:// en.wikipedia.org/w/index.php?title=Kodokushi&oldid=971219759
- Leng Leng Thang, *Generations in Touch: Linking the Old and Young ina Tokyo Neighborhood.* The Anthropology of Contemporary Issues. 2001: Cornell University Press.
- Wikipedia contributors. *Kodokushi.*
- Bruce, L.D., et al., *Loneliness in the United States: A 2018 National Panel Survey of Demographic, Structural, Cognitive, and Behavioral Characteristics.* Am J Health Promot, 2019. **33**(8): p. 1123-1133.
- Eurostat. [2019 August, 19 2020]; Available from: https:// ec.europa.eu/eurostat/statistics-explained/index.php?title=Household_composition_ statistics
- Roberts, B.W., D. Wood, and J.L. Smith, *Evaluating Five Factor Theory and social investment perspectives on personality trait development.* J Res Pers, 2005. **39**(1): p. 166-184.
- Carstensen, L.L., D.M. Isaacowitz, and S.T. Charles, *Taking time seriously: A theory of socioemotional selectivity.* Am Psychol, 1999. **54**(3): p. 165-181.
- Solomon, B.C. and J.J. Jackson, *The Long Reach of One's Spouse:Spouses' Personality Influences Occupational Success.* Psychol Sci, 2014. **25**(12): p. 2189-2198.
- Umberson, D., *Relationships between adult children and their parents: Psychological consequences for both generations.* J Marriage Fam, 1992. **54**(3): p. 664-674.
- Chopik, W.J., *Associations among relational values, support, health, and well-being across the adult lifespan.* Pers Relatsh, 2017. **24**(2): p. 408-422.
- House, J.S., K.R. Landis, and D. Umberson, *Social relationships and health.*
- Bearman, P.S. and J. Moody, *Suicide and friendships among American adolescents.* Am J Public Health, 2004. **94**(1): p. 89-95.
- Christakis, N.A. and J.H. Fowler, *The spread of obesity in a large social network over 32 years.* N

Engl J Med, 2007. **357**(4): p. 370-9.

- Giles, L.C., et al., *Effect of social networks on 10 year survival in very old Australians*
- Carstensen, L.L., D.M. Isaacowitz, and S.T. Charles, *Taking time seriously*
- Giles, L.C., et al., *Effect of social networks on 10 year survival in very old Australians*
- Sandstrom, G.M. and E.W. Dunn, *Social Interactions and Well-Being: The Surprising Power of Weak Ties*. Pers Soc Psychol Bull, 2014. **40**(7): p. 910-922.
- Huxhold, O., M. Miche, and B. Schüz, *Benefits of having friends in older ages: differential effects of informal social activities on well-being in middle-aged and older adults*. J Gerontol B Psychol Sci Soc Sci, 2014. **69**(3): p. 366-75.
- Larson, R., R. Mannell, and J. Zuzanek, *Daily well-being of older adults with friends and family*. Psychology and Aging, 1986. **1**(2): p. 117-126.
- N. Clarke, R.A. Kenny, et al., *Altered lives in a time of crisis: The impact of the COVID-19 pandemic on the lives of older adults in Ireland Findings from The Irish Longitudinal Study on Ageing*. Dublin, 2021.
- Lee, K.S. and H. Ono, *Marriage, Cohabitation, and Happiness: A Cross- National Analysis of 27 Countries*. J Marriage Fam, 2012. **74**(5): p. 953-972.
- Diener, E., et al., *Similarity of the Relations between Marital Status and Subjective Well-Being Across Cultures*. J Cross Cult Psychol, 2000. **31**(4): p. 419-436.
- Stutzer, A. and B.S. Frey, *Does marriage make people happy, or do happy people get married?* J Socio Econ, 2006. **35**(2): p. 326-347.
- Carr, D., et al., *Happy Marriage, Happy Life? Marital Quality and Subjective Well-being in Later Life*. J Marriage Fam, 2014. **76**(5): p. 930-948.
- Hostetler, A.J., *Singlehood and Subjective Well- Being among Mature Gay Men: The Impact of Family, Friends, and of Being "Single by Choice"*. J GLBT Fam, 2012. **8**(4): p. 361-384.
- Bourassa, K.J., D.A. Sbarra, and M.A. Whisman, *Women in very low quality marriages gain life satisfaction following divorce*. J Fam Psychol, 2015. **29**(3): p. 490-499.
- Dolan, P., *Happy Ever After: Escaping The Myth of The Perfect Life*. 2019: Allen Lane. 256.
- Butler, R.N., F. Forette, and B.S. Greengross, *Maintaining cognitive health in an ageing society*. J R Soc Promot Health, 2004. **124**(3): p. 119-121.
- Zahodne, L.B., et al., *Social relations and age- related change in memory*. Psychol Aging, 2019. **34**(6): p. 751-765.
- Fratiglioni, L., S. Paillard-Borg, and B. Winblad, *An active and socially integrated lifestyle in late life might protect against dementia*. Lancet Neurol, 2004. **3**(6): p. 343-53.
- Hackett, R.A., et al., *Social engagement before and after dementia diagnosis in the English Longitudinal Study of Ageing*. PLoS One, 2019. **14**(8): p. e0220195.
- Winocur, G., *Environmental influences on cognitive decline in aged rats*. Neurobiol Aging, 1998. **19**(6): p. 589-97.
- Pham, T.M., et al., *Effects of environmental enrichment on cognitive function and hippocampal NGF in the non-handled rats*. Behav Brain Res, 1999. **103**(1): p. 63-70.
- Pham, T.M., et al., *Environmental influences on brain neurotrophins in rats*. Pharmacol Biochem Behav, 2002. **73**(1): p. 167-175.

- Churchill, J.D., et al., *Exercise, experience and the aging brain.* Neurobiol Aging, 2002. **23**(5): p. 941-55.
- Scarmeas, N. and Y. Stern, *Cognitive reserve and lifestyle.* J Clin Exp Neuropsychol, 2003. **25**(5): p. 625-33.
- Skoog, I., et al., *15-year longitudinal study of blood pressure and dementia.* Lancet, 1996. **347**(9009): p. 1141-5.
- de la Torre, J.C., *Alzheimer disease as a vascular disorder: nosological evidence.* Stroke, 2002. **33**(4): p. 1152-62.
- Launer, L.J., *Demonstrating the case that AD is a vascular disease: epidemiologic evidence.* Ageing Res Rev, 2002. **1**(1): p. 61-77.
- Fratiglioni, L., S. Paillard-Borg, and B. Winblad, *An active and socially integrated lifestyle in late life might protect against dementia.*
- Yaffe, K., et al., *Posttraumatic stress disorder and risk of dementia among US veterans.* Arch Gen Psychiatry, 2010. **67**(6): p. 608-13.

第四章

- Wellenzohn, S., R.T. Proyer, and W. Ruch, *Who Benefits From Humor-Based Positive Psychology Interventions? The Moderating Effects of Personality Traits and Sense of Humor.* Front Psychol, 2018. **9**: p. 821.
- O'Nions, E., et al., *Reduced Laughter Contagion in Boys at Risk for Psychopathy.* Curr Biol, 2017. **27**(19): p. 3049-3055 e4.
- Lavan, N., et al., *Flexible voices: Identity perception from variable vocal signals.* Psychon Bull Rev, 2019. **26**(1): p. 90-102.
- Lavan, N., S. Scott, and C. McGettigan, *Laugh Like You Mean It: Authenticity Modulates Acoustic, Physiological and Perceptual Properties of Laughter.* J Nonverbal Behav, 2016. **40**: p. 133-149
- Lavan, N., et al., *Neural correlates of the affective properties of spontaneous and volitional laughter types.* Neuropsychologia, 2017. **95**: p. 30-39.
- Goldstein, J.H., *A Laugh A Day.* The Sciences, 1982. **22**(6): p. 21-25.
- Cai, Q.C., et al., *Modulation of humor ratings of bad jokes by other people's laughter.* Current Biology, 2019. **29** (14): p. R677-R678.
- Scott, S. *What do we know about laughter?* Huxley Summit 2017 Dec 2017; Available from: https://www.youtube.com/watch?v=Ow824i0nvRc.
- Scott, S. *Why we laugh [video file].* TED2015 2015 March Available from: https://www.ted.com/talks/sophie_scott_ why_we_laugh?referrer=playlist-10_days_of_positive_thinking
- Scott, S. *What do we know about laughter?*
- Savage, B.M., et al., *Humor, laughter, learning, and health! A brief review.* Adv Physiol Educ, 2017. **41**(3): p. 341-347.
- Scott, S. *Why we laugh [video file].*
- Proverbs 17:22 NIV, *A cheerful heart is good medicine, but a crushed spirit dries up the bones*, in the Bible.
- Kleisiaris, C.F., C. Sfakianakis, and I.V. Papathanasiou,

- *Health care practices in ancient Greece: The Hippocratic ideal.* J Med Ethics Hist Med, 2014. **7**: p. 6.
- Savage, B.M., et al., *Humor, laughter, learning, and health!*
- Emmons, S.L., *A disarming laughter: The role of humor in tribal cultrues. An examination of humor in contemporary Native American literature and art.*, in *Department of English.* 2000, University of Oklahoma. p. 262.
- Clarke, C.C., *Henri De Mondeville.* Yale J Biol Med, 1931. **3**(6): p. 458-81.
- Burton, R., *The Anatomy of Melancholy.* 1977, New York, United States: Vintage Books.
- Wells, K., *Humor Therapy*, in *The Gale Encyclopedia of Alternative Medicine*, L. J, Editor. 2001, Thomson Gale: Detroit, MI. p. 1009-1010.
- Scott, S. *Why we laugh [video file].*
- Scott, E. *How to Deal With Negative Emotions and Stress.* [Emotions 2020 April 30, 2020 June, 23 2020]; Available from: https:// www.verywellmind.com/how-should-i-deal-with-negative-emotions-3144603
- Ghiadoni, L., et al., *Mental stress induces transient endothelial dysfunction in humans.* Circulation, 2000. **102**(20): p. 2473-8.
- Hayashi, T., et al., *Laughter up-regulates the genes related to NK cell activity in diabetes.* Biomed Res J, 2007. **28**(6): p. 281-285.
- Savage, B.M., et al., *Humor, laughter, learning, and health!*
- Berk, L., Tan, LG, Tan SA, *Mirthful Laughter, as Adjunct Therapy in Diabetic Care, Attenuates Catecholamines, Inflammatory Cytokines, C – reactive protein, and Myocardial Infarction Occurrence*, in *FASEB 2008.* 2008, Experimental Biology 2017 Meeting Abstracts: San Diego, CA.
- Tan, S.A., et al., *Humor, as an adjunct therapy in cardiac rehabilitation, attenuates catecholamines and myocardial infarction recurrence.* Adv Mind Body Med, 2007. **22**(3-4): p. 8-12.
- Lavan, N., S. Scott, and C. McGettigan, *Laugh Like You Mean It.*
- Cai, Q.C., et al., *Modulation of humor ratings of bad jokes by other people's laughter.*
- Takahashi, K., et al., *The elevation of natural killer cell activity induced by laughter in a crossover designed study.* Int J Mol Med, 2001. **8**(6): p. 645-650.
- Scott, S. *Voluntary and Involuntary Mechanisms in Laughter Production and Perception.* in *Proceedings of Laughter Workshop 2018.* Sorbonne University: academia.eu.
- Takahashi, K., et al., *The elevation of natural killer cell activity induced by laughter.*
- Dillon, K.M., B. Minchoff, and K.H. Baker, *Positive emotional states and enhancement of the immune system.* Int J Psychiatry Med, 1985. **15**(1): p. 13-8.
- Savage, B.M., et al., *Humor, laughter, learning, and health!*
- Scott, E. *How to Deal With Negative Emotions and Stress.*
- Berk, L.S., S.A. Tan, and D. Berk, *Cortisol and Catecholamine stress hormone decrease is associated with the behavior of perceptual anticipation of mirthful laughter.* The FASEB Journal, 2008. **22**(S1): p. 946.11-946.11.
- Bressington, D., et al., *The effects of group-based Laughter Yoga interventions on mental health in adults: A systematic review.* J Psychiatr Ment Health Nurs, 2018. **25**(8): p. 517-527.
- Yim, J., *Therapeutic Benefits of Laughter in Mental Health: A Theoretical Review.* Tohoku J Exp

Med, 2016. **239**(3): p. 243-9.
- Yoshikawa, Y., et al., *Beneficial effect of laughter therapy on physiological and psychological function in elders.* Nurs Open, 2019. **6**(1): p. 93-99.
- Ryff, C.D., *The Benefits of Purposeful Life Engagement on Later-Life Physical Function.* JAMA Psychiatry, 2017. **74**(10): p. 1046-1047.
- Frankl, V.E., *Man's Search for Meaning.* 1959, Boston, MA, United States: Beacon Press.
- Ryff, C.D., *The Benefits of Purposeful Life Engagement on Later-Life Physical Function.*
- Ward, M., et al., The Irish Longitudinal Study on Ageing (TILDA), *TILDA Wave 4 Report: Wellbeing and Health in Ireland's over 50s 2009-2016.* 2018, Trinity College Dublin.
- Ward, M., S. Gibney, and I. Mosca, *Volunteering and social participation,* in *TILDA Wave 4 Report: Welbeing and health in Ireland's over 50s 2009-2016.* Kenny, R. A., 2018: Trinity College Dublin.
- Aassve, A., B. Arpino, and A. Goisis, *Grandparenting and mothers' labour force participation: A comparative analysis using the Generations and Gender Survey.* Demogr Res, 2012. **S11**(3): p. 53-84.
- Antonini, F.M., et al., *Physical performance and creative activities of centenarians.* Archives of Gerontology and Geriatrics, 2008. **46**(2): p. 253-261.
- Katz, J., et al., *A Better Life: what older people with high support needs value,* I. Blood, Editor. 2011: Joseph Rowntree Foundation https://www.jrf.org.uk/report/better- life-what-older-people-high-support-needs-value
- Cohen, G.D., et al., *The impact of professionally conducted cultural programs on the physical health, mental health, and social functioning of older adults.* Gerontologist, 2006. **46**(6): p. 726-34.
- Nimrod, G., *Retirees' Leisure: Activities, Benefits, and their Contribution to Life Satisfaction.* Leisure Studies, 2007. **26**: 1, p. 65-80.
- Price, K.A. and A.M. Tinker, *Creativity in later life.* Maturitas, 2014. **78**(4): p. 281-286.
- Mclean, J., et al., *An Evidence Review of the impact of Participatory Arts on Older People.* 2011, Mental Health Foundation, London.
- Miller, B.L. and C.E. Hou, *Portraits of artists: emergence of visual creativity in dementia.* Arch Neurol, 2004. **61**(6): p. 842-4.
- Haier, R.J. and R.E. Jung, *Brain Imaging Studies of Intelligence and Creativity: What is the Picture for Education?* Roeper Review, 2008. **30**(3): p. 171-180.
- Cohen, G.D., et al., *The impact of professionally conducted cultural programs on the physical health, mental health, and social functioning.*
- Price, K.A. and A.M. Tinker, *Creativity in later life.*
- Orr, J., Kenny, R.A., et al., *Religious Attendance, Religious Importance, and the Pathways to Depressive Symptoms in Men and Women Aged 50 and Over Living in Ireland.* Res Aging, 2019. **41**(9): p. 891-911.
- Central Statistics Office, *Census 2016 Results Profile 8 - Irish Travellers, Ethnicity and Religion* in *Census 2016 Results* C.S. Office, Editor. 2017: Dublin, Ireland.
- Inglis, T., *Moral monopoly: The rise and fall of the Catholic Church in modern Ireland.* 1998: Univ College Dublin Press.

- Chida, Y., A. Steptoe, and L.H. Powell, *Religiosity/spirituality and mortality. A systematic quantitative review.* Psychother Psychosom, 2009. **78**(2): p. 81-90.
- Orr, J., Kenny, R.A., et al., *Religious Attendance, Religious Importance, and the Pathways to Depressive Symptoms in Men and Women Aged 50 and Over Living in Ireland.* Seeman, T.E., L.F. Dubin, and M. Seeman, *Religiosity/spirituality and health. A critical review of the evidence for biological pathways.* Am Psychol, 2003. **58**(1): p. 53-63.
- Koenig, H., D. King, and V.B. Carson, *Handbook of Religion and Health.* 2012: Oxford University Press.
- Ano, G. and E. Vasconcelles, *Religious coping and psychological adjustment to stress: A meta-analysis.* J Clin Psychol, 2005. **61**: p. 461-80.
- Ellison, C.G., et al., *Religious Involvement, Stress, and Mental Health: Findings from the 1995 Detroit Area Study*.* Social Forces, 2001. **80**(1): p. 215-249.
- Strawbridge, W.J., et al., *Religious attendance increases survival by improving and maintaining good health behaviors, mental health, and social relationships.* Ann Behav Med, 2001. **23**(1): p. 68-74.
- Van Ness, P.H., S.V. Kasl, and B.A. Jones, *Religion, race, and breast cancer survival.* Int J Psychiatry Med, 2003. **33**(4): p. 357-75.
- p. 92-9.
- Krause, N., *Church-based social support and health in old age: exploring variations by race.* J Gerontol B Psychol Sci Soc Sci, 2002. **57**(6): p. S332-47.
- Debnam, K., et al., *Relationship between religious social support and general social support with health behaviors in a national sample of African Americans.* J Behav Med, 2012. **35**(2): p. 179-89.
- Chida, Y., A. Steptoe, and L.H. Powell, *Religiosity/spirituality and mortality.*
- Ano, G. and E. Vasconcelles, *Religious coping and psychological adjustment to stress.*
- Hackney, C.H. and G.S. Sanders, *Religiosity and Mental Health: A Meta-Analysis of Recent Studies.* J Sci Study Relig, 2003. **42**(1): p. 43-55.
- Deaton, A. and A.A. Stone, *Two happiness puzzles.* Am Econ Rev, 2013. **103**(3): p. 591-597.
- Myers, D.G. and E. Diener, *The Scientific Pursuit of Happiness.* 2018. **13**(2): p. 218-225.
- Zuckerman, M., C. Li, and E. Diener, *Religion as an Exchange System: The Interchangeability of God and Government in a Provider Role.* Pers Soc Psychol Bull, 2018. **44**(8): p. 1201-1213.
- Graham, C. and Crown, S., *Religion and well-being around the world: Social purpose, social time, or social insurance?* Int J Wellbeing, 2014. **4**(1).
- Diener, E. and M.Y. Chan, *Happy people live longer: Subjective well-being contributes to health and longevity.* Appl Psychol: Health Well-Being, 2011. **3**(1): p. 1-43.
- Tay, L., et al., *Religiosity and Subjective Well-Being: An International Perspective*, in *Religion and Spirituality Across Cultures*, C. Kim-Prieto, Editor. 2014, Springer Netherlands: Dordrecht. p. 163-175.
- Diener, E., et al., *Advances and open questions in the science of subjective well-being.* Collabra: Psychology, 2018. **4**(1).
- Koenig, H., D. King, and V.B. Carson, *Handbook of Religion and Health.*
- Moons, P. and K. Luyckx, *Quality-of-life research in adult patients with congenital heart disease:*

current status and the way forward. Acta Paediatr, 2019. **108**(10): p. 1765-1772.

* Burlacu, A., et al., *Religiosity, spirituality and quality of life of dialysis patients: a systematic review.* Int Urol Nephrol, 2019. **51**(5): p. 839-850.

* Abu, H.O., et al., *Association of religiosity and spirituality with quality of life in patients with cardiovascular disease: a systematic review.* Qual Life Res, 2018. **27**(11): p. 2777-2797.

* Eger, R.J. and Maridal J.H., *A statistical meta-analysis of the wellbeing literature.* Int J Wellbeing, 2015. **5**(2).

* Diener, E. and M.Y. Chan, Happy people live longer.

第五章

* Siegel, J.M., *Clues to the functions of mammalian sleep.* Nature, 2005. **437**(7063): p. 1264-71.

* Porkka-Heiskanen, T., *Adenosine in sleep and wakefulness.* Ann Med, 1999. **31**(2): p. 125-9.

* Frank, M.G., *The mystery of sleep function: current perspectives and future directions.* Rev Neurosci, 2006. **17**(4): p. 375-92.

* University of California - Berkeley. *Stressed to the max? Deep sleep can rewire the anxious brain.* [2019 4 November 2019 June 12, 2020]; Available from: https:// www.sciencedaily.com/ releases/2019/11/191104124140.htm.

* Molano J, Boeve B, and Roberts R et al, *Frequency of sleep disorders in community-dwelling elderly: The Mayo Clinic Study of Aging.* Neurology., 2009. **72**(Suppl 3:A107).

* Stallman, H.M. and M. Kohler, *Prevalence of Sleepwalking: A Systematic Review and Meta-Analysis.* PlOS One, 2016. **11**(11): p. e0164769-e0164769.

* Llorente, M.D., et al., *Night terrors in adults: Phenomenology and relationship to psychopathology.* J Clin Psychiatry, 1992. **53**(11): p. 392-394.

* Dahlitz, M. and J.D. Parkes, *Sleep paralysis.* Lancet, 1993. **341**(8842): p. 406-7.

* Ohayon, M.M., *Prevalence of hallucinations and their pathological associations in the general population.* Psychiatry Res. 2000. **97**(2): p. 153-164.

* Division of Sleep Medicine Harvard Medical School. *Homeostatic sleep drive.* Healthy Sleep Web Site. [2008 June 9, 2020.]; Available from: http://healthysleep. med.harvard.edu/healthy/glossary/ g-j#homeostatic-sleep-drive

* Clark, N. *How to power nap like a pro.* [2018 Nov 16, 2018 June 9, 2020.]; Available from: https:// www.sleepcycle.com/how-to-fall-asleep/how-to-power-nap-like-a-pro/

* Goldman, S.E., et al., *Association between nighttime sleep and napping in older adults.* Sleep, 2008. **31**(5): p. 733-40.

* Leng, Y., et al., *Who Take Naps? Self-Reported and Objectively Measured Napping in Very Old Women.* The Journals of Gerontology. Series A, Biological sciences and medical sciences, 2018. **73**(3): p. 374-379.

* Ben-Simon, E., et al., *Overanxious and underslept.* Nat Hum Behav, 2020. **4**: p. 100-110.

* Division of Sleep Medicine at Harvard Medical School. *Why Sleep Matters. Benefits of Sleep.* [Healthy Sleep 2008 June 9, 2020.]; Available from: http://healthysleep.med.harvard.edu/healthy/ media-index

* Knoblauch, V., et al., *Age-related changes in the circadian modulation of sleep-spindle frequency*

during nap sleep. Sleep, 2005. **28**(9): p. 1093-101.

- Siegel, J.M., *Clues to the functions of mammalian sleep.* Nature, 2005. **437**(7063): p. 1264-71.
- Porkka-Heiskanen, T., *Adenosine in sleep and wakefulness.* Ann Med, 1999. **31**(2): p. 125-9.
- Frank, M.G., *The mystery of sleep function: current perspectives and future directions.* Rev Neurosci, 2006. **17**(4): p. 375-92.
- Clark, N. *How to power nap like a pro.*
- Diekelmann, S. and J. Born, *The memory function of sleep.* Nat Rev Neurosci, 2010. **11**(2): p. 114-26.
- Anwar, Y. *Stress to the max? Deep sleep can rewire the anxious brain.* [Mind & Body, Research 2019 November 4, 2019 July 31, 2020]; Available from: https://news.berkeley.edu/2019/11/04/deep-sleep-can-rewire-the-anxious-brain/
- Ben-Simon, E., et al., *Overanxious and underslept.*
- Chang, J., et al., *Circadian control of the secretory pathway maintains collagen homeostasis.* Nat Cell Biol, 2020. **22**(1): p. 74-86.
- American Sleep Association (ASA). *Deep Sleep: How to get more of it.* [2019 11 June 2020]; Available from: https://www.sleepassociation.org/about-sleep/stages-of-sleep/deep-sleep/#Function_of_Deep_Sleep
- Adam, K., *Dietary Habits and Sleep After Bedtime Food Drinks.* Sleep, 1980. **3**(1): p. 47-58.
- Papalambros, N.A., et al., *Acoustic Enhancement of Sleep Slow Oscillations and Concomitant Memory Improvement in Older Adults.* Frontiers in Human Neurosci, 2017 Mar 8;11:109.
- Scarlett, S., Kenny, R.A., et al., *Objective Sleep Duration in Older Adults: Results From The Irish Longitudinal Study on Ageing.* J Am Geriatr Soc, 2020. **68**(1): p. 120-128.
- Eugene, A.R. and J. Masiak, *The Neuroprotective Aspects of Sleep.* MEDtube Sci, 2015. **3**(1): p. 35-40.
- Baranello, R.J., et al., *Amyloid-beta protein clearance and degradation (ABCD) pathways and their role in Alzheimer's disease.* Curr Alzheimer Res, 2015. **12**(1): p. 32-46.
- Benedict, C., et al., *Effects of acute sleep loss on diurnal plasma dynamics of CNS health biomarkers in young men.* Neurology, 2020. **94**: (11) e1181-e1189.
- Ooms, S., et al., *Effect of 1 night of total sleep deprivation on cerebrospinal fluid β amyloid 42 in healthy middle-aged men: a randomized clinical trial.* JAMA Neurol, 2014. **71**(8): p. 971-7.
- Pandi-Perumal, S.R., et al., *Senescence, sleep, and circadian rhythms.* Ageing Res Rev, 2002. **1**(3): p. 559-604.
- Della Monica, C., et al., *Rapid Eye Movement Sleep, Sleep Continuity and Slow Wave Sleep as Predictors of Cognition, Mood, and Subjective Sleep Quality in Healthy Men and Women, Aged 20-84 Years.* Front Psychiatry. 2018 Jun 22;9:255.
- Fan, M., et al., *Sleep patterns, genetic susceptibility, and incident cardiovascular disease: a prospective study of 385 292 UK biobank participants.* Eur Heart J, 2020 Mar 14;41(11): p.1182-1189.
- Chang, J., et al., *Circadian control of the secretory pathway maintains collagen homeostasis*
- Yaffe, K., et al., *Sleep-Disordered Breathing, Hypoxia, and Risk of Mild Cognitive Impairment and Dementia in Older Women.* JAMA, 2011. **306**(6): p. 613-619.

- Osman, A.M., et al., *Obstructive sleep apnea: current perspectives.* Nat Sci Sleep, 2018. **10**: p. 21-34.
- McMillan, A. and M.J. Morrell, *Sleep disordered breathing at the extremes of age: the elderly.* Breathe (Sheffield, England), 2016. **12**(1): p. 50-60.
- Bixler, E.O., et al., *Effects of age on sleep apnea in men: I. Prevalence and severity.* Am J Respir Crit Care Med, 1998. **157**(1): p. 144-8.
- Olson, E.J. *Lack of sleep: Can it make you sick?* [2018 Nov 28, 2018 June 9, 2020]; Available from: https://www.mayoclinic.org/diseases-conditions/insomnia/expert-answers/lack-of-sleep/faq-20057757
- The Sleep Foundation. [2020 June 16, 2020]; Available from: https://www.sleepfoundation.org/
- Perras, B. and J. Born, *Sleep associated endocrine and immune changes in the elderly*, in *Advances in Cell Aging and Gerontology.* 2005, Elsevier. p. 113-154.
- University of Washington Health Sciences/UW Medicine. *Chronic sleep deprivation suppresses immune system: Study one of first conducted outside of sleep lab.* [2017 January 27, 2017 June 9, 2020]; Available from: www.sciencedaily.com/releases/2017/01/170127113010.htm
- Phillips, D.J., M.I. Savenkova, and I.N. Karatsoreos, *Environmental disruption of the circadian clock leads to altered sleep and immune responses in mouse.* Brain Behav Immun, 2015. **47**: p. 14-23.
- Bryant, P.A., J. Trinder, and N. Curtis, *Sick and tired: Does sleep have a vital role in the immune system?* Nat Rev Immunol, 2004. **4**(6): p. 457-67.
- Van Someren, E.J.W., *Circadian and sleep disturbances in the elderly.* Experimental Gerontology, 2000. **35**(9): p. 1229-1237.
- Santos, R.V.T., et al., *Moderate exercise training modulates cytokine profile and sleep in elderly people.* Cytokine, 2012. **60**(3): p. 731-735.
- Prinz, P.N., *Age impairments in sleep, metabolic and immune functions.* Exp Gerontol, 2004. **39**(11-12): p. 1739-43.
- Wang, D., et al., *The effect of sleep duration and sleep quality on hypertension in middle-aged and older Chinese: the Dongfeng-Tongji Cohort Study.* Sleep Med, 2017. **40**: p. 78-83.
- Shi, G., et al., *A Rare Mutation of -(1)-Adrenergic Receptor Affects Sleep/Wake Behaviors.* Neuron, 2019. **103**(6): p. 1044-1055 e7.
- Olson, E.J. *Lack of sleep*: Can it make you sick? Mayo Clinic Website. Nov 28, 2018, June 9, 2020. Available from: https://www.mayoclinic.org/diseases- conditions/insomnia/expert-answers/lack-of-sleep/faq-20057757
- Morin, L.P. and C.N. Allen, *The circadian visual system, 2005.* Brain Res Rev, 2006. **51**(1): p. 1-60.
- Reppert, S.M. and D.R. Weaver, *Coordination of circadian timing in mammals.* Nature, 2002. **418**(6901): p. 935-41.
- Lin, J.B., K. Tsubota, and R.S. Apte, *A glimpse at the aging eye.* npj Aging and Mech Dis 2, 16003 (2016).
- Lucas, R.J., et al., *Diminished pupillary light reflex at high irradiances in melanopsin- knockout mice.* Science, 2003. **299**(5604): p. 245-7.
- Lucas, R.J., et al., *How rod, cone, and melanopsin photoreceptors come together to enlighten the*

mammalian circadian clock. Prog Brain Res, 2012. **199**: p. 1-18.

- Ray, S., et al., *Circadian rhythms in the absence of the clock gene Bmal1*. Science, 2020. **367**(6479): p. 800-806.

- Zisapel, N., *New perspectives on the role of melatonin in human sleep, circadian rhythms and their regulation*. Br J Pharmacol, 2018. **175**(16): p. 3190-3199.

- Auld, F., et al., *Evidence for the efficacy of melatonin in the treatment of primary adult sleep disorders*. Sleep Med Rev, 2017 Aug;34: p.10-22.

- Faraone, S., *ADHD: Non-Pharmacologic Interventions, An Issue of Child and Adolescent Psychiatric Clinics of North America*. 2014, Elsevier.

- Chattoraj, A., et al., *Melatonin formation in mammals: in vivo perspectives*. Rev Endocr Metab Disord, 2009. **10**(4): p. 237-43.

- Reiter, R.J., *Pineal melatonin: cell biology of its synthesis and of its physiological interactions*. Endocr Rev, 1991. **12**(2): p. 151-80.

- Dominguez-Rodriguez, A., P. Abreu-Gonzalez, and R.J. Reiter, *Clinical aspects of melatonin in the acute coronary syndrome*. Curr Vasc Pharmacol, 2009. **7**(3): p. 367- 73.

- Waldhauser, F., J. Kovács, and E. Reiter, *Age-related changes in melatonin levels in humans and its potential consequences for sleep disorders*. Exp Gerontol, 1998. **33**(7-8): p. 759-72.

- Emet, M., et al., *A Review of Melatonin, Its Receptors and Drugs*. Eurasian J Med, 2016. **48**(2): p. 135-41.

- Duggan, E., Kenny, R.A., et al., *Time to Refocus Assessment of Vision in Older Adults? Contrast Sensitivity but Not Visual Acuity Is Associated With Gait in Older Adults*. J Gerontol A Biol Sci Med Sci, 2017. **72**(12): p. 1663-1668.

- Connolly, E., Kenny, R.A., et al., *Prevalence of age-related macular degeneration associated genetic risk factors and 4-year progression data in the Irish population*. Br J Ophthalmol, 2018. **102**(12): p. 1691-1695.

- Maynard, M.L., et al., *Intrinsically Photosensitive Retinal Ganglion Cell Function, Sleep Efficiency and Depression in Advanced Age-Related Macular Degeneration*. Invest Ophthalmol Vis Sci, 2017. **58**(2): p. 990-996.

- Wulff, K. and R.G. Foster, *Insight into the Role of Photoreception and Light Intervention for Sleep and Neuropsychiatric Behaviour in the Elderly*. Curr Alzheimer Res, 2017. **14**(10): p. 1022-1029.

- Haimov, I., et al., *Sleep disorders and melatonin rhythms in elderly people*. BMJ, 1994. **309**(6948): 167.

- Tordjman, S., et al., *Advances in the research of melatonin in autism spectrum disorders: literature review and new perspectives*. Int J Mol Sci, 2013. **14**(10): p. 20508-20542.

- Wade, A.G., et al., *Prolonged release melatonin in the treatment of primary insomnia: evaluation of the age cut-off for short- and long-term response*. Curr Med Res Opin, 2011. **27**(1): p. 87-98.

- Sateia, M.J., et al., *Clinical Practice Guideline for the Pharmacologic Treatment of Chronic Insomnia in Adults: An American Academy of Sleep Medicine Clinical Practice Guideline*. J Clin Sleep Med, 2017. **13**(2): p. 307-349.

- Riemersma-van der Lek, R.F., et al., *Effect of bright light and melatonin on cognitive and noncognitive function in elderly residents of group care facilities: a randomized controlled trial*.

JAMA, 2008. **299**(22): p. 2642-55.

- Matheson, E. and B.L. Hainer, *Insomnia: Pharmacologic Therapy.* Am Fam Physician, 2017. **96**(1): p. 29-35.
- British National Formulary, *BNF 76.* 76 ed, ed. J.F. Committee. 2018: Pharmaceutical Press. 1640.
- Scott, A.C., *Burning Planet. The Story of Fire Through Time.* 2018, UK: Oxford University Press. 256.
- Scott, A.C., et al., *The interaction of fire and mankind: Introduction.* Philosophical Transactions of the Royal Society B: Biological Sciences, 2016. **371**(1696): p. 20150162.
- Cornell University Program of Computer Graphics. *Light Source Spectra.* [2001 02/06/2001 June 10, 2020.]; Available from: http://www.graphics.cornell.edu/online/measurements/source-spectra/index.html
- Hysing, M., et al., *Sleep and use of electronic devices in adolescence: results from a large population-based study.* BMJ Open, 2015. **5**(1): e006748.
- Kayumov, L., et al., *Blocking low-wavelength light prevents nocturnal melatonin suppression with no adverse effect on performance during simulated shift work.* J Clin Endocrinol Metab, 2005. **90**(5): p. 2755-61.
- Burkhart, K. and J.R. Phelps, *Amber lenses to block blue light and improve sleep: a randomized trial.* Chronobiol Int, 2009. **26**(8): p. 1602-12.
- Biello, S.M., et al., *Alterations in glutamatergic signaling contribute to the decline of circadian photoentrainment in aged mice.* Neurobiology of Aging, 2018. **66**: p. 75-84.
- Wright, K.P., et al., *Entrainment of the Human Circadian Clock to the Natural Light-Dark Cycle.* Current Biology, 2013. **23**(16): p. 1554-1558.
- Rosenberg, J., et al., *"Early to bed, early to rise": Diffusion tensor imaging identifies chronotype-specificity.* NeuroImage, 2014. **84**: p. 428-434.
- Geddes, L. *First physical evidence of why you're an owl or a lark.* [Health 2013 30 September 2013 June 12, 2020]; Available from: https://www.newscientist.com/article/dn24292-first-physical-evidence-of-why-youre-an-owl-or-a-lark/
- Matsumura, R. and M. Akashi, *Role of the clock gene Period3 in the human cell-autonomous circadian clock.* Genes Cells, 2019. **24**(2): p. 162-171.
- Xu, Y., et al., *Association Between Period 3 Gene Polymorphisms and Adverse Effects of Antidepressants for Major Depressive Disorder.* Genet Test Mol Biomarkers, 2019. **23**(12): p. 843-849.
- Leocadio-Miguel, M.A., et al., *PER3 gene regulation of sleep-wake behavior as a function of latitude.* Sleep Health, 2018. **4**(6): p. 572-578.
- Cheng, P., et al., *Daytime Sleep Disturbance in Night Shift Work and the Role of PERIOD3.* J Clin Sleep Med, 2018. **14**(3): p. 393-400.
- Golalipour, M., et al., *PER3 VNTR polymorphism in Multiple Sclerosis: A new insight to impact of sleep disturbances in MS.* Mult Scler Relat Disord, 2017. **17**: p. 84-86.
- Didikoglu, A., et al., *Longitudinal change of sleep timing: association between chronotype and longevity in older adults.* Chronobiology International, 2019. **36**(9): p. 1285-1300.
- Escribano, C. and J.F. Díaz- Morales, *Are achievement goals different among morning and*

evening-type adolescents? Personality and Individual Differences, 2016. **88**: p. 57-61.

- Hess, A. *10 highly successful people who wake up before 6 a.m.* [Careers 2018 17 May 2018 June 11, 2020]; Available from: https://www.cnbc.com/2018/05/17/10-highly-successful-people-who-wake-up-before-6-a-m.html.

- Gjermunds, N., et al., *Musicians: Larks, Owls or Hummingbirds?* J Circardian Rhythms, 2019;17:4.

- Chaix, A., et al., *Time-Restricted Feeding Prevents Obesity and Metabolic Syndrome in Mice Lacking a Circadian Clock.* Cell Metabolism, 2019. **29**(2): p. 303- 319.e4.

- Richard, D.M., et al., *L-Tryptophan: Basic Metabolic Functions, Behavioral Research and Therapeutic Indications.* Int J Tryptophan Res, 2009. **2**: p. 45-60.

- St-Onge, M.-P., A. Mikic, and C.E. Pietrolungo, *Effects of Diet on Sleep Quality.* Advances in Nutrition, 2016. **7**(5): p. 938-949.

- Halson, S.L., *Sleep in elite athletes and nutritional interventions to enhance sleep.* Sports medicine (Auckland, N.Z.), 2014. **44 Suppl 1**(Suppl 1): p. S13-S23.

- Zick, S.M., et al., *Preliminary examination of the efficacy and safety of a standardized chamomile extract for chronic primary insomnia: A randomized placebo-controlled pilot study.* BMC Complementary and Alternative Medicine, 2011. **11**(1): p. 78.

- Hansen, A.L., et al., *Fish consumption, sleep, daily functioning, and heart rate variability.* J Clin Sleep Med, 2014. **10**(5): p. 567-575.

- Yoneyama, S., et al., *Associations between rice, noodle, and bread intake and sleep quality in Japanese men and women.* PLoS One, 2014. **9**(8): p. e105198.

第六章

- Andrews, S., et al., *Beyond Self-Report: Tools to Compare Estimated and Real-World Smartphone Use.* Plos One, 2015. **10**(10): p. e0139004.

- Clayton, R.B., G. Leshner, and A. Almond, *The Extended iSelf: The Impact of iPhone Separation on Cognition, Emotion, and Physiology.* J Comput-Mediat Comm, 2015. **20**(2): p. 119-135.

- Harrison, G. and M. Lucassen. *Stress and anxiety in the digital age: The dark side of technology.* [2019 1 March 2019 July 21, 2020]; Available from: https://www.open.edu/openlearn/health-sports-psychology/mental-health/managing-tress-and-anxiety- the-digital-age-the-dark-side-technology

- Elhai, J.D., et al., *Problematic smartphone use: A conceptual overview and systematic review of relations with anxiety and depression psychopathology.* J Affect Disord, 2017. **207**: p. 251-259.

- Lam, S.S.M., S. Jivraj, and S. Scholes, *Exploring the Relationship Between Internet Use and Mental Health Among Older Adults in England: Longitudinal Observational Study.* J Med Internet Res, 2020. **22**(7): p. e15683.

- Aldwin, C.M., *Stress, coping, and development: An integrative perspective, 2nd ed.* 2007, New York, NY, US: Guilford Press.

- Li, A.W. and C.A. Goldsmith, *The effects of yoga on anxiety and stress.* Altern Med Rev, 2012. **17**(1): p. 21-35.

- Juster, R.P., B.S. McEwen, and S.J. Lupien, *Allostatic load biomarkers of chronic stress and impact on health and cognition.* Neurosci Biobehav Rev, 2010. **35**(1): p. 2-16.

- Tan, S. and R. Weller, *Sudden whitening of the hair in an 82-year-old woman: the 'overnight greying'phenomenon.* Clinical and experimental dermatology, 2012. **37**(4): p. 458.
- Navarini, A.A., S. Nobbe, and R.M. Trüeb, *Marie Antoinette syndrome.* Arch Dermatol, 2009. **145**(6): p. 656.
- Coram, R., *American Patriot: The Life and Wars of Coloney Bud Day.* 2007, US: Little, Brown and Company. 417.
- Rochester, S.I. and F.T. Kiley, *Honor Bound: American Prisoners of war in Southeast Asia, 1961-1973.* 1999, US: Naval Inst Pr. 706.
- Zhang, B., et al., *Hyperactivation of sympathetic nerves drives depletion of melanocyte stem cells.* Nature, 2020. **577**(7792): p. 676-681.
- GALLUP, *Gallup 2019 Global Emotions Report.* 2019: gallup.com.
- Stone, A.A., S. Schneider, and J.E. Broderick, *Psychological stress declines rapidly from age 50 in the United States: Yet another well-being paradox.* J Psychosom Res, 2017. **103**: p. 22-28.
- Ward, M., C.A. McGarrigle, and R.A. Kenny, *More than health: quality of life trajectories among older adults-findings from The Irish Longitudinal Study of Ageing (TILDA).* Qual Life Res, 2019. **28**(2): p. 429-439.
- Horovitz, B. *The Secrets to Happiness as You Age.* [2017 September 6, 2017 July 21, 2020]; Available from: https://www.nextavenue.org/the-secret-to-chronic-happiness-as-you-age/
- Antczak, S. *Does Wisdom Come With Age?* [Living 2018 April 30, 2018 July 21, 2020]; Available from: https://www.nextavenue.org/wisdom-come-age/
- Meeks, T.W. and D.V. Jeste, *Neurobiology of wisdom: a literature overview.* Arch Gen Psychiatry, 2009. **66**(4): p. 355-365.
- Jeste, D.V., et al., *Age- Friendly Communities Initiative: Public Health Approach to Promoting Successful Aging.* Am J Geriatr Psychiatry, 2016. **24**(12): p. 1158-1170.
- Gen2Gen. *Generation to Generation.* [2020 August 4, 2020]; Available from: https://www.facebook.com/pg/iamGen2Gen/community/
- Buettner, D., *The Blue Zones. Lessons for living longer from the people who've lived the longest.* First Paperbacked. ed. 2009, Washington DC: National Geographic.
- Townsend, S.S.M., H.S. Kim, and B. Mesquita, *Are You Feeling What I'm Feeling? Emotional Similarity Buffers Stress.* Social Psychological and Personality Science, 2014. **5**(5): p. 526-533.
- Gonzalez, M.T., et al., *Therapeutic horticulture in clinical depression: a prospective study.* Res Theory Nurs Pract, 2009. **23**(4): p. 312-28.
- Genter, C., et al., *The contribution of allotment gardening to health and wellbeing: A systematic review of the literature.* Br J Occup Ther, 2015. **78**(10): p. 593-605.
- Soga, M., K.J. Gaston, and Y. Yamaura, *Gardening is beneficial for health: A meta- analysis.* Prev Med Rep, 2016. **5**: p. 92-99.
- Thompson, R., *Gardening for health: a regular dose of gardening.* Clin Med (Lond), 2018. **18**(3): p. 201-205.
- Vaz, M., et al., *A compilation of energy costs of physical activities.* Public Health Nutr, 2005. **8**(7a): p. 1153-83.

- Simons, L.A., et al., *Lifestyle factors and risk of dementia: Dubbo Study of the elderly.* Med J Aust, 2006. **184**(2): p. 68-70.
- Wolf, S.L., et al., *Effect of constraint-induced movement therapy on upper extremity function 3 to 9 months after stroke: the EXCITE randomized clinical trial.* JAMA, 2006. **296**(17): p. 2095-104.
- Soga, M., K.J. Gaston, and Y. Yamaura, *Gardening is beneficial for health.*
- Van Den Berg, A.E. and M.H.G. Custers, *Gardening Promotes Neuroendocrine and Affective Restoration from Stress.* J Health Psychol, 2011. **16**(1): p. 3-11.
- Gonzalez, M.T., et al., *Therapeutic horticulture in clinical depression*
- Van Den Berg, A.E. and M.H.G. Custers, *Gardening Promotes Neuroendocrine and Affective Restoration from Stress.*
- Reber, S.O., et al., *Immunization with a heat-killed preparation of the environmental bacterium – Mycobacterium vaccae – promotes stress resilience in mice.* Proc Natl Acad Sci USA, 2016. **113**(22): p. E3130-E3139.
- van Dillen, S.M., et al., *Greenspace in urban neighbourhoods and residents' health: adding quality to quantity.* J Epidemiol Community Health, 2012. **66**(6): e8.
- Frumkin, H., *Beyond toxicity: human health and the natural environment.* Am J Prev Med, 2001. **20**(3): p. 234-40.
- Kinzler, D. *Reduce pandemic stress and anxiety with gardening and greenery.* [Home and Garden 2020 Mar 21st 2020 July 22, 2020]; Available from: https://www.wctrib.com/lifestyle/home-and-garden/5005515-Reduce-pandemic-stress-and-anxiety-with-gardening-and-greenery
- Kaplan S and Talbot JF, *Psychological Benefits of a Wilderness Experience,* in *Behavior and the Natural Environment. Human Behavior and Environment (Advances in Theory and Research), vol 6.,* Altman I and Wohlwill JF, Editors. 1983, Springer, Boston, MA.
- Park, B.J., et al., *The physiological effects of Shinrin-yoku (taking in the forest atmosphere or forest bathing): evidence from field experiments in 24 forests across Japan.* Environmental health and preventive medicine, 2010. **15**(1): p. 18-26.
- Nielsen, A. and K. Nilsson, *Urban forestry for human health and wellbeing.* Urban Forestry & Urban Greening - Urban for Urban Green, 2007. **6**: p. 195-197.
- Coley, R.L., W.C. Sullivan, and F.E. Kuo, *Where Does Community Grow?:The Social Context Created by Nature in Urban Public Housing.* Environment and Behavior, 1997. **29**(4): p. 468-494.
- Thompson, C.W., et al., *Enhancing Health Through Access to Nature: How Effective are Interventions in Woodlands in Deprived Urban Communities? A Quasi- experimental Study in Scotland, UK.* Sustainability, 2019. **11**(12): p. 3317-3317.
- IUFRO, *International Union of Forest Research Organisations* [July 2021]; Available from: https://www.iufro.org/discover/organization/
- Conklin, A.I., et al., *Social relationships and healthful dietary behaviour: evidence from over-50s in the EPIC cohort, UK.* Soc Sci Med, 2014. **100**(100): p. 167-75.
- Swerling, G. *A million elderly people skipping meals because they find eating alone too loney, charity reveals.* [2019 5 November 2019 August 4, 2020]; Available from: https://www.telegraph.co.uk/news/2019/11/05/million-elderly-people-skipping-meals-find-eating-alone-lonely/
- Tani, Y., et al., *Eating alone and depression in older men and women by cohabitation status: The*

JAGES longitudinal survey. Age Ageing, 2015. **44**(6): p. 1019-26.

- Hamrick, K. *Americans Spend an Average of 37 Minutes a Day Preparing and Serving Food and Cleaning Up.* [2016 November 07, 2016 August 4, 2020]; Available from: https://www.ers.usda. gov/amber-waves/2016/november/americans-spend-an-average-of-37-minutes-a-day-preparing-and-serving-food-and-cleaning-up/
- SeniorLiving.org. *Senior Living: The Risks of Eating Alone.* [2018 April 19, 2018 August 4, 2020]; Available from: https://www.seniorliving.org/health/eating-alone- risk/
- Hartman Group. *Dinner: The American Mealtime Ritual's Last Stand.* [2018 February 12,2018 July 22, 2020]; Available from: https://www.hartman-group.com/press- releases/1268781429/dinner-the-american-mealtime-rituals-last-stand
- Ball, K., et al., *Is healthy behavior contagious: associations of social norms with physical activity and healthy eating.* International Journal of Behavioral Nutrition and Physical Activity, 2010. **7**(1): p. 86.
- Bevelander, K.E., D.J. Anschütz, and R.C.M.E. Engels, *Social norms in food intake among normal weight and overweight children.* Appetite, 2012. **58**(3): p. 864-872.
- Mental Health Ireland. *Mealtimes.* [2021 13 May 2021]; Available from: https://www.mentalhealthireland.ie/a-to-z/m/
- O'Mara, S., *In Praise of Walking.* 2019: Bodley Head.
- Currey, M., *Daily Rituals: How Artists Work.* 2013: Penguin Random House USA.
- Oppezzo, M. and D.L. Schwartz, *Give your ideas some legs: The positive effect of walking on creative thinking.* Journal of Experimental Psychology: Learning, Memory, and Cognition, 2014. **40**(4): p. 1142-1152.
- Kardan, O., et al., *Is the preference of natural versus man-made scenes driven by bottom- up processing of the visual features of nature?* Front Psychol, 2015. **6**: p. 471-471.
- Kelly, P., et al., *Walking on sunshine: scoping review of the evidence for walking and mental health.* Br J Sports Med, 2018. **52**(12): p. 800-806.
- Pickut, B.A., et al., *Mindfulness based intervention in Parkinson's disease leads to structural brain changes on MRI: a randomized controlled longitudinal trial.* Clin Neurol Neurosurg, 2013. **115**(12): p. 2419-25.
- Donley, S., et al., *Use and perceived effectiveness of complementary therapies in Parkinson's disease.* Parkinsonism Relat Disord, 2019. **58**: p. 46-49.
- Tang, Y.-Y., et al., *Short-term meditation increases blood flow in anterior cingulate cortex and insula.* Front Psychol, 2015. **6**: p. 212.
- Black, D.S. and G.M. Slavich, *Mindfulness meditation and the immune system: a systematic review of randomized controlled trials.* Ann N Y Acad Sci, 2016. **1373**(1): p. 13-24.
- Peng, C.K., et al., *Heart rate dynamics during three forms of meditation.* Int J Cardiol, 2004. **95**(1): p. 19-27.
- Sudsuang, R., V. Chentanez, and K. Veluvan, *Effect of Buddhist meditation on serum cortisol and total protein levels, blood pressure, pulse rate, lung volume and reaction time.* Physiol Behav, 1991. **50**(3): p. 543-8.
- Wenneberg, S.R., et al., *A controlled study of the effects of the Transcendental Meditation program*

on cardiovascular reactivity and ambulatory blood pressure. Int J Neurosci, 1997. **89**(1-2): p. 15-28.

- *Meditations on Transforming Difficult Emotions.* 2004: Riverhead Books.
- Conklin, Q.A., et al., *Meditation, stress processes, and telomere biology.* Curr Opin Psychol, 2019. **28**: p. 92-101.
- Bower, J.E. and M.R. Irwin, *Mind-body therapies and control of inflammatory biology: A descriptive review.* Brain Behav Immun, 2016. **51**: p. 1-11.
- Tomasulo, D., *American Snake Pit: Hope, Grit, and Resilience in the Wake of Willowbrook.* 2018: Stillhouse Press. 290.
- Tomasulo, D., *Learned Hopefulness: The Power of Positivity to Overcome Depression.* 2020: New Harbinger Publications. 192.
- Black, D.S. and G.M. Slavich, *Mindfulness meditation and the immune system.*
- Jeter, P.E., et al., *Yoga as a therapeutic intervention: a bibliometric analysis of published research studies from 1967 to 2013.* The Journal of Alternative and Complementary Medicine, 2015. **21**(10): p. 586-592.
- The Minded Institute. *Yoga in the NHS.* [2020 August 5, 2020]; Available from: https://themindedinstitute.com/yoga-in-healthcare/.
- Jeter, P.E., et al., *Yoga as a therapeutic intervention.*
- Bonura, K.B., *The psychological benefits of yoga practice for older adults: Evidence and guidelines.* International Journal of Yoga Therapy, 2011. **21**(1): p. 129-142.
- Sherman, K.J., et al., *Mediators of yoga and stretching for chronic low back pain.* Evidence-based Complementary and Alternative Medicine, 2013. **2013**. 130818. doi:10.1155/2013/130818
- Brown, R.P. and P.L. Gerbarg, *Sudarshan Kriya Yogic breathing in the treatment of stress, anxiety, and depression: part II—clinical applications and guidelines.* J Altern Complement Med, 2005. **11**(4): p. 711-717.
- Moadel, A.B., et al., *Randomized controlled trial of yoga among a multiethnic sample of breast cancer patients: effects on quality of life.* Journal of Clinical Oncology, 2007. **25**(28): p. 4387-4395.
- Brown, K.W. and R.M. Ryan, *The benefits of being present: mindfulness and its role in psychological well-being.* J Pers Soc Psychol, 2003. **84**(4): p. 822.
- Chiesa, A. and A. Serretti, *Mindfulness-based stress reduction for stress management in healthy people: a review and meta-analysis.* J Altern Complement Med, 2009. **15**(5): p. 593-600.
- Evans, S., et al., *Protocol for a randomized controlled study of Iyengar yoga for youth with irritable bowel syndrome.* Trials, 2011. **12**(1): p. 1-19.
- Kiecolt-Glaser, J.K., et al., *Stress, inflammation, and yoga practice.* Psychosom Med, 2010. **72**(2): p. 113-121.
- Purdy, J., *Chronic physical illness: a psychophysiological approach for chronic physical illness.* YJBM. 2013. **86**(1): p. 15-28.
- Ross, A. and S. Thomas, *The health benefits of yoga and exercise: a review of comparison studies.* J Altern Complement Med, 2010. **16**(1): p. 3-12.
- Black, D.S., et al., *Yogic meditation reverses NF--B and IRF-related transcriptome*

dynamics in leukocytes of family dementia caregivers in a randomized controlled trial. Psychoneuroendocrinology, 2013. **38**(3): p. 348-355.

- Prabhakaran, D. and A.M. Chandrasekaran, *Yoga for the prevention of cardiovascular disease.* Nat Rev Cardiol, 2020.
- Wolff, M., et al., *Impact of a short home-based yoga programme on blood pressure in patients with hypertension: a randomized controlled trial in primary care.* J Hum Hypertens, 2016. **30**(10): p. 599-605.
- Thiyagarajan, R., et al., *Additional benefit of yoga to standard lifestyle modification on blood pressure in prehypertensive subjects: a randomized controlled study.* Hypertens Res, 2015. **38**(1): p. 48-55.
- Kaszubowska, L., *Telomere shortening and ageing of the immune system.* J Physiol Pharmacol, 2008. **59**(Suppl 9): p. 169-186.
- Hornsby, P.J., *Telomerase and the aging process.* Exp Gerontol, 2007. **42**(7): p. 575-81.
- Blackburn, E.H., C.W. Greider, and J.W. Szostak, *Telomeres and telomerase: the path from maize, Tetrahymena and yeast to human cancer and aging.* Nat Med, 2006. **12**(10): p. 1133-1138.
- López-Otín, C., et al., *The hallmarks of aging.* Cell, 2013. **153**(6): p. 1194-1217.
- Jacobs, T.L., et al., *Intensive meditation training, immune cell telomerase activity, and psychological mediators.* Psychoneuroendocrinology, 2011. **36**(5): p. 664-681.
- Lengacher, C.A., et al., *Influence of mindfulness-based stress reduction (MBSR) on telomerase activity in women with breast cancer (BC).* Biol Res Nurs, 2014. **16**(4): p. 438-47.
- Lavretsky, H., et al., *A pilot study of yogic meditation for family dementia caregivers with depressive symptoms: effects on mental health, cognition, and telomerase activity.* Int J Geriatr Psychiatry, 2013. **28**(1): p. 57-65.
- Krishna, B.H., et al., *Association of leukocyte telomere length with oxidative stress in yoga practitioners.* JCDR, 2015. **9**(3): p. CC01-CC3.
- Tolahunase, M., R. Sagar, and R. Dada, *Impact of Yoga and Meditation on Cellular Aging in Apparently Healthy Individuals: A Prospective, Open-Label Single-Arm Exploratory Study.* Oxid Med Cell Longev, 2017. **2017**: p. 7928981.
- Kumar, S.B., et al., *Telomerase activity and cellular aging might be positively modified by a yoga-based lifestyle intervention.* J Altern Complement Med, 2015. **21**(6): p. 370-2.
- Krishna, B.H., et al., *Association of leukocyte telomere length with oxidative stress in yoga practitioners.*
- Tolahunase, M., R. Sagar, and R. Dada, *Impact of Yoga and Meditation on Cellular Aging in Apparently Healthy Individuals*

第七章

- Soth, A. *Elixirs of Immortal Life Were a Deadly Obsession. Ironically Enough.* [Cabinet of Curiosities 2018 December 28, 2018 March 31, 2020.]; Available from: https://daily.jstor.org/elixir-immortal-life-deadly-obsessions/
- Pettit, H. *Mysterious "eternal life" potion discovered inside 2,000-year-old bronze pot in ancient Chinese tomb.* [2019 2019, March 4 March 31, 2020.]; Available from: https://www.thesun.ie/

tech/3822766/elixir-of-immortality-found-in-ancient-chinese-tomb-reveals-deadly-quest-to-cheat-death-by-drinking-lethal-chemicals/
- Yoke, H.P., G.T. Chye, and D. Parker, *Po Chü-i's Poems on Immortality.* Harv J Asiat Stud, 1974. **34**: p. 163-186.
- Foster, K.R. and F.L. Ratnieks, *A new eusocial vertebrate?* Trends Ecol Evol, 2005. **20**(7): p. 363-4.
- Olshansky S. Jay, Perry. D., Miller Richard A, Butler Robert N. *In pursuit of the longevity dividend. What should we be doing to prepare for the unprecdented aging of humanity?* [2006 Feb 28, 2006 April 1, 2020.]; Available from: https://www.the-scientist.com/uncategorized/the-longevity-dividend-47757
- van Heemst, D., *Insulin, IGF-1 and longevity.* Aging Dis, 2010. **1**(2): p. 147-57.
- Beyea, J.A., et al., *Growth hormone (GH) receptor knockout mice reveal actions of GH in lung development.* Proteomics, 2006. **6**(1): p. 341-348.
- de Boer, J., et al., *Premature aging in mice deficient in DNA repair and transcription.* Science, 2002. **296**(5571): p. 1276-9.
- Carstensen, L., *The New Age of Much Older Age*, in *Time*. 2015.
- Bell, F. and M. Miller, *Life Tables for the Unites States Social Security Area 1900-2100.* 2005, Social Security Administration, Office of the Chief Actuary, SSA Pub. No. 11-11536.
- Palmisano, B.T., L. Zhu, and J.M. Stafford, *Role of Estrogens in the Regulation of Liver Lipid Metabolism.* Adv Exp Med Biol, 2017. **1043**: p. 227-256.
- Finch, C.E., *Longevity, Senescence and the Genome.* May 1994: The University of Chicago Press Books.
- Olshansky S. Jay, *"Can we justify efforts to slow the rate of aging in humans?"* in *Presentation before the Annual meeting of the Gerontological Society of America.* 2003.
- Brody, J.A. and M.D. Grant, *Age- associated diseases and conditions: Implications for decreasing late life morbidity.* Aging Clinical and Experimental Research, 2001. **13**(2): p. 64-67.
- Olshansky, S.Jay, *Simultaneous/multiple cause-delay (SIMCAD): an epidemiological approach to projecting mortality.* J Gerontol, 1987. **42**(4): p. 358-65.
- Olshansky, S.Jay, L. Hayflick, and B.A. Carnes, *Position statement on human aging.* J Gerontol A Biol Sci Med Sci, 2002. **57**(8): p. B292-7.
- McCrory, C., Kenny R.A., et al., *The lasting legacy of childhood adversity for disease risk in later life.* Health Psychol, 2015. **34**(7): p. 687-96.
- World Health Organization, *Global Health and Ageing.* 2011: NIH, US.

第八章

- Encyclopaedia Britannica Editors. *Thermae.* [1998 30 March 2011 April 30, 2020]; Available from: https://www.britannica.com/technology/thermae
- Gianfaldoni, S., et al., *History of the Baths and Thermal Medicine.* Open Access Maced J Med Sci, 2017. **5**(4): p. 566-568.
- Mooventhan, A. and L. Nivethitha, *Scientific evidence-based effects of hydrotherapy on various systems of the body.* N Am J Med Sci, 2014. **6**(5): p. 199-209.

- Shevchuk, N.A., *Hydrotherapy as a possible neuroleptic and sedative treatment.* Med Hypotheses, 2008. **70**(2): p. 230-8.
- Leslie,. M., *How can we use moderate stresses to fortify humans and slow aging?* Sci Aging Knowledge Environ, 2005. **2005**(26): p. nf49.
- Shevchuk, N.A., *Adapted cold shower as a potential treatment for depression.* Medical Hypotheses, 2008. **70**(5): p. 995-1001.
- Arumugam, T.V., et al., *Hormesis/preconditioning mechanisms, the nervous system and aging.* Ageing Res Rev, 2006. **5**(2): p. 165-78.
- Fonager, J., et al., *Mild stress-induced stimulation of heat-shock protein synthesis and improved functional ability of human fibroblasts undergoing aging in vitro.* Exp Gerontol, 2002. **37**(10-11): p. 1223-8.
- Leslie, M., *How can we use moderate stresses to fortify humans and slow aging?*
- Iggo, A. and B.J. Iggo, *Impulse coding in primate cutaneous thermoreceptors in dynamic thermal conditions.* J Physiol (Paris), 1971. **63**(3): p. 287-90.
- Woodworth, R.S. and H. Schlosberg, *Experimental psychology [by] Robert S. Woodworth [and] Harold Schlosberg.* 1965, New York: Holt, Rinehart and Winston.
- Drummond, P.D., *Immersion of the hand in ice water releases adrenergic vasoconstrictor tone in the ipsilateral temple.* Auton Neurosci, 2006. **128**(1-2): p. 70-5.
- Arumugam, T.V., et al., *Hormesis/preconditioning mechanisms.*
- Jansky, L., et al., *Change in sympathetic activity, cardiovascular functions and plasma hormone concentrations due to cold water immersion in men.* Eur J Appl Physiol Occup Physiol, 1996. **74**(1-2): p. 148-52.
- Schmidt, R.F., ed. *Fundamentals of Sensory Physiology.* 1978, Springer-Verlag, New York. 286.
- Encyclopaedia Britannica Editors. *Brain.* [1998 March 21, 2020 May 01, 2020]; Available from: https://www.britannica.com/science/brain
- Edvinsson, L., et al., *Effect of exogenous noradrenaline on local cerebral blood flow after osmotic opening of the blood-brain barrier in the rat.* J Physiol, 1978. **274**: p. 149-156.
- Jedema, H.P., et al., *Chronic cold exposure potentiates CRH-evoked increases in electrophysiologic activity of locus coeruleus neurons.* Biol Psychiatry, 2001. **49**(4): p. 351-9.
- Jedema, H.P. and A.A. Grace, *Chronic exposure to cold stress alters electrophysiological properties of locus coeruleus neurons recorded in vitro.* Neuropsychopharmacology, 2003. **28**(1): p. 63-72.
- Nisenbaum, L.K., et al., *Prior exposure to chronic stress results in enhanced synthesis and release of hippocampal norepinephrine in response to a novel stressor.* J Neurosci, 1991. **11**(5): p. 1478-84.
- Robertson, I.H., *A noradrenergic theory of cognitive reserve: implications for Alzheimer's disease.* Neurobiol Aging, 2013. **34**(1): p. 298-308.
- Wikipedia contributors. *Sympathetic Nervous System.* [2003 15 April 2020 May 8, 2020]; Available from: https://en.wikipedia.org/wiki/Sympathetic_nervous_system
- Encyclopaedia Britannica Editors. *Autonomic Nervous System.* 1998 Jan 11, 2019 May 01, 2020]; Available from: https://www.britannica.com/science/autonomic-nervous-system
- Nakamoto, M., *Responses of sympathetic nervous system to cold exposure in vibration syndrome subjects and age-matched healthy controls.* Int Arch Occup Environ Health, 1990. **62**(2): p. 177-81.

• Shevchuk, N.A., *Adapted cold shower as a potential treatment for depression.*
• Jansky, L., et al., *Change in sympathetic activity, cardiovascular functions and plasma hormone concentrations due to cold water immersion in men*
• Vaswani, K.K., C.W. Richard, 3rd and G.A. Tejwani, *Cold swim stress-induced changes in the levels of opioid peptides in the rat CNS and peripheral tissues.* Pharmacol Biochem Behav, 1988. **29**(1): p. 163-8.
• Suzuki, K., et al., *Responses of the hypothalamic-pituitary-adrenal axis and pain threshold changes in the orofacial region upon cold pressor stimulation in normal volunteers.* Arch Oral Biol, 2007. **52**(8): p. 797-802.
• Mizoguchi, H., et al., *[Met5]enkephalin and delta2-opioid receptors in the spinal cord are involved in the cold water swimming-induced antinociception in the mouse.* Life Sci, 1997. **61**(7): p. PL81-6.
• *Endorphins.*, in *The Columbia Encyclopedia* P. Lagasse, Goldman, L, Hobson, A, Norton, SR., 2000, Columbia University Press.
• Encyclopaedia Britannica Editors. *Endorphin.* [1998 5 Jan 2012 May 01, 2020]; Available from: https://www.britannica.com/science/endorphin
• Brenner, I.K., et al., *Immune changes in humans during cold exposure: effects of prior heating and exercise.* J Appl Physiol (1985), 1999. **87**(2): p. 699-710.
• Eglin, C.M. and M.J. Tipton, *Repeated cold showers as a method of habituating humans to the initial responses to cold water immersion.* Eur J Appl Physiol, 2005. **93**(5-6): p. 624-9.
• Castellani, J.W., Brenner, I.K., and S.G. Rhind, *Cold exposure: human immune responses and intracellular cytokine expression.* Med Sci Sports Exerc, 2002. **34**(12): p. 2013-20.
• Jansky, L., et al., *Immune system of cold-exposed and cold-adapted humans.* Eur J Appl Physiol Occup Physiol, 1996. **72**(5-6): p. 445-50.
• Sramek, P., et al., *Human physiological responses to immersion into water of different temperatures.* Eur J Appl Physiol, 2000. **81**(5): p. 436-42.
• Buijze, G.A., et al., *The Effect of Cold Showering on Health and Work: A Randomized Controlled Trial.* PLoS One, 2016. **11**(9): p. e0161749.
• Knechtle, B., et al., *Cold Water Swimming-Benefits and Risks: A Narrative Review.* Int J Environ Res Public Health, 2020. **17**(23): 8984.
• Huttunen, P., L. Kokko, and V. Ylijukuri, *Winter swimming improves general well- being.* Int J Circumpolar Health, 2004. **63**(2): p. 140-4.
• McCullough, L. and S. Arora, *Diagnosis and treatment of hypothermia.* Am Fam Physician, 2004. **70**(12): p. 2325-32.
• Encyclopaedia Britannica Editors. *Human Nervous System.* [1998 Apr 09, 2020 April 30, 2020]; Available from: https://www.britannica.com/science/human-nervous-system
• Nutt, D.J., *The neuropharmacology of serotonin and noradrenaline in depression.* Int Clin Psychopharmacol, 2002. **17 Suppl 1**: p. S1-12.
• Encyclopaedia Britannica Editors. *Hypothalamus.* [1998 Jan 10, 2019 May 01, 2019]; Available from: https://www.britannica.com/science/hypothalamus
• Holloszy, J.O. and E.K. Smith, *Longevity of cold-exposed rats: a reevaluation of the "rate-of-living*

theory". J Appl Physiol (1985), 1986. **61**(5): p. 1656-60.

- Tikuisis, P., *Heat balance precedes stabilization of body temperatures during cold water immersion.* J Appl Physiol (1985), 2003. **95**(1): p. 89-96.
- Mooventhan, A. and L. Nivethitha, *Scientific evidence-based effects of hydrotherapy on various systems of the body*
- Arumugam, T.V., et al., *Hormesis/preconditioning mechanisms.*
- Iggo, A. and B.J. Iggo, *Impulse coding in primate cutaneous thermoreceptors in dynamic thermal conditions.*
- Woodworth, R.S. and H. Schlosberg, *Experimental psychology [by] Robert S. Woodworth [and] Harold Schlosberg.*
- Drummond, P.D., *Immersion of the hand in ice water releases adrenergic vasoconstrictor tone in the ipsilateral temple.*
- Jansky, L., et al., *Change in sympathetic activity, cardiovascular functions and plasma hormone concentrations due to cold water immersion in men.*
- Edvinsson, L., et al., *Effect of exogenous noradrenaline on local cerebral blood flow after osmotic opening of the blood-brain barrier in the rat.*
- Jedema, H.P., et al., *Chronic cold exposure potentiates CRH-evoked increases in electrophysiologic activity of locus coeruleus neurons.*
- Nisenbaum, L.K., et al., *Prior exposure to chronic stress results in enhanced synthesis and release of hippocampal norepinephrine in response to a novel stressor.*
- Wikipedia contributors. *Sympathetic Nervous System.*
- Vaswani, K.K., C.W. Richard 3rd, and G.A. Tejwani, *Cold swim stress-induced changes in the levels of opioid peptides in the rat CNS and peripheral tissues.*
- Suzuki, K., et al., *Responses of the hypothalamic-pituitary-adrenal axis and pain threshold changes in the orofacial region upon cold pressor stimulation in normal volunteers.*
- Mizoguchi, H., et al., *[Met5]enkephalin and delta2-opioid receptors in the spinal cord are involved in the cold water swimming-induced antinociception in the mouse.*
- *Endorphins.*, in *The Columbia Encyclopedia* P. Lagasse, Goldman, L, Hobson, A, Norton, SR.,
- Encyclopaedia Britannica Editors. *Endorphin.*
- Shevchuk, N.A., *Adapted cold shower as a potential treatment for depression.*
- van Tulleken, C., et al., *Open water swimming as a treatment for major depressive disorder.* BMJ Case Reports, 2018. **2018**: bcr-2018-225007.
- Imai, Y., et al., *Acute myocardial infarction induced by alternating exposure to heat in a sauna and rapid cooling in cold water.* Cardiology, 1998. **90**(4): p. 299-301.
- Manolis, A.S., et al., *Winter Swimming: Body Hardening and Cardiorespiratory Protection Via Sustainable Acclimation.* Curr Sports Med Rep, 2019. **18**(11): p. 401- 415.
- Buijze, G.A., et al., *The Effect of Cold Showering on Health and Work: A Randomized Controlled Trial.*
- Sramek, P., et al., *Human physiological responses to immersion into water of different temperatures.*
- Holloszy, J.O. and E.K. Smith, *Longevity of cold-exposed rats.*

- Doufas, A.G. and D.I. Sessler, *Physiology and clinical relevance of induced hypothermia.* Neurocrit Care, 2004. **1**(4): p. 489-98.
- Tikuisis, P., *Heat balance precedes stabilization of body temperatures during cold water immersion.*
- Dyhre-Petersen, N. and P. Gazerani, *Presence and characteristics of senile pruritus among Danish elderly living in nursing homes.* Future Sci OA, 2019. **5**(6): p. FSO399.
- Roy, A., et al., *Plasma norepinephrine responses to cold challenge in depressed patients and normal controls.* Psychiatry Res, 1987. **21**(2): p. 161-8.
- Sramek, P., et al., *Human physiological responses to immersion into water of different temperatures.*
- Holloszy, J.O. and E.K. Smith, *Longevity of cold-exposed rats.*
- Dempsey, S., et al., *Coastal blue space and depression in older adults.* Health Place, 2018. **54**: p. 110-117.
- Poulain, M., A. Herm, and G. Pes, *The Blue Zones: areas of exceptional longevity around the world.* Vienna Yearb Popul Res, 2013. **11**: p. 87-108.
- Volker, S. and T. Kistemann, *Reprint of: "I'm always entirely happy when I'm here!" Urban blue enhancing human health and well-being in Cologne and Dusseldorf, Germany.* Soc Sci Med, 2013. **91**: p. 141-52.
- Mackerron, G. and S. Mourato, *Happiness is Greater in Natural Environments.* Global Environmental Change, 2013. **23**: p. 992–1000.
- Nutsford, D., et al., *Residential exposure to visible blue space (but not green space) associated with lower psychological distress in a capital city.* Health Place, 2016. **39**: p. 70-8.
- Finlay, J., et al., *Therapeutic landscapes and wellbeing in later life: Impacts of blue and green spaces for older adults.* Health Place, 2015. **34**: p. 97-106.
- Foley, R., *Swimming in Ireland: Immersions in therapeutic blue space.* Health Place, 2015. **35**: p. 218-25.
- Foley, R., *Swimming as an accretive practice in healthy blue space.* Emot Space Socy, 2017. **22**. p. 43-51.

第九章

- Grippo, R.M., et al., *Dopamine Signaling in the Suprachiasmatic Nucleus Enables Weight Gain Associated with Hedonic Feeding.* Curr Biol, 2020. **30**(2): p. 196-208 e8.
- Duggal, N.A., *Reversing the immune ageing clock: lifestyle modifications and pharmacological interventions.* Biogerontology, 2018. **19**(6): p. 481-496.
- Montgomery, M.K., A.J. Hulbert, and W.A. Buttemer, *The long life of birds: the rat-pigeon comparison revisited.* PLoS One, 2011. **6**(8): p. e24138.
- Leahy, S., Nolan, A., O'Connell, J., Kenny, R.A. *Obesity in an ageing society: implications for health, physical function and health service utilisation.* 2014. The Irish Longitudinal Study on Ageing (TILDA). https://www.doi.org/10.38018/ TildaRe.2014-01
- Liu, X., et al., *Resting heart rate and risk of metabolic syndrome in adults: a dose-response meta-analysis of observational studies.* Acta Diabetol, 2017. **54**(3): p. 223-235.

- Zhang, S.Y., et al., *Overweight, resting heart rate and prediabetes/diabetes: A population-based prospective cohort study among Inner Mongolians in China.* Scientific Reports, 2016. **6**: 23939.
- Velickovic, K., et al., *Caffeine exposure induces browning features in adipose tissue in vitro and in vivo.* Scientific Reports, 2019. **9**: 9104.
- Virtanen, K.A., et al., *Functional brown adipose tissue in healthy adults.* N Engl J Med, 2009. **360**(15): p. 1518-25.
- Cohen, P. and B.M. Spiegelman, *Brown and Beige Fat: Molecular Parts of a Thermogenic Machine.* Diabetes, 2015. **64**(7): p. 2346-51.
- Lam, Y.Y. and E. Ravussin, *Analysis of energy metabolism in humans: A review of methodologies.* Mol Metab, 2016. **5**(11): p. 1057-1071.
- Unno, K., et al., *Green Tea Catechins Trigger Immediate-Early Genes in the Hippocampus and Prevent Cognitive Decline and Lifespan Shortening.* Molecules, 2020. **25**(7): 1484.
- Sass, C. *What Is the "Blue Zone" Diet? A Nutritionist Explains the Eating Plan That May Help You Live Longer and Healthier.* [2019 January 28, 2020 April 3, 2020]; Available from: https://www.health.com/nutrition/blue-zone-diet
- Martínez-González, M.A., A. Gea, and M. Ruiz-Canela, *The Mediterranean Diet and Cardiovascular Health.* Circ Res, 2019. **124**(5): p. 779-798.
- Dinu, M., et al., *Mediterranean diet and multiple health outcomes: an umbrella review of meta-analyses of observational studies and randomised trials.* Eur J Clin Nutr, 2018. **72**(1): p. 30-43.
- Dorling, J.L., C.K. Martin, and L.M. Redman, *Calorie restriction for enhanced longevity: The role of novel dietary strategies in the present obesogenic environment.* Ageing Res Rev, 2020 Dec;64: 101038.
- Sutton, E.F., et al., *Early time-restricted feeding improves insulin sensitivity, blood pressure, and oxidative stress even without weight loss in men with prediabetes.* Cell Metab, 2018. **27**(6): p. 1212-1221. e3.
- Calixto, A., *Life without Food and the Implications for Neurodegeneration.* Adv Genet, 2015. **92**: p. 53-74.
- Mattson, M.P., V.D. Longo, and M. Harvie, *Impact of intermittent fasting on health and disease processes.* Ageing Res Rev, 2017. **39**: p. 46-58.
- Lean, M.E.J., et al., *Primary care-led weight management for remission of type 2 diabetes (DiRECT): an open-label, cluster-randomised trial.* The Lancet, 2018. **391**(10120): p. 541-551.
- de Cabo, R. and M.P. Mattson, *Effects of Intermittent Fasting on Health, Aging, and Disease.* N Engl J Med, 2019. **381**(26): p. 2541-2551.
- Lee, I.H., *Mechanisms and disease implications of sirtuin-mediated autophagic regulation.* Exp Mol Med, 2019. **51**(9): p. 1-11.
- de la Lastra, C.A. and I. Villegas, *Resveratrol as an anti-inflammatory and anti-aging agent: mechanisms and clinical implications.* Mol Nutr Food Res, 2005. **49**(5): p. 405-30.
- Niedernhofer, L.J. and P.D. Robbins, *Senotherapeutics for healthy ageing.* Nat Rev Drug Discov, 2018. **17**(5): p. 377.
- Glossmann, H.H. and O.M.D. Lutz, *Metformin and Aging: A Review.* Gerontology, 2019. **65**(6): p. 581-590.

- Son, H.-J., et al., *Metformin attenuates experimental autoimmune arthritis through reciprocal regulation of Th17/Treg balance and osteoclastogenesis.* Mediators Inflamm, 2014. **2014**: 973986.
- Martin-Montalvo, A., et al., *Metformin improves healthspan and lifespan in mice.* Nat Commun, 2013. **4**: 2192.
- Campbell, J.M., et al., *Metformin reduces all-cause mortality and diseases of ageing independent of its effect on diabetes control: A systematic review and meta-analysis.* Ageing Res Rev, 2017. **40**: p. 31-44.
- Saisho, Y., *Metformin and Inflammation: Its Potential Beyond Glucose-lowering Effect.* Endocr Metab Immune Disord Drug Targets, 2015. **15** (3):196-205.
- Samaras, K., et al., *SAT-LB115 Metformin-Use Is Associated With Slowed Cognitive Decline and Reduced Incident Dementia in Older Adults With Type 2 Diabetes Mellitus: The Sydney Memory and Ageing Study.* Diabetes Care, 2020 Nov:43(11):2691-2701.
- Kurotani, K., et al., *Quality of diet and mortality among Japanese men and women: Japan Public Health Center based prospective study.* BMJ, 2016. **352**: i1209.
- Mori, N., F. Armada, and D.C. Willcox, *Walking to school in Japan and childhood obesity prevention: new lessons from an old policy.* Am J Public Health, 2012. **102**(11): p. 2068-73.
- Miller, L., Lu, W. *These Are the World's Healthiest Nations.* [2019 24 February 2019 Jan 2021]; Available from: https://www.bloomberg.com/news/articles/2019-02-24/spain-tops-italy-as-world-s-healthiest-nation-while-u-s-slips
- Ruxton, C., et al., *The health benefits of omega-3 polyunsaturated fatty acids: a review of the evidence.* J Hum Nutr Diet, 2007. **20**(3): p. 275-85.
- Link, R. *15 Incredibly Heart-Healthy Foods.* [Nutrition 2018 March 5, 2018 April 3, 2020]; Available from: https://www.healthline.com/nutrition/heart-healthy-foods
- Djousse, L., et al., *Fish consumption, omega-3 fatty acids and risk of heart failure: a meta-analysis.* Clin Nutr, 2012. **31**(6): 846-53.
- Zheng, J., et al., *Fish consumption and CHD mortality: an updated meta-analysis of seventeen cohort studies.* Public Health Nutr, 2012. **15**(4): p. 725-37.
- Chowdhury, R., et al., *Association between fish consumption, long chain omega 3 fatty acids, and risk of cerebrovascular disease: systematic review and meta-analysis.* BMJ, 2012. **345**: e6698.
- Buscemi, S., et al., *Habitual fish intake and clinically silent carotid atherosclerosis.* Nutr J, 2014. **13**: 2.
- Tong, T.Y.N., et al., *Risks of ischaemic heart disease and stroke in meat eaters, fish eaters, and vegetarians over 18 years of follow-up: results from the prospective EPIC-Oxford study.* BMJ, 2019. **366**: l4897.
- Mendivil, C.O., *Dietary Fish, Fish Nutrients, and Immune Function: A Review.* Front Nutr, 2021. **7**: 617652.
- McCann, J.C. and B.N. Ames, *Is docosahexaenoic acid, an n-3 long-chain polyunsaturated fatty acid, required for development of normal brain function? An overview of evidence from cognitive and behavioral tests in humans and animals.* Am J Clin Nutr, 2005. **82**(2): p. 281-95.
- Roques, S., et al., *Metabolomics and fish nutrition: a review in the context of sustainable feed development.* Rev Aquac, 2020. **12**(1): p. 261-282.

- Raji, C.A., et al., *Regular fish consumption and age-related brain gray matter loss.* Am J Prev Med, 2014. **47**(4): p. 444-51.
- Grosso, G., et al., *Omega-3 fatty acids and depression: scientific evidence and biological mechanisms.* Oxid Med Cell Longev, 2014. **2014**: 313570.
- Sarris, J., D. Mischoulon, and I. Schweitzer, *Omega-3 for bipolar disorder: meta-analyses of use in mania and bipolar depression.* J Clin Psychiatry, 2012. **73**(1): p. 81-6.
- Peet, M. and D.F. Horrobin, *A dose-ranging study of the effects of ethyl- eicosapentaenoate in patients with ongoing depression despite apparently adequate treatment with standard drugs.* Arch Gen Psychiatry, 2002. **59**(10): p. 913-9.
- Lin, P.Y. and K.P. Su, *A meta-analytic review of double-blind, placebo-controlled trials of antidepressant efficacy of omega-3 fatty acids.* J Clin Psychiatry, 2007. **68**(7): p. 1056-61.
- Grosso, G., et al., *Omega-3 fatty acids and depression.*
- Hallahan, B., et al., *Omega-3 fatty acid supplementation in patients with recurrent self-harm. Single-centre double-blind randomised controlled trial.* Br J Psychiatry, 2007. **190**: p. 118-22.
- Leech, J. *10 Reasons Why Good Sleep Is Important.* Nutrition. [2020 February 24 April 3, 2020.]; Available from: https://www.healthline.com/nutrition/10-reasons-why-good-sleep-is-important
- Hansen, A.L., et al., *Fish consumption, sleep, daily functioning, and heart rate variability.* J Clin Sleep Med, 2014. **10**(5): p. 567-575.
- Johnston, B.C., et al., *Unprocessed Red Meat and Processed Meat Consumption: Dietary Guideline Recommendations From the Nutritional Recommendations (NutriRECS) Consortium.* Ann Intern Med, 2019; 171(10):756-764.
- Laird, E., Kenny, R.A., et al., *Vitamin D deficiency is associated with inflammation in older Irish adults.* J Clin Endocrinol Metab, 2014. **99**(5): p. 1807-15.
- Laird, E., Kenny, R.A., et al., *Vitamin D and bone health: potential mechanisms.* Nutrients, 2010. **2**(7): p. 693-724.
- Vanherwegen, A.S., C. Gysemans, and C. Mathieu, *Regulation of Immune Function by Vitamin D and Its Use in Diseases of Immunity.* Endocrinol Metab Clin North Am, 2017. **46**(4): p. 1061-1094.
- Bacchetta, J., et al., *Antibacterial responses by peritoneal macrophages are enhanced following vitamin D supplementation.* PLoS One, 2014. **9**(12): e116530.
- Sloka, S., et al., *Predominance of Th2 polarization by vitamin D through a STAT6- dependent mechanism.* J Neuroinflammation, 2011. **8**: 56.
- Rhodes, J.M., Kenny, R. A., et al., *Perspective: Vitamin D deficiency and COVID-19 severity – plausibly linked by latitude, ethnicity, impacts on cytokines, ACE2 and thrombosis.* J Intern Med, 2021.289(1):p. 97-115.
- Rhodes, J., Kenny, R. A., et al., *COVID-19 mortality increases with northerly latitude after adjustment for age suggesting a link with ultraviolet and vitamin D.* BMJ Nutr Prev Health, 2020 Jun 14;3(1):118-120.
- Rhodes, J.M., Kenny, R. A., et al., *Letter: low population mortality from COVID-19 in countries south of latitude 35° North supports vitamin D as a factor determining severity. Authors' reply.* Aliment Pharmacol Ther, 2020. **52**(2): p. 412-413.
- Martineau, A.R., et al., *Vitamin D supplementation to prevent acute respiratory infections:*

individual participant data meta-analysis. Health Technol Assess, 2019. **23**(2): p. 1-44.

- Ferrucci, L. and E. Fabbri, *Inflammageing: chronic inflammation in ageing, cardiovascular disease, and frailty.* Nat Rev Cardiol, 2018. **15**(9): p. 505-522.
- Di Rosa, M., et al., *Vitamin D3: a helpful immuno-modulator.* Immunology, 2011. **34**(2): p. 123-39.
- Huang, C., et al., *Clinical features of patients infected with 2019 novel coronavirus in Wuhan, China.* Lancet, 2020. **395**(10223): p. 497-506.
- Xu, Z., et al., *Pathological findings of COVID-19 associated with acute respiratory distress syndrome.* Lancet Respir Med, 2020.
- Rhodes, J.M., Kenny, R. A., et al., *Perspective: Vitamin D deficiency and COVID-19 severity.*
- Rhodes, J., Kenny, R. A., et al., *COVID-19 mortality increases with northerly latitude after adjustment for age suggesting a link with ultraviolet and vitamin D.*
- Rhodes, J.M., et al., *Letter: low population mortality from COVID-19 in countries south of latitude 35° North supports vitamin D as a factor determining severity. Authors' reply.*
- Christen, W.G., et al., *Vitamin E and age-related cataract in a randomized trial of women.* Ophthalmology, 2008. **115**(5): p. 822-829 e1.
- Christen, W.G., et al., *Vitamin E and age-related macular degeneration in a randomized trial of women.* Ophthalmology, 2010. **117**(6): p. 1163-8.
- Christen, W.G., et al., *Age-related cataract in a randomized trial of vitamins E and C in men.* Arch Ophthalmol, 2010. **128**(11): p. 1397-405.
- National Center for Health Statistics (NCHS). *National Health and Nutrition Examination Survey US* [2009 14 August 2020 August 27, 2020]; Available from: https://www.cdc.gov/nchs/nhanes/index.htm
- Mursu, J., et al., *Dietary supplements and mortality rate in older women: the Iowa Women's Health Study.* Arch Intern Med, 2011. **171**(18): p. 1625-1633.
- Song, Y., et al., *Effects of vitamins C and E and beta-carotene on the risk of type 2 diabetes in women at high risk of cardiovascular disease: a randomized controlled trial.* Am J Clin Nutr, 2009. **90**(2): p. 429-37.
- Lee, I.M., et al., *Vitamin E in the primary prevention of cardiovascular disease and cancer: the Women's Health Study: a randomized controlled trial.* JAMA, 2005. **294**(1): p. 56-65.
- Cook, N.R., et al., *A randomized factorial trial of vitamins C and E and beta carotene in the secondary prevention of cardiovascular events in women: results from the Women's Antioxidant Cardiovascular Study.* Arch Intern Med, 2007. **167**(15): p. 1610-8.
- Gaziano, J.M., et al., *Vitamins E and C in the prevention of prostate and total cancer in men: the Physicians' Health Study II randomized controlled trial.* JAMA, 2009. **301**(1): p. 52-62.
- Sesso, H.D., et al., *Vitamins E and C in the prevention of cardiovascular disease in men: the Physicians' Health Study II randomized controlled trial.* JAMA, 2008. **300**(18): p. 2123-33.
- Sesso, H.D., et al., *Multivitamins in the Prevention of Cardiovascular Disease in Men: The Physicians' Health Study II Randomized Controlled Trial.* JAMA, 2012. **308**(17): p. 1751-1760.
- Lippman, S.M., et al., *Effect of selenium and vitamin E on risk of prostate cancer and other cancers: the Selenium and Vitamin E Cancer Prevention Trial (SELECT).* JAMA, 2009. **301**(1): p. 39-51.

- Klein, E.A., et al., *Vitamin E and the risk of prostate cancer: the Selenium and Vitamin E Cancer Prevention Trial (SELECT)*. JAMA, 2011. **306**(14): p. 1549-56.
- Crowe, F.L., et al., *Fruit and vegetable intake and mortality from ischaemic heart disease: results from the European Prospective Investigation into Cancer and Nutrition (EPIC)-Heart study*. Eur Heart J, 2011. **32**(10): p. 1235-43.
- Jerome-Morais, A., A.M. Diamond, and M.E. Wright, *Dietary supplements and human health: for better or for worse?* Mol Nutr Food Res, 2011. **55**(1): p. 122-35.
- Halliwell, B., *The antioxidant paradox: less paradoxical now?* Br J Clin Pharmacol, 2013. **75**(3): p. 637-644.
- Goodman, M., et al., *Clinical trials of antioxidants as cancer prevention agents: past, present, and future*. Free Radic Biol Med, 2011. **51**(5): p. 1068-84.
- U.S. Food and Drug Administration. *What You Need To Know About Dietary Supplements*. [2017 29 November April 6, 2020.]; Available from: https://www.fda.gov/food/buy-store-serve-safe-food/what-you-need-know-about-dietary-supplements
- Gaziano, J.M., et al., *Vitamins E and C in the prevention of prostate and total cancer in men*
- Sesso, H.D., et al., *Vitamins E and C in the prevention of cardiovascular disease in men: the Physicians' Health Study II randomized controlled trial.*
- Lippman, S.M., et al., *Effect of selenium and vitamin E on risk of prostate cancer and other cancers*
- Klein, E.A., et al., *Vitamin E and the risk of prostate cancer: the Selenium and Vitamin E Cancer Prevention Trial (*
- Crowe, F.L., et al., *Fruit and vegetable intake and mortality from ischaemic heart disease*
- Jerome-Morais, A., A.M. Diamond, and M.E. Wright, *Dietary supplements and human health: for better or for worse?*
- Halliwell, B., *The antioxidant paradox: less paradoxical now?*
- Young, E., *I contain multitudes. The microbes within us and a grander view of life*. First U.S. edition. ed. 2016, New York, NY: Ecco, an imprint of HarperCollinsPublishers. 355.
- Enders, G., *Gut: The inside story of our body's most underrated organ*. 2015, Germany: Greystone Books.
- de Vrieze, J., *Gut Instinct*. Science, 2014. **343**(6168): p. 241-243.
- Spector, T., *The Diet Myth: The Real Science Behind What We Eat*. 2015: W&N.
- Knight, R., *Follow Your Gut: How the Ecosystem in Your Gut Determines Your Health, Mood and More*. 2015: Simon & Schuster /TED.
- Davis, N. *The human microbiome: why our microbes could be key to our health*. [2018 26 March April 6, 2020.]; Available from: https://www.theguardian.com/news/2018/mar/26/the-human-microbiome-why-our-microbes-could-be-key-to-our-health
- Anderson, S.C., Cryan, J. F., Dinan, T., *The Psychobiotic Revolution. Mood, Food and the New Science of the Gut-Brain Connection*. 2019: National Geographic.
- Sandhu, K.V., et al., *Feeding the microbiota-gut-brain axis: diet, microbiome, and neuropsychiatry*. Transl Res, 2017. **179**: p. 223-244.
- Knight, R., *Follow Your Gut.*

- Valdes, A.M., et al., *Role of the gut microbiota in nutrition and health.* BMJ, 2018. **361**: p. k2179.
- Spector, T., *The Diet Myth*
- Saxelby, C. *Top 100 polyphenols. What are they and why are they important?* [Superfoods 2011 June 15, 2020]; Available from: https://foodwatch.com.au/blog/super-foods/item/top-100-polyphenols-what-are-they-and-why-are-they-important.html
- Saxelby, C., *Nutrition for Life.* 2020: Hardie Grant Books. 192.
- Biagi, E., et al., *Gut Microbiota and Extreme Longevity.* Curr Biol, 2016. **26**(11): p. 1480-5.
- Haran, J.P., et al., *The nursing home elder microbiome stability and associations with age, frailty, nutrition and physical location.* J Med Microbiol, 2018. **67**(1): p. 40-51.
- Piggott, D.A. and S. Tuddenham, *The gut microbiome and frailty.* Translational Research, 2020. **221**: p. 23-43.
- Chassaing, B., et al., *Dietary emulsifiers directly alter human microbiota composition and gene expression ex vivo potentiating intestinal inflammation.* Gut, 2017. **66**(8): p. 1414- 1427.
- Vo, T.D., B.S. Lynch, and A. Roberts, *Dietary Exposures to Common Emulsifiers and Their Impact on the Gut Microbiota: Is There a Cause for Concern?* Comprehensive Reviews in Food Science and Food Safety, 2019. **18**(1): p. 31-47.
- Tsai, Y.-L., et al., *Probiotics, prebiotics and amelioration of diseases.* J Biomed Sci, 2019. **26**(1): 3.
- Quigley, E.M.M., *Prebiotics and Probiotics in Digestive Health.* Clin Gastroenterol Hepatol, 2019. **17**(2): p. 333-344.
- National Health Service (NHS). *Probiotics.* [2018 27 November 2018 June 15, 2020]; Available from: https://www.nhs.uk/conditions/probiotics/
- Eiseman, B., et al., *Fecal enema as an adjunct in the treatment of pseudomembranous enterocolitis.* Surgery, 1958. **44**(5): p. 854-9.

第十章

- Lindau, S.T., et al., *A study of sexuality and health among older adults in the United States.* N Engl J Med, 2007. **357**(8): p. 762-74.
- Quintana, D.S., et al., *Oxytocin pathway gene networks in the human brain.* Nat Commun, 2019. **10**(1): 668.
- Kosfeld, M., et al., *Oxytocin increases trust in humans.* Nature, 2005. **435**(7042): p. 673-676.
- Mikolajczak, M., et al., *Oxytocin not only increases trust when money is at stake, but also when con-fidential information is in the balance.* Biological Psychology, 2010. **85**(1): p. 182-184.
- Smith, L., et al., *Sexual Activity is Associated with Greater Enjoyment of Life in Older Adults.* J Sex Med, 2019. **7**(1): p. 11-18.
- Lee, D.M., et al., *Sexual Health and Well-being Among Older Men and Women in England: Findings from the English Longitudinal Study of Ageing.* Arch Sex Behav, 2016. **45**(1): p. 133-44.
- Schick, V., et al., *Sexual behaviors, condom use, and sexual health of Americans over 50: implications for sexual health promotion for older adults.* J Sex Med, 2010. **7 Suppl 5**: p. 315-29.
- Lindau, S.T. and N. Gavrilova, *Sex, health, and years of sexually active life gained due to good health: evidence from two US population based cross sectional surveys of ageing.* BMJ, 2010. **340**: c810.

- Dunn, K.M., P.R. Croft, and G.I. Hackett, *Association of sexual problems with social, psychological, and physical problems in men and women: a cross sectional population survey.* J Epidemiol Community Health, 1999. **53**(3): p. 144-8.
- Laumann, E.O., et al., *Sexual problems among women and men aged 40-80 y: prevalence and correlates identified in the Global Study of Sexual Attitudes and Behaviors.* Int J Impot Res, 2005. **17**(1): p. 39-57.
- Lindau, S.T., et al., *A study of sexuality and health among older adults in the United States*
- Orr, J., Layte, R., and O'Leary, N. *Sexual Activity and Relationship Quality in Middle and Older Age: Findings From The Irish Longitudinal Study on Ageing (TILDA).* J Gerontol B Psychol Sci Soc Sci, 2019. **74**(2): p. 287-297.
- Lee, D.M., et al., *Sexual Health and Well-being Among Older Men and Women in England.*
- Orr J, McGarrigle C, and Kenny RA, *Sexual activity in the over 50s population in Ireland.* 2017, Trinity College Dublin: TILDA (The Irish Longitudinal Study on Ageing).
- Orr, J., R. Layte, N. O'Leary, Kenny, R. A., *Sexual Activity and Relationship Quality in Middle and Older Age.*
- Laumann, E.O., et al., *The Social Organization of Sexuality. Sexual Practices in the United States.* 1994: The University of Chicago Press Books. 750.
- Byers, E.S., *Relationship satisfaction and sexual satisfaction: a longitudinal study of individuals in long-term relationships.* J Sex Res, 2005. **42**(2): p. 113-8.
- Fisher, W.A., et al., *Individual and Partner Correlates of Sexual Satisfaction and Relationship Happiness in Midlife Couples: Dyadic Analysis of the International Survey of Relationships.* Arch Sex Behav, 2015. **44**(6): p. 1609-20.
- Wright, H. and R.A. Jenks, *Sex on the brain! Associations between sexual activity and cognitive function in older age.* Age Ageing, 2016. **45**(2): p. 313-7.
- Maunder, L., D. Schoemaker, and J.C. Pruessner, *Frequency of Penile-Vaginal Intercourse is Associated with Verbal Recognition Performance in Adult Women.* Arch Sex Behav, 2017. **46**(2): p. 441-453.
- Gillespie, B.J., *Sexual Synchronicity and Communication Among Partnered Older Adults.* J Sex Marital Ther, 2017. **43**(5): p. 441-455.
- Plein, L.M. and H.L. Rittner, *Opioids and the immune system - friend or foe.* Br J Pharmacol, 2018. **175**(14): p. 2717-2725.
- Brecher, E.M., The Journal of Sex Research, 1970. **6**(3): p. 247- 250.
- Frappier, J., et al., *Energy Expenditure during Sexual Activity in Young Healthy Couples.* Plos One, 2013. **8**(10): e79342.
- Gott, M., S. Hinchliff, and E. Galena, *General practitioner attitudes to discussing sexual health issues with older people.* Soc Sci Med, 2004. **58**(11): p. 2093-103.
- Malta, S., et al., *Do you talk to your older patients about sexual health? Health practitioners' knowledge of, and attitudes towards, management of sexual health among older Australians.* Aust J Gen Pract, 2018. **47**(11): p. 807-811.
- Heiman, J.R., et al., *Sexual satisfaction and relationship happiness in midlife and older couples in five countries.* Arch Sex Behav, 2011. **40**(4): p. 741-53.

- Ambler, D.R., E.J. Bieber, and M.P. Diamond, *Sexual function in elderly women: a review of current literature.* Rev Obstet Gynecol, 2012. **5**(1): p. 16-27.
- Muller, B., et al., *Sexuality and affection among elderly German men and women in long-term relationships: results of a prospective population-based study.* PLoS One, 2014. **9**(11): p. e111404.
- Wright, H. and R.A. Jenks, *Sex on the brain!*
- Wright, H., R. Jenks, and N. Demeyere, *Frequent Sexual Activity Predicts Specific Cognitive Abilities in Older Adults.* J Gerontol B Psychol Sci Soc Sci, 2017. **74** (1):47-51.
- Wright, H., R.A. Jenks, and D.M. Lee, *Sexual Expression and Cognitive Function: Gender-Divergent Associations in Older Adults.* Arch Sex Behav, 2020. **49**(3): p. 941-951.
- Maunder, L, D. Schoemaker, and J.C. Pruessner, *Frequency of Penile-Vaginal Intercourse is Associated with Verbal Recognition Performance in Adult Women*
- Leuner, B., E.R. Glasper, and E. Gould, *Sexual experience promotes adult neurogenesis in the hippocampus despite an initial elevation in stress hormones.* PLOS One, 2010. **5**(7): p. e11597.
- Glasper, E.R. and E. Gould, *Sexual experience restores age-related decline in adult neurogenesis and hippocampal function.* Hippocampus, 2013. **23**(4): p. 303-12.
- Spalding, K.L., et al., *Dynamics of hippocampal neurogenesis in adult humans.* Cell, 2013. **153**(6): p. 1219-1227.
- Allen, M.S., *Sexual Activity and Cognitive Decline in Older Adults.* Arch Sex Behav, 2018. **47**(6): p. 1711-1719.
- Wright, H. and R.A. Jenks, *Sex on the brain!*
- Yoquinto, L. *Sex Life Becomes More Satisfying for Women After 40.* [2013 May 30, 2013 April 8, 2020.]; Available from: https://www.livescience.com/36073-women-sex-life-age.html
- Raz, R., *Urinary tract infection in postmenopausal women.* Korean J Urol, 2011. **52**(12): p. 801-8.
- von Sydow, K., *Unconventional sexual relationships: data about German women ages 50 to 91 years.* Arch Sex Behav, 1995. **24**(3): p. 271-90.
- Trompeter, S.E., R. Bettencourt, and E. Barrett-Connor, *Sexual activity and satisfaction in healthy community-dwelling older women.* Am J Med, 2012. **125**(1): p. 37-43 e1.
- Orr, J., R. Layte, N. O'Leary, Kenny, R. A., *Sexual Activity and Relationship Quality in Middle and Older Age.*
- Yoquinto, L. *Sex Life Becomes More Satisfying for Women After 40.*
- Lindau, S.T., et al., *A study of sexuality and health among older adults in the United States*
- Schaefer, A. *12 Surprising Facts About Erections.* [2015 December 4, 2017 April 8, 2020]; Available from: https://www.healthline.com/health/erectile-dysfunction/surprising-facts#1
- Ferguson, S. *Everything You Need to Know About Penis Health.* [2019 March 26]; Available from: https://www.healthline.com/health/penis-health
- York, S., Nicholls, E. *All About the Male Sex Drive.* [2017 October 10, 2019. April 8, 2020]; Available from: https://www.healthline.com/health/mens-health/sex-drive
- Cheng, J.Y.W., et al., *Alcohol consumption and erectile dysfunction: meta-analysis of population-based studies.* Int J Impot Res, 2007. **19**(4): p. 343-352.
- Healthline Editorial Team. *A List of Blood Pressure Medications.* [2019 April 7, 2020. April 8, 2020]; Available from: https://www.healthline.com/health/high-blood-pressure-hypertension-

medication

第十一章

• Morris, J.N. and M.D. Crawford, *Coronary heart disease and physical activity of work; evidence of a national necropsy survey.* BMJ, 1958. **2**(5111): p. 1485-1496.

• Nocon, M., et al., *Association of physical activity with all-cause and cardiovascular mortality: a systematic review and meta-analysis.* Eur J Cardiovasc Prev Rehabil, 2008. **15**(3): p. 239-46.

• Teychenne, M., K. Ball, and J. Salmon, *Physical activity and likelihood of depression in adults: a review.* Prev Med, 2008. **46**(5): p. 397-411.

• Conn, V.S., *Depressive symptom outcomes of physical activity interventions: meta-analysis findings.* Ann Behav Med, 2010. **39**(2): p. 128-38.

• Reed, J. and D. Ones, *The effect of acute aerobic exercise on positive activated affect: A meta-analysis.* Psychol Sport Exerc, 2006. **7**: p. 477-514.

• Puetz, T.W., P.J. O'Connor, and R.K. Dishman, *Effects of chronic exercise on feelings of energy and fatigue: a quantitative synthesis.* Psychol Bull, 2006. **132**(6): p. 866-76.

• Coelho, F.G.d.M., et al., *Physical exercise modulates peripheral levels of brain-derived neurotrophic factor (BDNF): A systematic review of experimental studies in the elderly.* Arch Gerontol Geriatr, 2013. **56**(1): p. 10-15.

• Erickson, K.I., et al., *Exercise training increases size of hippocampus and improves memory.* Proc Natl Acad Sci USA, 2011. **108**(7): p. 3017-22.

• Shepherd Ivory Franz, and G. V. Hamilton, *The effects of exercise upon the retardation in conditions of depression.* Am J Psychiatry, 1905. **62**(2): p. 239-256.

• Deslandes, A., et al., *Exercise and mental health: many reasons to move.* Neuropsychobiology, 2009. **59**(4): p. 191-8.

• Daley, A., *Exercise and depression: a review of reviews.* J Clin Psychol Med Settings, 2008. **15**(2): p. 140-7.

• Martinsen, E.W., *Physical activity in the prevention and treatment of anxiety and depression.* Nord J Psychiatry, 2008. **62 Suppl 47**: p. 25-9.

• López-Torres Hidalgo, J., et al., *Effectiveness of physical exercise in the treatment of depression in older adults as an alternative to antidepressant drugs in primary care.* BMC Psychiatry, 19, 21 (2019).

• Hamer, M., K.L. Lavoie, and S.L. Bacon, *Taking up physical activity in later life and healthy ageing: the English longitudinal study of ageing.* Br J Sports Med, 2014. **48**(3): p. 239-43.

• Mammen, G. and G. Faulkner, *Physical activity and the prevention of depression: a systematic review of prospective studies.* Am J Prev Med, 2013. **45**(5): p. 649-57.

• Donoghue, O., M. O'Connell, and R.A. Kenny, *Walking to wellbeing: physical activity, social participation and psychological health in Irish adults aged 50 years and older.* Dublin: The Irish longitudinal study on ageing (TILDA), 2016.

• Teychenne, M., K. Ball, and J. Salmon, *Physical activity and likelihood of depression in adults*

• Hillman, C.H., K.I. Erickson, and A.F. Kramer, *Be smart, exercise your heart: exercise effects on brain and cognition.* Nat Rev Neurosci, 2008. **9**(1): p. 58-65.

- van Praag, H., et al., *Exercise enhances learning and hippocampal neurogenesis in aged mice.* J Neurosci, 2005. **25**(38): p. 8680-5.
- Cotman, C.W. and N.C. Berchtold, *Exercise: a behavioral intervention to enhance brain health and plasticity.* Trends Neurosci, 2002. **25**(6): p. 295-301.
- Creer, D.J., et al., *Running enhances spatial pattern separation in mice.* Proc Natl Acad Sci USA, 2010. **107**(5): p. 2367-72.
- Vaynman, S., Z. Ying, and F. Gomez-Pinilla, *Hippocampal BDNF mediates the efficacy of exercise on synaptic plasticity and cognition.* Eur J Neurosci, 2004. **20**(10): p. 2580-90.
- Li, Y., et al., *TrkB regulates hippocampal neurogenesis and governs sensitivity to antidepressive treatment.* Neuron, 2008. **59**(3): p. 399-412.
- Colcombe, S.J., et al., *Aerobic exercise training increases brain volume in aging humans.* J Gerontol A Biol Sci Med Sci, 2006. **61**(11): p. 1166-70.
- Colcombe, S.J., et al., *Cardiovascular fitness, cortical plasticity, and aging.* Proc Natl Acad Sci U S A, 2004. **101**(9): p. 3316-21.
- Rosano, C., et al., *Psychomotor speed and functional brain MRI 2 years after completing a physical activity treatment.* J Gerontol A Biol Sci Med Sci, 2010. **65**(6): p. 639-647.
- Erickson, K.I., et al., *Physical activity predicts gray matter volume in late adulthood: the Cardiovascular Health Study.* Neurology, 2010. **75**(16): p. 1415-22.
- Erickson, K.I., et al., *Aerobic fitness is associated with hippocampal volume in elderly humans.* Hippocampus, 2009. **19**(10): p. 1030-9.
- Honea, R.A., et al., *Cardiorespiratory fitness and preserved medial temporal lobe volume in Alzheimer disease.* Alzheimer Dis Assoc Disord, 2009. **23**(3): p. 188-97.
- Pereira, A.C., et al., *An in vivo correlate of exercise-induced neurogenesis in the adult dentate gyrus.* Proc Natl Acad Sci U S A, 2007. **104**(13): p. 5638-43.
- Burdette, J.H., et al., *Using network science to evaluate exercise-associated brain changes in older adults.* Front Aging Neurosci, 2010. **2**: p. 23-23.
- Moon, H.Y., et al., *Running-Induced Systemic Cathepsin B Secretion Is Associated with Memory Function.* Cell Metab, 2016. **24**(2): p. 332-40.
- Fernandes, R.M., et al., *The Effects of Moderate Physical Exercise on Adult Cognition: A Systematic Review.* Front Physiol, 2018. **9**: p. 667.
- van den Berg, V., et al., *Physical Activity in the School Setting: Cognitive Performance Is Not Affected by Three Different Types of Acute Exercise.* Front Psychol, 2016. **7**: p. 723.
- Best, J.R., et al., *Larger Lateral Prefrontal Cortex Volume Predicts Better Exercise Adherence Among Older Women: Evidence From Two Exercise Training Studies.* J Gerontol A Biol Sci Med Sci, 2017. **72**(6): p. 804-810.
- Tsai, C.L., et al., *Impact of acute aerobic exercise and cardiorespiratory fitness on visuospatial attention performance and serum BDNF levels.* Psychoneuroendocrinology, 2014. **41**: p. 121-31.
- Olson, R.L., et al., *Neurophysiological and behavioral correlates of cognitive control during low and moderate intensity exercise.* Neuroimage, 2016. **131**: p. 171-80.
- Alty J, Farrow M, Lawler K. *Exercise and dementia prevention.* Pract Neurol, 2020 May;**20**(3): p. 234-240.

- Collins, A., et al., *Exercise improves cognitive responses to psychological stress through enhancement of epigenetic mechanisms and gene expression in the dentate gyrus.* PLoS One, 2009. **4**(1): e4330.
- Choi, S.H., et al., *Combined adult neurogenesis and BDNF mimic exercise effects on cognition in an Alzheimer's mouse model.* Science, 2018. **361**(6406): eaan8821.
- Maejima, H., et al., *Exercise and low-level GABAA receptor inhibition modulate locomotor activity and the expression of BDNF accompanied by changes in epigenetic regulation in the hippocampus.* Neurosci Lett, 2018. **685**: p. 18-23.
- Moon, H.Y., et al., *Running-Induced Systemic Cathepsin B Secretion Is Associated with Memory Function*
- Ghilotti, F., et al., *Obesity and risk of infections: results from men and women in the Swedish National March Cohort.* Int J Epidemiol, 2019. **48**(6): p. 1783-1794.
- Ross, R. and A.J. Bradshaw, *The future of obesity reduction: beyond weight loss.* Nat Rev Endocrinol, 2009. **5**(6): p. 319-25.
- Lowder, T., D.A. Padgett, and J.A. Woods, *Moderate exercise protects mice from death due to influenza virus.* Brain Behav Immun, 2005. **19**(5): p. 377-80.
- Simonnet, A., et al., *High Prevalence of Obesity in Severe Acute Respiratory Syndrome Coronavirus-2 (SARS-CoV-2) Requiring Invasive Mechanical Ventilation.* Obesity (Silver Spring), 2020. **28**(7): p. 1195-1199.
- Sattar, N., I.B. McInnes, and J.J.V. McMurray, *Obesity Is a Risk Factor for Severe COVID-19 Infection.* Circulation, 2020. **142**(1): p. 4-6.
- Centers for Disease Control and Prevention. *People of Any Age with Underlying Medical Conditions.* [2020 25 June 2020 17 July 2020]; Available from: https://www.cdc.gov/coronavirus/2019-ncov/need-extra-precautions/people-with-medical-conditions.html
- Gulcelik, N.E., et al., *Adipocytokines and aging: adiponectin and leptin.* Minerva Endocrinol, 2013. **38**(2): p. 203-210.
- Vieira-Potter, V.J., *Inflammation and macrophage modulation in adipose tissues.* Cell Microbiol, 2014. **16**(10): p. 1484-92.
- Gleeson, M., et al., *The anti-inflammatory effects of exercise: mechanisms and implications for the prevention and treatment of disease.* Nat Rev Immunol, 2011. **11**(9): p. 607-15.
- Ross, R. and A.J. Bradshaw, *The future of obesity reduction.*
- Bartlett, D.B., et al., *Habitual physical activity is associated with the maintenance of neutrophil migratory dynamics in healthy older adults.* Brain Behav Immun, 2016. **56**: p. 12-20.
- Timmerman, K.L., et al., *Exercise training-induced lowering of inflammatory (CD14+CD16+) monocytes: a role in the anti-inflammatory influence of exercise?* J Leukoc Biol, 2008. **84**(5): p. 1271-8.
- Duggal, N.A., et al., *Major features of immunesenescence, including reduced thymic output, are ameliorated by high levels of physical activity in adulthood.* Aging Cell, 2018. **17**(2):e12750.
- Shimizu, K., et al., *Effect of moderate exercise training on T-helper cell subpopulations in elderly people.* Exerc Immunol Rev, 2008. **14**: p. 24-37.

• Suchanek, O., et al., *Intensive physical activity increases peripheral blood dendritic cells.* Cell Immunol, 2010. **266**(1): p. 40-5.

• Arner, P., et al., *Adipose lipid turnover and long-term changes in body weight.* Nat Med, 2019. **25**(9): p. 1385-1389.

• Ciabattini, A., et al., *Vaccination in the elderly: The challenge of immune changes with aging.* Semin Immunol, 2018. **40**: p. 83-94.

• Osterholm, M.T., et al., *Efficacy and effectiveness of influenza vaccines: a systematic review and meta-analysis.* Lancet Infect Dis, 2012. **12**(1): p. 36-44.

• Jefferson, T., et al., *Efficacy and effectiveness of influenza vaccines in elderly people: a systematic review.* Lancet, 2005. **366**(9492): p. 1165-74.

• Siegrist, C.A. and R. Aspinall, *B-cell responses to vaccination at the extremes of age.* Nat Rev Immunol, 2009. **9**(3): p. 185-94.

• Kohut, M.L., et al., *Moderate exercise improves antibody response to influenza immunization in older adults.* Vaccine, 2004. **22**(17-18): p. 2298-306.

• Long, J.E., et al., *Vaccination response following aerobic exercise: can a brisk walk enhance antibody response to pneumococcal and influenza vaccinations?* Brain Behav Immun, 2012. **26**(4): p. 680-7.

• Shepherd, S.O., et al., *Low-Volume High-Intensity Interval Training in a Gym Setting Improves Cardio-Metabolic and Psychological Health.* PLoS One, 2015. **10**(9): e0139056.

• World Health Organization. *Global recommendations on physical activity for health.* [2010 May 6, 2020]; Available from: https://www.who.int/dietphysicalactivity/publications/9789241599979/en/

• UK Active. *Inactive Brits spend twice as long on toilet per week as they do exercising.* 2017 24 September 2017 May 7, 2020]; Available from: https://www.ukactive.com/events/inactive-brits-spend-twice-as-long-on-toilet-per-week-as-they-do-exercising/

• Tessier, A.J. and S. Chevalier, *An Update on Protein, Leucine, Omega-3 Fatty Acids, and Vitamin D in the Prevention and Treatment of Sarcopenia and Functional Decline.* Nutrients, 2018. **10**(8):1099.

• Miller, K.J., et al., *Comparative effectiveness of three exercise types to treat clinical depression in older adults: A systematic review and network meta-analysis of randomised controlled trials.* Ageing Res Rev, 2020. **58**: 100999.

• Harris, T., et al., *Effect of pedometer-based walking interventions on long-term health outcomes: Prospective 4-year follow-up of two randomised controlled trials using routine primary care data.* PLoS Med., 2019. **16**: e1002836.

• GreyMatters. *Stand Up For Your Brain.* [2019 13 May 2021]; Available from: https://greymattersjournal.com/stand-up-for-your-brain/

• Jung, J.-Y., H.-Y. Cho, and C.-K. Kang, *Brain activity during a working memory task in different postures: an EEG study.* Ergonomics, 2020. **63**(11): p. 1359-1370.

• Maasakkers, C., Kenny R.A., et al., *Hemodynamic and structural brain measures in high and low sedentary older adults.* J. Cereb. Blood Flow Metab. 2021 Oct;41(10):2607-2616

• Davidsen, P.K., et al., *High responders to resistance exercise training demonstrate differential regulation of skeletal muscle microRNA expression.* J Appl Physiol (1985), 2011. **110**(2): p. 309-17.

- Marzetti, E., et al., *Sarcopenia: an overview.* Aging Clin Exp Res, 2017. **29**(1): p. 11-17.
- Cruz-Jentoft, A.J., et al., *Sarcopenia: revised European consensus on definition and diagnosis.* Age Ageing, 2019. **48**(1): p. 16-31.
- Vellas, B., et al., *Implications of ICD-10 for Sarcopenia Clinical Practice and Clinical Trials: Report by the International Conference on Frailty and Sarcopenia Research Task Force.* J Frailty Aging, 2018. **7**(1): p. 2-9.
- McLean, R.R. and D.P. Kiel, *Developing Consensus Criteria for Sarcopenia: An Update.* J Bone Miner Res, 2015. **30**(4): p. 588-592.
- Limpawattana, P., P. Kotruchin, and C. Pongchaiyakul, *Sarcopenia in Asia.* Osteoporosis Sarcopenia, 2015. **1**.
- Nascimento, C.M., et al., *Sarcopenia, frailty and their prevention by exercise.* Free Radic Biol Med, 2019. **132**: p. 42-49.
- Siparsky, P.N., D.T. Kirkendall, and W.E. Garrett, Jr., *Muscle changes in aging: understanding sarcopenia.* Sports Health, 2014. **6**(1): p. 36-40.
- Morley, J.E., *Frailty and Sarcopenia: The New Geriatric Giants.* Rev Invest Clin, 2016. **68**(2): p. 59-67.
- Frederiksen, H., et al., *Hand grip strength: a phenotype suitable for identifying genetic variants affecting mid- and late-life physical functioning.* Genet Epidemiol, 2002. **23**(2): p. 110-22.
- Marzetti, E., et al., *Sarcopenia: an overview.*
- Nascimento, C.M., et al., *Sarcopenia, frailty and their prevention by exercise*
- Kalinkovich, A. and G. Livshits, *Sarcopenic obesity or obese sarcopenia: A cross talk between age-associated adipose tissue and skeletal muscle inflammation as a main mechanism of the pathogenesis.* Ageing Res Rev, 2017. **35**: p. 200-221.
- Fragala, M.S., et al., *Resistance Training for Older Adults: Position Statement From the National Strength and Conditioning Association.* J Strength Cond Res, 2019. **33**(8): p. 2019-2052.
- Melton, L.J., 3rd, et al., *Epidemiology of sarcopenia.* J Am Geriatr Soc, 2000. **48**(6): p. 625-30.
- Gallagher, D., et al., *Appendicular skeletal muscle mass: effects of age, gender, and ethnicity.* J Appl Physiol (1985), 1997. **83**(1): p. 229-39.
- Janssen, I., et al., *Skeletal muscle mass and distribution in 468 men and women aged 18-88 yr.* J Appl Physiol (1985), 2000. **89**(1): p. 81-8.
- Frontera, W.R., et al., *Aging of skeletal muscle: a 12-yr longitudinal study.* J Appl Physiol (1985), 2000. **88**(4): p. 1321-6.
- Goodpaster, B.H., et al., *The loss of skeletal muscle strength, mass, and quality in older adults: the health, aging and body composition study.* J Gerontol A Biol Sci Med Sci, 2006. **61**(10): p. 1059-64.
- Fragala, M.S., et al., *Resistance Training for Older Adults.*
- Johnston, A.P., M. De Lisio, and G. Parise, *Resistance training, sarcopenia, and the mitochondrial theory of aging.* Appl Physiol Nutr Metab, 2008. **33**(1): p. 191-9.
- McGrath, R.P., et al., *Muscle Strength Is Protective Against Osteoporosis in an Ethnically Diverse*

Sample of Adults. J Strength Cond Res, 2017. **31**(9): p. 2586-2589.

- McLean, R.R., et al., *Criteria for clinically relevant weakness and low lean mass and their longitudinal association with incident mobility impairment and mortality: the foundation for the National Institutes of Health (FNIH) sarcopenia project.* J Gerontol A Biol Sci Med Sci, 2014. **69**(5): p. 576-583.

- Peterson, M.D., et al., *Muscle Weakness Thresholds for Prediction of Diabetes in Adults.* Sports Med, 2016. **46**(5): p. 619-28.

- Dalsky, G.P., et al., *Weight-bearing exercise training and lumbar bone mineral content in postmenopausal women.* Ann Intern Med, 1988. **108**(6): p. 824-8.

- Nelson, M.E., et al., *Effects of high-intensity strength training on multiple risk factors for osteoporotic fractures. A randomized controlled trial.* JAMA, 1994. **272**(24): p. 1909-14.

- Westcott, W.L., *Resistance training is medicine: effects of strength training on health.* Curr Sports Med Rep, 2012. **11**(4): p. 209-16.

- Shaw, C.S., J. Clark, and A.J. Wagenmakers, *The effect of exercise and nutrition on intramuscular fat metabolism and insulin sensitivity.* Annu Rev Nutr, 2010. **30**: p. 13-34.

- Bweir, S., et al., *Resistance exercise training lowers HbA1c more than aerobic training in adults with type 2 diabetes.* Diabetol Metab Syndr, 2009. **1**: 27.

- National Center for Health Statistics (NCHS), *National Health Interview Survey, 2015.* 2016, Centers for Disease Control and Prevention (CDC): Hyattsville, Maryland.

- Burton, E., et al., *Motivators and Barriers for Older People Participating in Resistance Training: A Systematic Review.* J Aging Phys Act, 2017. **25**(2): p. 311-324.

- Bunout, B., et al., *Effects of nutritional supplementation and resistance training on muscle strength in free living elders. Results of one year follow.* J Nutr Health Aging, 2004. **8**(2): p. 68-75.

- Pahor, M., et al., *Effects of a physical activity intervention on measures of physical performance: Results of the lifestyle interventions and independence for Elders Pilot (LIFE-P) study.* J Gerontol A Biol Sci Med Sci, 2006. **61**(11): p. 1157-65.

- Latham, N.K., et al., *Effect of a home-based exercise program on functional recovery following rehabilitation after hip fracture: a randomized clinical trial.* JAMA, 2014. **311**(7): p. 700-8.

- Papa, E.V., X. Dong, and M. Hassan, *Resistance training for activity limitations in older adults with skeletal muscle function deficits: a systematic review.* Clin Interv Aging, 2017. **12**: p. 955-961.

- Kimball, S.R. and L.S. Jefferson, *Control of protein synthesis by amino acid availability.* Curr Opin Clin Nutr Metab Care, 2002. **5**(1): p. 63-7.

- Dardevet, D., et al., *Stimulation of in vitro rat muscle protein synthesis by leucine decreases with age.* J Nutr, 2000. **130**(11): p. 2630-5.

- Hasten, D.L., et al., *Resistance exercise acutely increases MHC and mixed muscle protein synthesis rates in 78-84 and 23-32 yr olds.* Am J Physiol Endocrinol Metab, 2000. **278**(4): p. E620-6.

- Balagopal, P., et al., *Effects of aging on in vivo synthesis of skeletal muscle myosin heavy-chain and sarcoplasmic protein in humans.* Am J Physiol, 1997. **273**(4): p. E790-800.

- Robinson, S., C. Cooper, and A. Aihie Sayer, *Nutrition and Sarcopenia: A Review of the Evidence and Implications for Preventive Strategies.* J Aging Res, 2012. **2012**: 510801.

- Tessier, A.J. and S. Chevalier, *An Update on Protein, Leucine, Omega-3 Fatty Acids, and Vitamin D in the Prevention and Treatment of Sarcopenia and Functional Decline.*
- Chung, E., et al., *Potential roles of vitamin E in age-related changes in skeletal muscle health.* Nutr Res, 2018. **49**: p. 23-36.

致谢

我要衷心感谢以下人士：

我的丈夫加里（Gary），感谢他的耐心与智慧；还有我的儿子雷德蒙（Redmond）和皮尔斯·特雷纳（Pearse Traynor），他们协助了本书的编辑工作（特别感谢皮尔斯以年轻人的视角对事实的深入核查和细致反馈）。我的姐妹凯特（Kate）、葆拉（Paula）和格蕾丝（Grace）——在写作过程中，我们共同经历了无数欢笑与泪水。

过去 15 年来与我紧密合作的杰出 TILDA（爱尔兰老龄化纵向研究）团队，包括西尔文·奈特博士（Dr. Silvin Knight）负责部分图表，卡瑟尔·麦科克里博士（Dr. Cathal McCrory）调整研究测试，以及迪尔德丽·奥康纳（Deirdre O'Connor）和埃莉诺·加夫尼（Eleanor Gaffney）为本书提供的行政支持。

特别感谢丹尼尔·麦考伊（Daniel McCaughey），他在攻读医学期间出色地协助文献检索与数据整理；还有我敬爱的导师理查德·萨顿教授（Prof. Richard Sutton）和戴维斯·科克利教授（Prof. Davis

Coakley），他们的指导让我受益匪浅。

过去 15 年来，我的秘书海伦·菲茨帕特里克（Helen Fitzpatrick）以极大的耐心、智慧和勤勉协助我完成本书。此外，感谢我的文学经纪人比尔·汉密尔顿（Bill Hamilton），以及 Bonnier 出版社的优秀团队，与他们合作非常愉快。

最后，我要向所有参与 TILDA 研究的志愿者们致以最深切的谢意，正是他们的无私贡献，才使这项研究能够推动全球老龄化认知与政策的进步。

能在医学与科研领域从事如此有意义的工作，我深感幸运，并依然热爱其中的每一刻。感谢所有与我分享经历的患者和同仁，是你们让我的职业生涯如此丰富而充实。

図
片
来
源
说
明

P008
- Bar chart reproduced from:
- Belsky, D.W., Caspi, A., Houts, R., Cohen, H.J., Corcoran, D.L., Danese, A., Harrington, H., Israel, S., Levine, M.E., Schaefer, J.D. and Sugden, K, *Quantification of biological aging in young adults.* PNAS 112(30); issued July 28th 2015 page 4105, Figure 2

P025
- Photographs of nuns reproduced courtesy of the School Sisters of Notre Dame North American Archives, Milwaukee, Wisconsin

P044
- Image of chromosome reproduced courtesy of 123rf.com

P104
- Image of human head and brain reproduced courtesy of 123rf.com

P142
- Image of cell reproduced courtesy of 123rf.com

P171
- Photographs of ageing monkeys reproduced by permission of the American Association for the Advancement of Science, from the publication *Science*

AGE PROOF:THE NEW SCIENCE OF LIVING A LONGER AND HEALTHIER LIFE

Copyright © Rose Anne Kenny 2022

Originally published in the English language in the UK by Lagom, an imprint of Bonnier Books UK Limited, London.

This edition arranged through BIG APPLE AGENCY, LABUAN, MALAYSIA.

Simplified Chinese edition copyright:

2025 China Translation & Publishing House (CTPH)

All rights reserved.

著作权合同登记号：图字 01-2022-4321 号

图书在版编目（CIP）数据

年龄不是数字 / (爱尔兰) 罗斯·安妮·肯尼著；牛云平等译 . -- 北京：中译出版社，2025. 6. -- ISBN 978-7-5001-8161-3

Ⅰ . R339.3-49

中国国家版本馆 CIP 数据核字第 2025AB0122 号

年龄不是数字

NIANLING BUSHI SHUZI

著　　者：[爱尔兰] 罗斯·安妮·肯尼
译　　者：牛云平　白俊璋　高红龙　宋丽鋆
策划编辑：刘香玲
责任编辑：刘香玲
文字编辑：王　珏
营销编辑：黄彬彬
封面设计：王　珏
排　　版：冯　兴

出版发行：中译出版社
地　　址：北京市西城区新街口外大街 28 号普天德胜大厦主楼 4 层
电　　话：010-68359719
邮　　编：100088
电子邮箱：book@ctph.com.cn
网　　址：www.ctph.com.cn

印　　刷：河北宝昌佳彩印刷有限公司
经　　销：新华书店
规　　格：710 mm×1000 mm　1/16
印　　张：17
字　　数：210 千字
版　　次：2025 年 6 月第 1 版
印　　次：2025 年 6 月第 1 次

ISBN 978-7-5001-8161-3　　定价：69.00 元